Enfermagem médico-cirúrgica em unidade de terapia intensiva

Dados Internacionais de Catalogação na Publicação (CIP)
(Jeane Passos de Souza - CRB 8ª/6189)

Uenishi, Eliza Kaori
Enfermagem médico-cirúrgica em unidade de terapia intensiva / Eliza Kaori Uenishi; ilustrações de Carlos Arnulfo Ariza La Rotta, Wilson dos Anjos Meirinho – 11.ed.rev.atual. -- São Paulo : Editora Senac São Paulo, 2017. (Série Apontamentos)

Bibliografia.
ISBN 978-85-396-1208-6

1. Enfermagem na terapia intensiva 2. Unidade de terapia intensiva
I. Título.

17-480s CDD – 610.73677
BISAC MED058030

Índice para catálogo sistemático:

1. Enfermagem médico-cirúrgica na terapia intensiva 610.73677

SÉRIE
APONTAMENTOS

Enfermagem médico-cirúrgica em unidade de terapia intensiva

ELIZA KAORI UENISHI

11ª edição
revista e atualizada

Editora Senac São Paulo – São Paulo – 2017

Editora Senac São Paulo

Conselho Editorial: Luiz Francisco de A. Salgado
Luiz Carlos Dourado
Darcio Sayad Maia
Lucila Mara Sbrana Sciotti
Jeane Passos de Souza

Gerente/Publisher: Jeane Passos de Souza (jpassos@sp.senac.br)
Coordenação Editorial/Prospecção: Luís Américo Tousi Botelho (luis.tbotelho@sp.senac.br)
Márcia Cavalheiro Rodrigues de Almeida (mcavalhe@sp.senac.br)
Administrativo: João Almeida Santos (joao.santos@sp.senac.br)
Comercial: Marcos Telmo da Costa (mtcosta@sp.senac.br)

Edição e Preparação de Texto: Vanessa Rodrigues
Revisão de Texto: Bianca Rocha, Gabriela L. Adami (coord.)
Projeto Gráfico e Capa: RW3 Design
Editoração Eletrônica: Veridiana Freitas
Ilustrações: Carlos Arnulfo Ariza La Rotta, Wilson dos Anjos Meirinho
Impressão e Acabamento: Gráfica CS Eireli

Editora Senac São Paulo
Rua 24 de Maio, 208 – 3º andar – Centro – CEP 01041-000
Caixa Postal 1120 – CEP 01032-970 – São Paulo – SP
Tel. (11) 2187-4450 – Fax (11) 2187-4486
E-mail: editora@sp.senac.br
Home page: http://www.livrariasenac.com.br

Sumário

Nota do editor

As unidades hospitalares de terapia intensiva têm por objetivo acolher e tratar pacientes graves e recuperáveis, que apresentam comprometimento de função vital e por isso exigem uma assistência altamente qualificada e bem treinada, que possa prever e agir com rapidez e eficácia em caso de emergência, além de oferecer total apoio ao paciente e prestar esclarecimentos aos familiares. Esses profissionais precisam ter conhecimento da tecnologia com a qual trabalham e dos cuidados que cada caso requer. O domínio das técnicas especiais de tratamento é imprescindível.

Muitas são as causas que levam à necessidade de um tratamento em UTI. Neste livro são elencadas as mais comuns, seguidas das indicações de tratamento, a forma pela qual deve ser aplicado, quais os equipamentos e materiais necessários, as complicações mais comuns, as contraindicações em determinados casos, os cuidados de enfermagem na execução dos procedimentos. São também analisados os métodos de funcionamento e conservação da aparelhagem e a assistência ao paciente em cada caso específico.

O Senac São Paulo tem a certeza de estar contribuindo, com mais esta publicação, agora em edição ampliada, para o desempenho cada vez melhor dos profissionais da saúde que atuam em unidades de terapia intensiva, tão essenciais à manutenção da vida quanto os tratamentos a que são submetidos seus pacientes.

Prefácio à segunda edição

Prefaciar a segunda edição revista e ampliada do livro *Enfermagem médico-cirúrgica em unidade de terapia intensiva* é uma oportunidade ímpar de relembrar momentos da educação em enfermagem no Senac São Paulo, quando, na década de 1980, iniciou o curso de complementação da formação de auxiliares de enfermagem voltado para técnicos de enfermagem. Foi um desafio para os enfermeiros docentes definir que disciplinas abordar e como abordá-las – pois até então havia cursos voltados para a qualificação do auxiliar de enfermagem e para a graduação do enfermeiro, mas não para o técnico de enfermagem.

Eliza Kaori Uenishi ingressou no Senac São Paulo em 1986, como docente de enfermagem, exercendo paralelamente atividades como enfermeira intensivista. Permaneceu na empresa até 1993, quando resolveu interromper sua carreira de enfermeira para se lançar em uma nova graduação: escolheu medicina e aventurou-se em cursinho, vestibular e toda a formação médica na Faculdade de Medicina da Universidade de Taubaté, onde se graduou, optando pela especialidade de cardiologia. Hoje dedica-se à ecocardiografia, com doutorado na área médica pela Universidade de São Paulo.

Reencontrando a colega enfermeira, agora a doutora Eliza, propus-lhe o desafio de revisar e ampliar seu livro, escrito na década de 1990, quando priorizou abordar procedimentos com o paciente adulto em UTI, deixando em aberto, para trabalho livre do docente, a abordagem da assistência de enfermagem. O livro foi atualizado uma vez e serviu de referência para o curso técnico de enfermagem ao longo desses anos. Para minha surpresa, ela vibrou de alegria com a tarefa de poder disponibilizar seu conhecimento, agora ampliado, para os profissionais de enfermagem, que são essenciais para que os serviços de saúde cumpram suas funções com eficiência e qualidade, e, especialmente, deem sustentabilidade para as equipes multiprofissionais atuarem com o cliente/paciente, com os familiares, com as tecnologias, etc.

Cumprida a tarefa, reencontrei Eliza para ouvir dela como tinha sido a experiência. Conversamos sobre como foi fazer este trabalho, que contribuições novas foram acrescidas, enfim, sobre as peculiaridades das nossas profissões.

Perguntei a ela: "Que contribuição a formação da enfermeira Eliza deu para a formação da médica Eliza?".

Ela serena e seguramente respondeu: "Contribuiu em tudo, na maturidade, na postura, no relacionamento com o paciente e com a equipe, na visão do todo. A medicina só me ensinou a ser médica, todo o resto aprendi na enfermagem.

Fui aluna de medicina e sou uma médica melhor porque sou enfermeira, cuja formação e experiência fazem toda a diferença na minha vida e profissão.

Hoje valorizo mais a enfermagem. Sei o valor das inúmeras obrigações e contribuições do enfermeiro e de sua equipe.

Quis ser médica para ter uma profissão com mais identidade e foco de ação que o 'cuidar'. Meu papel e minha atuação como enfermeira intensivista eram muito amplos, tinha muito que fazer e controlar, mas com limites que me incomodavam, e eu pouco podia fazer para mudá-los.

A experiência no Senac São Paulo foi única, me proporcionou o contato com os alunos, com a docência. Aprendi coisas que aplico no meu cotidiano até hoje. Sou melhor porque vivi a experiência de ainda muito jovem enfrentar o desafio de ensinar e aprender com meus alunos e com os outros funcionários. Sei o valor da categoria de enfermagem para a saúde brasileira".

Tenho certeza de que alunos, docentes e especialmente escolas e cursos de formação de técnicos de enfermagem dispõem, com essa edição, de uma referência de consulta no desenvolvimento das competências no cuidar de pacientes adultos, críticos e graves, em UTI, assim como as equipes que Eliza integra, que contam com uma profissional preparada para diagnosticar e tratar seus pacientes.

Evanisa Maria Arone

Agradecimentos

Agradeço à enfermeira Helen Maria Benito Petrolino, pela colaboração na revisão técnica do texto original do capítulo 1.

Apresentação

A unidade de terapia intensiva (UTI) destina-se ao atendimento de doentes graves e recuperáveis, oferecendo assistência médica e de enfermagem integrais, contínuas e especializadas, com utilização de equipamentos especiais. O sucesso ou fracasso de uma UTI é diretamente proporcional à qualidade e à motivação do seu corpo clínico e de enfermagem. A UTI exerce papel fundamental na recuperação dos pacientes, e para isso há necessidade de uma boa qualificação profissional e atualizações constantes da prática diária.

Esta obra da Série Apontamentos, que oferece uma visão geral e objetiva sobre os procedimentos mais comuns da enfermagem em uma UTI, destina-se aos profissionais técnicos – em fase de formação ou não – que se interessam pelo assunto.

Encontram-se aqui concentrados os temas pertinentes a uma UTI, começando pela descrição detalhada da instalação dessa unidade hospitalar, dos equipamentos, do número de leitos, das medidas de prevenção contra infecção cruzada, dos critérios de internação e alta, do papel e das responsabilidades da enfermagem. Em seguida, é apresentada uma visão geral dos procedimentos especiais em UTI: controle das vias respiratórias, acessos vasculares, pressão venosa central, cateter arterial, balão intra-aórtico, diálise peritoneal, marca-passo cardíaco de emergência, cateter de Swan-Ganz, desfibrilação elétrica, cardioversão elétrica, ventilação mecânica, traqueostomia. Todos esses procedimentos são de competência médica e geram assistência de enfermagem antes, durante e após sua realização. As assistências de enfermagem descritas são gerais, podendo, portanto, ser incrementadas de acordo com a rotina de cada serviço e também para cada situação.

Um capítulo é destinado ao tema do desequilíbrio dos líquidos e eletrólitos, com uma introdução em que se faz uma análise de distribuição desses elementos, do metabolismo da água, das diferenças entre líquidos e do transporte de substâncias através da membrana celular.

Os capítulos subsequentes referem-se aos principais atendimentos em UTI: os cardiovasculares, os pulmonares, os renais, os endócrinos, etc.

Esta edição veio da necessidade de atualização em várias etapas, por causa do avanço da medicina e da enfermagem. O enfermeiro está conquistando cada vez mais o seu espaço e firmando o seu papel na profissão, o que fez com que aumentassem os direitos e também as obrigações, forçando-o a ampliar os conhecimentos e mantê-los atualizados.

Vale lembrar que este volume, em vista da diversidade de especialidades abordadas, procura oferecer ao leitor o essencial dos temas abrangidos, detendo-se mais pormenorizadamente nos aspectos referentes à assistência de enfermagem. Não temos a pretensão de esgotar o assunto nem de que esta obra esteja completa e acabada.

Esperamos a contribuição de todos os leitores para que as futuras edições sejam ainda melhores.

UTI – unidade de terapia intensiva

1

As UTIs são unidades hospitalares destinadas ao atendimento de pacientes graves ou de risco, que nesses locais dispõem de assistência e de enfermagem ininterruptas, equipamentos específicos próprios e recursos humanos especializados, tendo acesso a outras tecnologias destinadas a diagnóstico e terapêutica (MINISTÉRIO DA SAÚDE, 1998).

Atendem grupos etários específicos:

- *UTI neonatal* – para pacientes de 0 a 28 dias;
- *UTI pediátrica* – para pacientes de 28 dias a 14 ou 18 anos;
- *UTI para adulto* – para pacientes maiores de 14 ou 18 anos;
- *UTI especializada* – para pacientes atendidos por determinada especialidade ou pertencentes a um grupo específico de doenças.

De preferência, situam-se próximas ou em área de fácil acesso ao pronto-socorro e ao centro cirúrgico. Devem contar com sistema apropriado de climatização, iluminação natural, divisórias entre os leitos, relógios visíveis para todos os leitos, além de garantir visitas diárias dos familiares, à beira do leito, bem como informações da evolução diária dos pacientes aos familiares.

Classificação e número de leitos

Na Portaria nº 3.432 do Ministério da Saúde, de 12 de agosto de 1998, as unidades de terapia intensiva passaram a ser classificadas em tipos I, II e III, sendo cadastradas no Sistema Único de Saúde (SUS) automaticamente como tipo I. As demais, conforme for comprovado o cumprimento de especificações de atendimento, serão classificadas em tipo II ou III de acordo com a necessidade de assistência da localidade em que estão inseridas.

Todo hospital de nível terciário, com capacidade instalada igual ou superior a cem leitos, deve dispor de leitos de tratamento intensivo correspondentes a no mínimo 6% dos leitos totais. Se o hospital atende gestantes de alto risco, deve dispor de leitos de UTI para adulto e neonatal.

Nos hospitais de nível terciário, deve ainda ser realizada avaliação por meio do Apache II se for UTI para adulto, PRISM II se for UTI pediátrica e PSI modificado se for UTI neonatal.

Planta física

A Resolução RDC nº 50, de 21 de fevereiro de 2002, dispõe sobre o regulamento técnico para planejamento, programação, elaboração e avaliação de projetos físicos de estabelecimentos assistenciais de saúde. Quanto à internação de pacientes em regime de terapia intensiva, determina:

- *Posto de enfermagem* – um para cada área coletiva ou conjunto de quartos, independentemente do número de leitos (ao menos um posto deve possuir área mínima de 6 m^2). Deve ser instalado de forma que permita observação visual direta ou eletrônica dos leitos ou berços. No caso de observação visual por meio eletrônico, deverá dispor de uma central de monitores.
- *Área para prescrição médica* – deve ter pelo menos 1,5 m^2.
- *Quarto de paciente* (com isolamento ou não) de 10 m^2 com distância de 1 m entre paredes e leito, exceto cabeceira e pé do leito, que deve ser de 1,2 m, ou *área coletiva de tratamento* (exceto neonatologia) com 9 m^2 por leito com distância de 1 m entre paredes e leito, exceto cabeceira, de 2 m entre leitos e pé do leito, devendo ser de 1,2 m (o espaço destinado à circulação da unidade pode estar incluído nessa distância). Os boxes devem possuir dispositivos que permitam a privacidade dos pacientes quando necessário.
- *Sala de higienização e preparo de equipamentos/material* – pode ser dispensável, se essa atividade ocorrer na Central de Esterilização de Materiais. Quando houver, deve ter 4 m^2, com dimensão mínima igual a 1,5 m.
- *Sala de entrevistas* – 6 m^2.

A área destinada aos leitos dos pacientes deve conter água fria, duas saídas de oxigênio por leito, duas saídas de ar comprimido medicinal por leito, um vácuo clínico por leito, ar-condicionado, rede elétrica de emergência e, em quarto individual, sistema de exaustão.

Deve, ainda, contar com ambientes de apoio, como:

- sala de utilidades;
- quarto de plantão;
- banheiro para quarto de plantão;
- rouparia;
- depósito de equipamentos e materiais;
- sanitários com vestiários para funcionários (masculino e feminino);

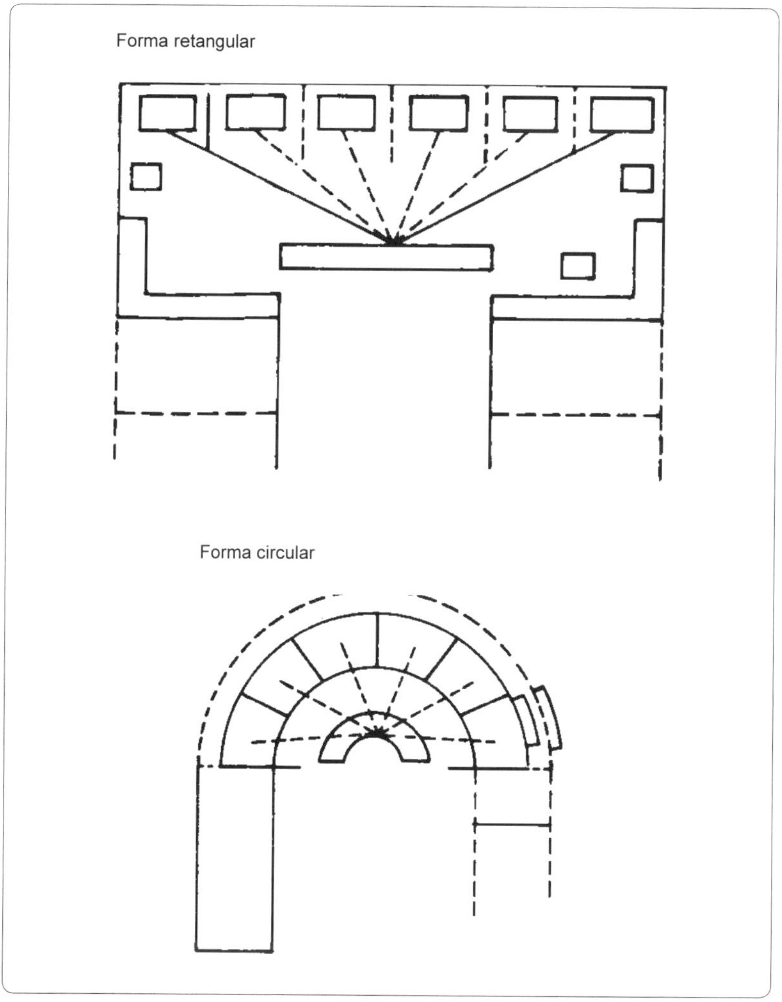

ESQUEMA 1 – EXEMPLOS DE PLANTAS FÍSICAS DE UTI.

- sanitários para pacientes (em geral), que pode ser substituído, quando se fizer uso de quartos individuais, por equipamentos ou bancada contendo lavatório e bacia sanitária juntos;
- sala de espera para acompanhantes (anexa à unidade ou não), podendo ser compartilhada com setores afins do hospital, desde que seja dimensionada de forma que atenda à demanda das unidades a que se destina;
- sala administrativa (secretaria);
- depósito de material de limpeza;
- copa;
- área de estar para a equipe de saúde;
- sanitário público (junto à sala de espera).

Essa mesma resolução apresenta também variáveis que orientam e regulam as decisões a serem tomadas nas diversas etapas de desenvolvimento de projetos de instituições de saúde, dispondo sobre circulações externas e internas, condições ambientais de conforto (conforto higrotérmico e qualidade do ar, conforto acústico e luminoso), condições ambientais de controle de infecção hospitalar, instalações prediais ordinárias e especiais e condições de segurança contra incêndio.

Medidas para evitar infecção cruzada

Com relação às condições ambientais de controle de infecção hospitalar, vale citar os aspectos de *barreiras, proteções, meios e recursos físicos, funcionais e operacionais* referentes a pessoas, ambientes, circulações, práticas, equipamentos, instalações, materiais, resíduos e fluidos, cabendo ressaltar para a enfermagem aqueles relativos ao controle de infecção hospitalar. As *precauções-padrão* constituem-se de barreiras e ênfase nos cuidados com certos procedimentos, visando evitar que a equipe de assistência tenha contato direto ou indireto com os diversos líquidos corporais, agulhas, instrumentos e equipamentos. O mais recente progresso na prevenção e no controle de infecção de serviços de saúde é o *isolamento simplificado*, que consta de duas práticas:

- *Prática geral* – aplicação das precauções universais a todos os pacientes, durante todo o período de internação, independentemente do diagnóstico do paciente.
- *Prática específica* – aplica-se sempre que o paciente apresenta doença infecciosa, com possibilidade de transmissão de pessoa a pessoa e/ou colonização por germes multirresistentes. Consiste em suplementar as precauções universais, com *isolamento de bloqueio* e com *precauções com materiais infectantes*. O isolamento de bloqueio, por sua vez, consiste na utilização de barreiras físicas e em cuidados especiais, para impedir que os germes envolvidos se transmitam. Barreiras físicas devem ser associadas a condutas técnicas visando minimizar a entrada de microrganismos externos, sendo absolutamente necessárias nas áreas críticas.

As experiências de isolamento de patógenos variam de acordo com a via pela qual são eliminados. As precauções-padrão procuram cobrir todas essas possibilidades, e para viabilizar a operacionalização existem procedimentos de segurança e barreiras individuais (luvas, avental, máscara e óculos de proteção – equipamentos de proteção individuais), assim como barreiras físicas como vestiários e quartos privativos.

Equipe de profissionais

A Portaria nº 3.432 do Ministério da Saúde, de 12 de agosto de 1998, estabelece que a equipe básica para UTIs tipo II é composta por:

- um responsável técnico com título de especialista em medicina intensiva ou com habilitação em medicina intensiva pediátrica;
- um médico diarista com título de especialista em medicina intensiva ou com habilitação em medicina intensiva pediátrica para cada dez leitos ou fração, nos turnos da manhã ou da tarde;
- um médico plantonista exclusivo para até dez pacientes ou fração;
- um enfermeiro coordenador, exclusivo da unidade, responsável pela área de enfermagem;
- um enfermeiro, exclusivo da unidade, para cada dez leitos ou fração, por turno de trabalho;

- um fisioterapeuta para cada dez leitos ou fração no turno da manhã ou da tarde;
- um auxiliar ou técnico de enfermagem para cada dois leitos ou fração, por turno de trabalho;
- um funcionário exclusivo responsável pelo serviço de limpeza;
- acesso a cirurgião geral (ou pediátrico), torácico, cardiovascular, neurocirurgião e ortopedista.

Além da equipe básica exigida, a UTI tipo III deve contar com:

- um médico plantonista para cada dez pacientes. Pelo menos metade da equipe deve ter título de especialista em medicina intensiva reconhecido pela Associação de Medicina Intensiva Brasileira (AMIB);
- enfermeiro exclusivo da unidade para cada cinco leitos, por turno de trabalho;
- fisioterapeuta exclusivo da UTI;
- acesso a serviço de reabilitação.

A Resolução Cofen nº 293/2004 estabelece parâmetros para o dimensionamento do quadro de profissionais de enfermagem nas unidades assistenciais das instituições de saúde, definindo que o quadro de profissionais para a assistência intensiva deve ser de 52% a 56% de enfermeiros, e o restante, de técnicos de enfermagem; considera, ainda, que na assistência intensiva são utilizadas 17,9 h por dia de enfermagem por paciente. Disponibiliza fórmulas matemáticas para o cálculo do quadro de profissionais efetivos de enfermagem, considerando tipo de unidade ou assistência, turnos de trabalho, número de leitos e taxa de absenteísmo.

Recursos

Para as UTIs tipo II, o hospital deve contar com:

- laboratório de análises clínicas disponível nas 24 h do dia;
- agência transfusional disponível nas 24 h do dia;
- hemogasômetro;
- ultrassonógrafo;
- ecocardiógrafo;
- laboratório de microbiologia;

- terapia renal substitutiva;
- aparelho de raios X (RX) móvel;
- serviço de nutrição parenteral e enteral;
- serviço social;
- serviço de psicologia.

O hospital deve ter acesso a:

- estudo hemodinâmico;
- angiografia seletiva;
- endoscopia digestiva;
- fibrobroncoscopia;
- eletroencefalografia.

Para as UTIs tipo III, além dos requisitos exigidos para as UTIs tipo II, o hospital deve possuir condições de realizar os seguintes exames:

- tomografia axial computadorizada;
- anatomia patológica;
- estudo hemodinâmico;
- angiografia seletiva;
- fibrobroncoscopia;
- ultrassonografia portátil.

Unidade do paciente, materiais e equipamentos necessários

Para as UTIs tipo II, o hospital deve ter:

- cama de Fowler, com grades laterais e rodízio (uma por paciente);
- monitor de beira de leito com visoscópio (um para cada leito);
- carro ressuscitador com monitor, desfibrilador, cardioversor e material para intubação endotraqueal (dois para cada dez leitos ou fração);
- ventilador pulmonar do tipo blender (um para cada dois leitos), devendo um terço deles ser do tipo microprocessado;
- oxímetro de pulso (um para cada dois leitos);
- bomba de infusão (duas bombas por leito);
- conjunto de nebulização, em máscara (um para cada leito);

- conjunto padronizado de beira de leito, contendo termômetro (eletrônico, portátil), no caso de UTI neonatal, esfigmomanômetro, estetoscópio, ressuscitador manual com máscara (um para cada leito);
- bandejas para procedimentos de diálise peritoneal, drenagem torácica, toracotomia, punção pericárdica, curativos, flebotomia, acesso venoso profundo, punção lombar, sondagem vesical e traqueostomia;
- monitor de pressão invasiva;
- marca-passo cardíaco externo, eletrodos e gerador na unidade;
- eletrocardiógrafo portátil (dois de uso exclusivo da unidade);
- maca para transporte com cilindro de oxigênio, régua tripla com saída para ventilador pulmonar e ventilador pulmonar para transporte;
- máscaras de Venturi que permitam diferentes concentrações de gases;
- aspirador portátil;
- negatoscópio;
- oftalmoscópio;
- otoscópio;
- pontos de oxigênio e ar comprimido medicinal com válvulas reguladoras de pressão e pontos de vácuo para cada leito;
- cilindros de oxigênio e ar comprimido, disponíveis no hospital;
- conjunto de pressão positiva contínua na via aérea nasal mais umidificador aquecido (um para cada quatro leitos; no caso de UTI neonatal, um para cada dois leitos);
- capacete para oxigenoterapia para UTI pediátrica e neonatal;
- fototerapia (uma para cada três leitos de UTI neonatal);
- incubadora com parede dupla (uma por paciente de UTI neonatal);
- balança eletrônica (uma para cada dez leitos da UTI neonatal).

As UTIs de nível III devem contar com:

- metade dos ventiladores do tipo microprocessado, ou um terço no caso de UTI neonatal;
- monitor de pressão invasiva (um para cada cinco leitos);
- equipamento para ventilação pulmonar não invasiva;
- capnógrafo;

- equipamento para fototerapia para UTI neonatal (um para cada dois leitos);
- marca-passo transcutâneo.

Critérios para internação

O paciente é admitido na UTI quando apresenta insuficiência de um ou mais sistemas fundamentais, como o respiratório e/ou cardiovascular, caso do paciente grave e recuperável, ou ainda no pós-operatório de grandes cirurgias, ou, quando há morte cerebral, como possível doador de órgãos.

Pacientes graves

São aqueles que apresentam comprometimento da função vital:

- insuficiência respiratória aguda;
- insuficiência renal;
- estado de choque;
- estado de coma;
- grande desequilíbrio hidroeletrolítico;
- grande desequilíbrio ácido-básico;
- tétano;
- grande queimado;
- parada cardíaca;
- politraumatismo;
- intoxicações graves.

Pacientes de risco

São os pacientes que apresentam possibilidade iminente de sério comprometimento de função vital:

- insuficiência coronariana aguda;
- arritmias cardíacas;
- pós-operatórios especiais (cardiovascular, neurocirurgia, cirurgia torácica, grande cirurgia geral).

A internação é solicitada pelo médico assistente e efetuada após concordância da equipe da UTI, ficando condicionada à existência de vaga.

Critérios para a alta

A alta deve ser dada tão logo desapareçam os sintomas que deram origem à admissão do paciente na UTI.

O planejamento da alta deve ser realizado pela equipe da UTI, em concordância com o médico assistente. A equipe deve avaliar as condições de alta do paciente de maneira que garanta a continuidade da assistência, indicando a unidade de destino como unidades de tratamento ou cuidado intermediário ou semi-intensivo ou, ainda, unidades de internação.

Enfermagem

O dimensionamento e a qualificação da equipe de enfermagem são importantes na garantia da qualidade de assistência ao paciente. O avanço tecnológico exige que o profissional esteja em constante aperfeiçoamento.

A especialização técnica por meio de estudo e cursos voltados para a fundamentação e a prática de enfermagem em UTI são itens fundamentais no atendimento integral do paciente.

O conhecimento de patologias e das condições hemodinâmicas a elas associadas, assim como o grau de dependência do paciente, vai determinar o planejamento das ações de enfermagem de forma sistematizada.

O enfermeiro deve ser capaz de ter impressão geral das necessidades afetadas, ou seja, capacidade de identificar problemas, compreender a exata necessidade de cada paciente. Para isso, é necessário grande conhecimento técnico associado ao senso de observação. Perceber e notificar alterações no estado dos pacientes, identificar problemas ou necessidades de cada paciente e ajudar a conseguir uma recuperação e estabilidade – seja psicológica, seja física – exige de cada profissional conhecimento científico e maturidade profissional.

Ética do profissional de enfermagem em UTI

O profissional de enfermagem deve conhecer e cumprir o Código de Ética dos Profissionais de Enfermagem – Resolução Cofen nº 240/2000 –, que dispõe sobre os princípios fundamentais, direitos, responsabilidades, deveres, proibições, compromissos disciplinares, infrações e penalidades.

No ambiente de terapia intensiva, vale a pena ressaltar a necessidade de conhecimento e preparo técnico para a atuação, assegurando ao paciente uma assistência de enfermagem livre de danos decorrentes de imperícia, negligência ou imprudência. É muito importante manter vigilância constante para pronta intervenção.

O respeito ao pudor, à privacidade e à intimidade do paciente deve ser aplicado, tendo em vista a tendência à sua exposição decorrente de seu estado de dependência de cuidados básicos e em função de procedimentos invasivos.

A interação com a equipe multiprofissional e o cumprimento dos princípios organizacionais – tanto do ponto de vista técnico como do comportamental – que regem o ambiente de trabalho devem ser respeitados.

Admissão de enfermagem

O paciente é admitido na UTI mediante solicitação do médico responsável ao médico plantonista da UTI. Previamente à chegada do paciente, a equipe de enfermagem da unidade de origem do paciente, assim como o médico plantonista da UTI, informa o enfermeiro sobre o diagnóstico e o estado do paciente. Essas informações são importantes para o preparo adequado do leito e da equipe que irá atendê-lo.

O preparo básico do leito de UTI deve prever:

- cama adequada ao tipo de paciente;
- sistema de aspiração (vacuômetro), fluxômetro de oxigênio e ventilador, testados e funcionantes;

- monitor cardíaco com seus respectivos acessórios;
- esfigmomanômetro em tamanho adequado (manual ou acoplado ao monitor cardíaco) e estetoscópio.

Responsabilidades da enfermagem na admissão do paciente

São responsabilidades da enfermagem da UTI:

- obter os dados preliminares do paciente e estabelecer prioridades;
- relacionar os pertences do paciente;
- prover o paciente de roupas adequadas;
- prestar os primeiros cuidados ao paciente, verificar sinais vitais, fazer a monitorização, oxigenoterapia, cateterismo vesical, administrar medicação prescrita, colher material para exames laboratoriais, estabelecer acesso venoso ou avaliar a permeabilidade do acesso já existente (periférico ou de cateteres que o paciente já possua), avaliar condições de drenos e curativos, quando presentes, etc.;
- orientar o paciente sobre a finalidade da UTI;
- orientar a família do paciente sobre a rotina da UTI (horário e duração da visita, como obter informações sobre o estado do paciente);
- fazer o exame físico do paciente e elaborar o plano de cuidados baseado em suas necessidades físicas e psicológicas, patologia e prescrição médica, procedendo às alterações conforme sua evolução;
- utilizar a sistematização da assistência de enfermagem, realizando registro no prontuário.

Cuidados diários (dependendo da patologia)

A prescrição de enfermagem é realizada pelo profissional de enfermagem da UTI, que deve atentar para os seguintes cuidados básicos:

- estar atento às alterações do nível de consciência;
- verificar sinais vitais e o balanço hídrico;
- mobilizar o paciente no leito, estimular a mobilização ativa, quando possível e sempre que não houver contraindicação para tal, prevenindo úlceras de pressão e posições viciosas;
- desobstruir vias aéreas por meio de aspiração traqueal e estimular a tosse;

- garantir a manutenção da umidificação das vias aéreas dos pacientes intubados ou traqueostomizados, por meio de filtros ou água nos reservatórios específicos e também naqueles que recebem O_2 de forma não invasiva;
- trocar curativos diariamente e sempre que necessário. Considerar particularidades dos curativos especiais, de longa permanência;
- ordenhar e/ou lavar a sonda nasogástrica a fim de manter a permeabilidade, se não houver contraindicação;
- cumprir a prescrição médica, oferecer ou administrar a dieta e medicações;
- controlar rigorosamente o gotejamento de soros e o volume de infusão das bombas de infusão;
- observar constantemente o ritmo e a frequência cardíaca no monitor, assim como a saturação de oxigênio ($SatO_2$) e outros parâmetros clínicos de controle da enfermagem;
- manter dispositivos de alarmes dos equipamentos em uso (monitor, respirador, bomba de infusão, dialisador) sempre habilitados;
- trocar dispositivos respiratórios e extensões venosas e arteriais conforme a rotina do hospital;
- manter condições de higiene corporal adequadas com atenção à higiene íntima, oral e ocular;
- estar atento às manifestações de dor, procurando saná-las.

Procedimentos especiais na UTI

2

Normas para a aplicação de procedimentos invasivos ou semi-invasivos

Todos os pacientes submetidos a quaisquer procedimentos invasivos ou semi-invasivos – ou seu responsável – precisam assinar o Termo de Consentimento Livre e Esclarecido (TCLE). O TCLE deve conter informações simples e detalhadas do procedimento, os objetivos deste e as possíveis complicações.

Controle das vias respiratórias

A via aérea é uma das grandes prioridades nos pacientes gravemente enfermos. Alterações nas vias respiratórias e a falta de habilidade em identificar e tratar prontamente as causas desencadeantes das alterações constituem as principais causas de morte em pacientes com esse problema. Grande número de etiologias subjacentes pode determinar o desenvolvimento de insuficiência respiratória, incluindo parada cardiorrespiratória, colapso circulatório, embolia pulmonar, septicemia, doenças do sistema nervoso central (SNC), distúrbios neuromusculares, deformidades da parede torácica, intoxicações, etc.

O controle inicial consiste em abrir a via aérea com manobras manuais. Existem alguns dispositivos que podem ser usados para contribuir para essa abertura e manter a via aérea permeável, como a cânula orofaríngea e a cânula nasofaríngea. A seleção do tamanho adequado e a indicação devem ser respeitadas.

A cânula orofaríngea deve ser usada em pacientes inconscientes sem o reflexo de tosse ou náuseas. O principal objetivo do seu uso é evitar a obstrução da via aérea pela base da língua. Para selecionar o tamanho adequado, mede-se desde a comissura labial até o ângulo da mandíbula ou o lóbulo da orelha.

A cânula nasofaríngea é mais bem tolerada por pacientes semiconscientes e também por pacientes com problemas na abertura da boca. É contraindicada para pacientes com fraturas na base do crânio, traumatismo craniano grave e coagulopatias ou que façam uso de anticoagulantes. É recomendável que a inserção seja feita por um profissional treinado, pois um procedimento inadequado pode produzir complicações graves. A seleção do tamanho da cânula é feita medindo-se desde a fossa nasal até o lóbulo da orelha.

Intubação endotraqueal

A utilização do tubo traqueal apresenta várias vantagens:

- mantém a via aérea permeável;
- permite aspirar secreções;
- permite administrar altas concentrações de oxigênio;
- com o uso do balonete (*cuff*), pode proteger a via aérea de broncoaspiração.

É indicada para pacientes com uma ou mais das seguintes condições:

- inconscientes e que não possam ser ventilados adequadamente com o dispositivo bolsa-valva-máscara;
- que apresentem ausência de reflexos protetores da via aérea, como nos casos de estado de coma ou de parada cardíaca.

FORMAS DE INTUBAÇÃO

A traqueia pode ser intubada por meio de quatro vias: orotraqueal, nasotraqueal, laríngea e traqueal. As duas últimas exigem incisão cirúrgica para essa finalidade.

MATERIAIS NECESSÁRIOS

- Laringoscópio e lâminas de diferentes tamanhos.

  Tubos orotraqueais de diferentes tamanhos – normalmente, para mulheres adultas recomenda-se tubo número 7 a 8; para homens, entre 7,5 a 8,5. Quanto menor o diâmetro interno (raio), maior será a resistência e, consequentemente, maior o trabalho respiratório. Portanto, é recomendável um tubo de bom calibre.
- Guias semirrígidas.

- Cânulas orofaríngeas e máscaras faciais de diferentes tamanhos.
- Unidade bolsa-valva-máscara conectada a uma fonte de oxigênio.
- Material para aspiração orotraqueal.
- Seringas de 5 mℓ a 10 mℓ.
- Material para fixar o tubo orotraqueal.
- Acesso venoso.
- *Medicamentos* – o uso de medicamentos sedativos para auxiliar na intubação está indicado em todos os pacientes, exceto naqueles com a avaliação na escala de Glasgow de 3 ou em parada cardíaca. Normalmente utilizam-se os benzodiazepínicos e opioides. Alguns podem necessitar de miorrelaxantes.
- Estetoscópio.
- Carro de parada cardíaca.

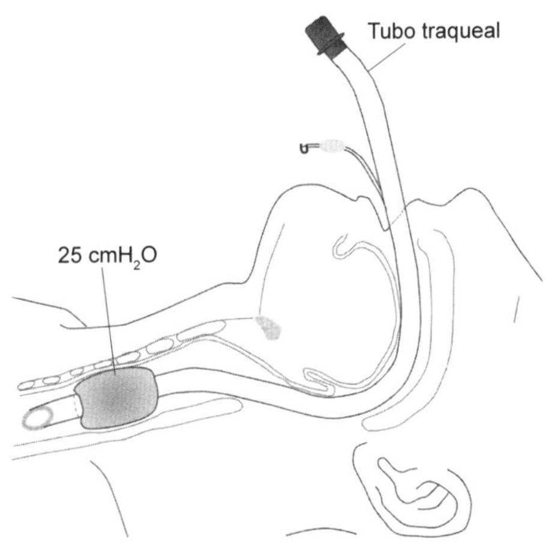

FIG. 1 – INTUBAÇÃO OROTRAQUEAL.

ASSISTÊNCIA DE ENFERMAGEM

Antes do procedimento de intubação traqueal, a enfermagem deverá:

- obter o acesso venoso;
- monitorizar os sinais vitais e a saturação de oxigênio;
- posicionar o paciente em decúbito dorsal horizontal. Pode-se elevar a cabeça do paciente com a colocação de um coxim sobre a região

occipital para facilitar o procedimento. A hiperextensão do pescoço é uma manobra que poderá ser realizada em todos os pacientes, exceto nos casos de trauma cervical ou suspeita de lesão na coluna cervical;

- retirar próteses dentárias e corpos estranhos;
- separar luvas estéreis, óculos para intubação e máscara;
- providenciar seringa de 10 mℓ para insuflação do balonete inflável;
- disponibilizar medicamentos (a critério do médico) e material para fixar a sonda;
- deixar o material de aspiração pronto para o uso, bem como um modo de ventilação com oxigênio (unidade bolsa-valva-máscara conectada em oxigênio seco);
- pegar o tubo orotraqueal de tamanho apropriado, testar a integridade do balonete antes da inserção e inserir o fio-guia no interior da cânula;
- checar a integridade do laringoscópio, conectar o entalhe da lâmina na trava do cabo e verificar a iluminação. O laringoscópio deverá ser entregue montado para o médico que irá realizar o procedimento.

Após o procedimento de intubação:

- confirmar o posicionamento do tubo com a realização da primeira ventilação manual: enquanto se faz a ausculta do epigástrio, observa-se a insuflação torácica. A expansão torácica deve ser simétrica e bilateral. Se a parede torácica elevar-se apropriadamente e não se suspeitar de insuflação do estômago, deverá ser realizada a ausculta dos campos pulmonares esquerdo e direito nos ápices e bases anteriores de ambos os lados. Os sons pulmonares devem ser adequados e simétricos;
- insuflar o balonete com pressão aproximada de 25 cmH_2O (normalmente se utilizam de 5 mℓ a 7 mℓ de ar). Recomendam-se alto volume e baixa pressão para evitar complicações, como estenose da luz traqueal e fístula esofagotraqueal em decorrência da alta pressão no balonete do tubo endotraqueal, levando a isquemia da mucosa traqueal (pressão superior a 40 cmH_2O);
- após a reconfirmação da posição dos tubos, estes devem ser fixados e conectados a uma fonte de oxigênio, para ser iniciada a ventilação artificial;

- fazer uma radiografia de tórax para verificação do posicionamento adequado;
- manter a umidificação e o aquecimento do ar administrado ao paciente;
- observar se os alarmes no ventilador estão acionados e funcionando adequadamente.

A pessoa que irá realizar o procedimento deverá ter treinamento apropriado e experiência em intubação traqueal, pois as complicações são geralmente graves, embora evitáveis. As mais comuns são:

- trauma orofaríngeo;
- fratura dentária;
- aspiração do conteúdo gástrico;
- *hipóxia* – interrupção da manobra de reanimação como compressão torácica e ventilação por longo período de tempo e não reconhecimento de um tubo mal posicionado. O tempo máximo de interrupção da manobra de reanimação é de 10 s, que deve corresponder ao tempo de laringoscopia e colocação do tubo na traqueia. A localização correta do tubo ocorre geralmente na marca de 20 cm a 21 cm nos homens e de 19 cm a 20 cm nas mulheres;
- complicações tardias, como traumatismo na boca e nos lábios, infecção e necrose também podem ser prevenidas e evitadas.

Acessos vasculares

A enfermagem e o médico executante devem lavar as mãos segundo as técnicas corretas. Manter o local da punção ou de dissecção livre e limpo, lavar com clorexidina degermante, friccionando durante 3 min, e retirar o excesso com uma compressa umedecida. Os acessos venosos podem ser realizados por dissecção ou cateterização.

Cateterização venosa central

Trata-se de um procedimento realizado pelo médico, que permite um pertuito para administração de medicamentos diretamente ao coração.

INDICAÇÕES

O cateter venoso central é indicado nos seguintes casos:

- monitorização hemodinâmica invasiva;
- choque (permite infusão rápida de volume);
- nutrição parenteral prolongada;
- colocação de marca-passo transvenoso;
- para infusão de drogas passíveis de causar flebite periférica ou necrose tecidual.

O procedimento é realizado por meio de punção de uma veia de grosso calibre (veia jugular interna ou externa, veia subclávia) ou por dissecção venosa (veia basílica ou cefálica).

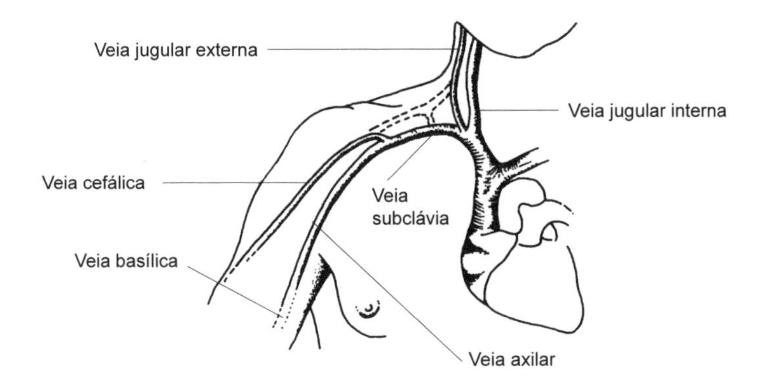

FIG. 2 – VIAS DE ACESSO MAIS COMUNS PARA CATETERIZAÇÃO VENOSA CENTRAL.

TIPOS DE CATETER

Existem cateteres de luz simples, dupla ou tripla. O cateter de luz tripla é o melhor, pois permite a administração distinta de múltiplas infusões, e a monitorização contínua da pressão diminui o risco de infusão acidental de drogas em bolus, o que poderia levar a iatrogenias graves.

MATERIAIS NECESSÁRIOS

- Material para assepsia, avental, máscara, luvas, campos estéreis e gazes estéreis.
- Anestésico tópico.

- Porta-agulha e fios de sutura.
- Cateter venoso e seringa.
- Solução e equipo para infusão.

CONTRAINDICAÇÕES

O cateter venoso central é contraindicado nos casos em que o paciente apresenta:

- distorção dos pontos de referência por alteração anatômica e presença de massa cervical desviando estruturas adjacentes, entre outros fatores que podem dificultar a passagem do cateter;
- infecção no sítio de acesso;
- coagulopatias.

COMPLICAÇÕES

A inserção de um cateter por punção venosa central pode apresentar as seguintes complicações:

- embolia gasosa;
- pneumotórax (recomenda-se radiografia de tórax após a inserção dos cateteres ou após as tentativas);
- hematoma;
- punção arterial;
- infecção cutânea.

A enfermagem deve avaliar diariamente o local do procedimento para procurar possíveis complicações. Em caso de qualquer sinal flogístico (dor, edema, rubor ou calor), deve-se fazer a anotação na folha de enfermagem e comunicar o médico responsável. A troca de um cateter venoso central só terá indicação na presença de infecção no sítio de inserção ou na suspeita de participação etiológica do quadro infeccioso.

Dissecção venosa

A dissecção venosa, ou flebotomia, pode ser realizada em vários territórios: veia antecubital, veia safena, veia femoral e veia axilar. É indicada nos casos em que necessitamos de um acesso venoso, mas a técnica de punção não se mostra possível.

MATERIAIS NECESSÁRIOS

- Material para assepsia, avental, máscara, luvas, campos estéreis e gazes estéreis.
- Anestésico local.
- Bisturi com lâmina.
- Caixa de pequena cirurgia e fios de sutura.
- Cateter venoso.
- Seringas.
- Solução e equipo para infusão.

COMPLICAÇÕES

A principal complicação deste método é a infecção no sítio de dissecção.

Pressão venosa central (PVC)

A pressão venosa central (PVC) representa a estimativa da pressão ao nível do átrio direito e indica a capacidade do lado direito do coração de suportar uma sobrecarga de líquidos. Seu valor normal varia de 0 mmHg a 6 mmHg ou 0 cmH_2O a 8 cmH_2O.

Finalidades

É um meio diagnóstico para condições clínicas de desidratação e hiperidratação. Atualmente, a leitura é obtida por um transdutor de pressão conectado a um monitor com capacidade de registrar a PVC continuamente.

Materiais necessários

- Soro glicosado a 5% ou soro fisiológico a 0,9%, além dos materiais utilizados para cateterização venosa central.
- Torneira de três vias.
- Nivelador.
- Transdutor de pressão conectado ao monitor com módulo próprio para monitorização de PVC.

Ponto de referência

O ponto de referência escolhido é importante e deve ser facilmente identificado pelo pessoal de enfermagem e restabelecido cada vez que a mensuração é feita, pois tanto o paciente como o leito podem ter se movido no intervalo entre uma e outra medida.

O ponto zero de referência para as pressões venosas no tórax é um ponto externo, localizado na intersecção do quarto espaço intercostal com a linha axilar média. Esse ponto corresponde à posição dos átrios direito e esquerdo quando o paciente está na posição supina. Deve ser realizado com o paciente em decúbito dorsal horizontal, a zero grau, sem travesseiro, com auxílio de um nivelador.

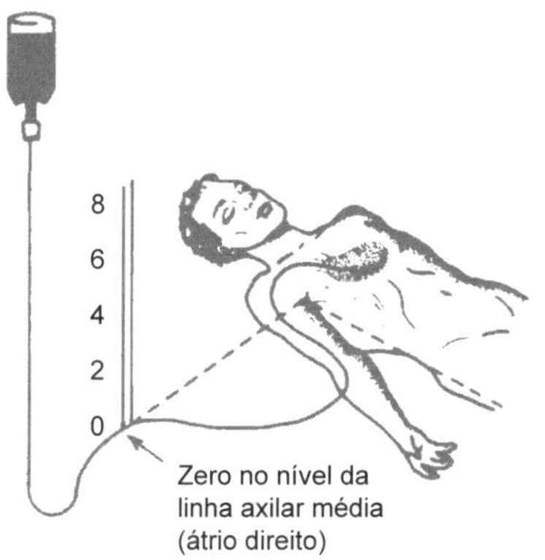

FIG. 3 – LOCAL MAIS ADEQUADO PARA ESTABELECER O NÍVEL ZERO.

Monitorização da pressão arterial

Atualmente, nas UTIs existem monitores que são capazes de realizar medidas invasivas e não invasivas da pressão arterial.

A monitorização da pressão arterial de forma não invasiva é intermitente e automática. O manguito deve ter o tamanho suficiente para cobrir dois terços da superfície do braço. Registram-se a pressão arterial sistólica (PAS), a pressão arterial diastólica (PAD) e a pressão arterial média (PAM).

A monitorização da pressão arterial de forma invasiva consiste em colocação de um cateter de fino calibre na artéria radial por punção ou dissecção e permite a monitorização contínua da pressão arterial média.

Indicações

O cateter arterial é indicado nos seguintes casos:

- monitorização contínua da pressão intra-arterial de paciente hemodinamicamente instável;
- necessidade de múltiplas ou frequentes extrações de amostras de sangue.

Locais para canulação arterial

A artéria radial é a mais comumente empregada e constitui o vaso de escolha, por ser acessível e de fácil canulação e por apresentar boa circulação colateral, que pode ser facilmente confirmada (teste de Allen).

A artéria dorsal do pé, a axilar, a braquial e a femoral também podem ser escolhidas para a canulação. O pulso do paciente é hiperestendido, e o dedo polegar, abduzido.

Materiais necessários

- Material para assepsia, avental, luvas, máscara e campo estéril.
- Cateter arterial próprio para a artéria escolhida.
- Seringa de 5 mℓ e agulha.
- Anestésico.
- Porta-agulha.
- Pinça dente-de-rato.
- Fio mononailon 3.0.
- Torneiras (duas).
- Solução salina 500 mℓ + heparina 0,5 mℓ.
- Transdutor de pressão.
- Módulo próprio para aferição de pressão arterial média no monitor.
- Micropore.

Complicações

- Isquemia distal, por causa de espasmo arterial, trombose ou embolia.
- Hemorragia maciça.
- Infecção local.

Assistência de enfermagem

- Zerar o transdutor no nível da linha axilar média e ficar atento para sangramentos ou quebra da integridade do sistema.
- Observar constantemente o sistema de monitorização para detectar precocemente a presença de coágulos, ar e refluxo de sangue.
- Manter o membro com cateter arterial em hiperextensão e imobilizado.
- Manter a permeabilidade do cateter pelo fluxo contínuo de solução heparinizada (500 mℓ/0,5 mℓ) e a bolsa pressurizadora com 300 mmHg.
- Trocar o curativo diariamente e sempre que necessário.
- Estar atento quanto às alterações morfológicas da curva de pressão. Essa curva pode se alterar em função de obstrução do cateter, queda de pressão na bolsa pressurizadora, presença de ar no sistema de monitorização ou queda de pressão arterial.
- Remover o cateter entre 72 h a 96 h para reduzir as chances de infecção.
- Trocar a solução de heparina a cada 24 h.

Balão intra-aórtico (BIA)

É um dispositivo de assistência circulatória mecânica com contrapulsação que atua diminuindo a pré e pós-carga do ventrículo esquerdo, aumentando o débito cardíaco e melhorando a perfusão coronariana. É composto por um cateter balão e um console. O console é um dispositivo que tem como finalidade insuflar e desinsuflar o cateter de acordo com a prévia programação. A passagem do cateter de BIA pode ser realizada à beira do leito, na sala de hemodinâmica ou durante a cirurgia cardíaca.

A enfermagem deve estar atenta para que o paciente ou responsável assine o TCLE antes do procedimento.

O procedimento consiste na introdução de um cateter em uma das artérias femorais até alcançar a aorta descendente. Esse cateter possui em sua extremidade um balão que é insuflado com gás hélio (capacidade de 35 mℓ a 40 mℓ) durante a diástole – promovendo o aumento da pressão de perfusão das artérias coronárias – e desinsuflado no início da sístole ventricular – diminuindo o trabalho do ventrículo esquerdo –, restabelecendo, dessa maneira, o equilíbrio entre a oferta e a demanda de oxigênio.

Existem três maneiras de ajustar os parâmetros no console para obter o efeito de contrapulsação.

Em uma dessas maneiras, o balão é insuflado e desinsuflado por meio de sincronismo com a onda R do eletrocardiograma (ECG) – desinfla no pico da onda R e infla no final da onda T.

A ciclagem também pode ser feita pela onda de pressão arterial. O ajuste no console deve ser feito de acordo com a onda de pressão – o balão é insuflado após a incisura dicrótica e desinsuflado no final da curva descendente.

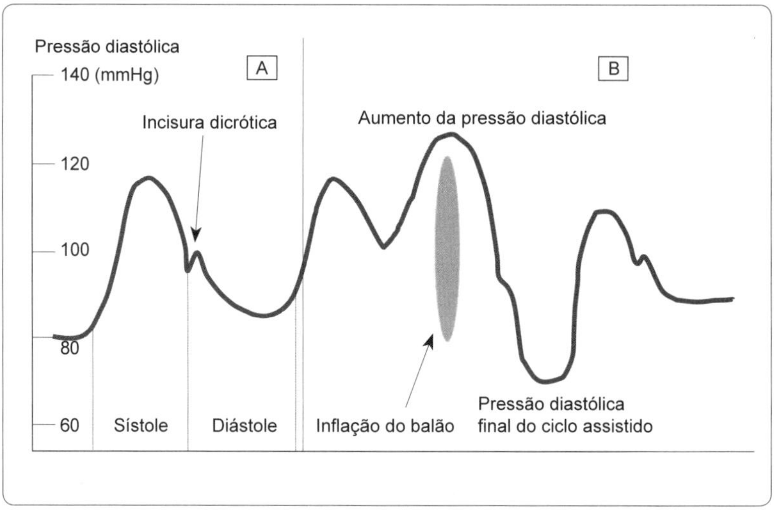

FIG. 4 – CURVA DE PRESSÃO AÓRTICA NORMAL (A) E COM BIA (B), EM QUE SE OBSERVA O AUMENTO DA PRESSÃO DIASTÓLICA SECUNDÁRIO À INFLAÇÃO DO BALÃO, MELHORANDO A PERFUSÃO CORONÁRIA E DOS TECIDOS E A DIMINUIÇÃO DA PÓS-CARGA.

Em outra maneira de ciclar o balão, sincronizado com o marca--passo cardíaco, deve-se ajustar o console para que desinsufle na espícula do marca-passo e insufle no final da onda T.

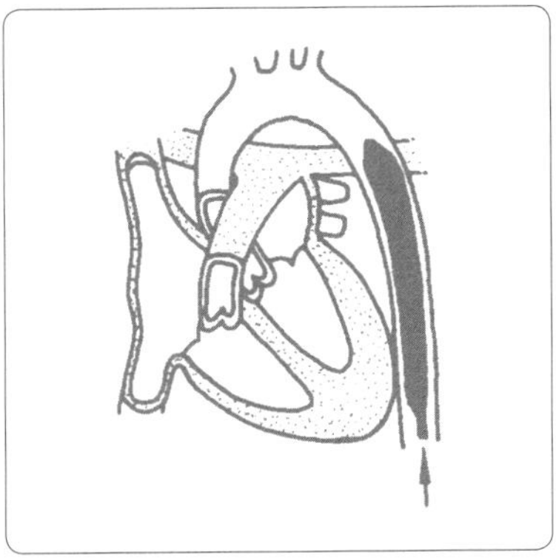

FIG. 5 – DIÁSTOLE: INSUFLAÇÃO.

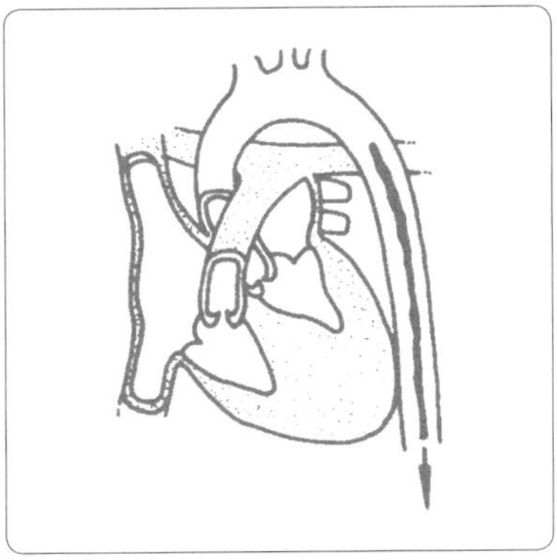

FIG. 6 – SÍSTOLE: DEFLAÇÃO.

Indicações

O balão intra-aórtico é indicado nos seguintes casos:

- choque cardiogênico no pós-operatório de cirurgia cardíaca;
- choque cardiogênico com angina persistente;
- complicações mecânicas de infarto agudo do miocárdio (IAM), como insuficiência mitral aguda e comunicação interventricular, entre outras;
- miocardite aguda e intoxicações com depressores do miocárdio.

Contraindicações

As principais contraindicações para o seu uso são:

- insuficiência aórtica;
- dissecção de aorta;
- doença vascular periférica severa;
- aneurisma de aorta;
- obesidade mórbida.

Cuidados de enfermagem

- Providenciar a realização da radiografia de tórax após o procedimento para verificar o correto posicionamento do balão.
- Checar o pulso pedioso e a perfusão periférica do membro cateterizado, periodicamente.
- Manter o membro do lado do balão aquecido.
- Notificar o médico se houver ausência de pulso, esfriamento do membro, palidez ou cianose ou dor.
- Orientar o paciente para não flexionar o membro inferior do lado do cateter.
- Não elevar a cabeceira do leito acima de 30°.
- Manter os eletrodos de ECG bem aderidos à pele do paciente (pois os movimentos do balão geralmente são sincronizados pela onda R do ECG).
- Manter o paciente sob heparinização sistêmica e em repouso no leito durante a permanência do cateter.
- O balão não poderá permanecer desinsuflado por mais de 1 min, porque pode ocorrer trombose apesar da anticoagulação sistêmica.

Complicações

- Isquemia de membros inferiores.
- Dissecção de aorta.
- Síndrome do compartimento.
- Trombocitopenia.
- Infecção no local da inserção do cateter.

Terapias de substituição renal

Diálise

A função principal dos rins é filtrar o sangue e eliminar os fluidos corporais com a formação de urina. A insuficiência renal aguda se caracteriza por uma rápida diminuição da função renal com a perda da função excretora; ocorrem um acúmulo de produtos metabólicos e volumes e a concentração de eletrólitos, com consequentes danos relacionados a perda da atividade metabólica e endócrina dos rins. A diálise proporciona um tratamento de substituição renal, pois é um procedimento que permite depurar as toxinas e os eletrólitos e eliminar líquidos em pacientes com insuficiência renal.

A troca de substâncias ocorre pelo processo de difusão e ultrafiltração, possibilitando a excreção de escórias pelo líquido de diálise e a redistribuição de líquidos corporais, otimizando as funções orgânicas.

- *Difusão* – o fenômeno obedece ao gradiente de concentração entre as duas soluções, tendo interferência conforme os tamanhos da molécula do soluto e do poro da membrana e a concentração do soluto nos meios. Haverá transporte de solutos do lado de maior concentração para o de menor concentração.
- *Ultrafiltração* – consiste no transporte de água do meio menos concentrado para o mais concentrado, carregando consigo o soluto de tamanho compatível com o do poro da membrana envolvida. Esse tipo de transporte de solutos é denominado transporte por convecção e depende da pressão transmembrana.

Existem dois tipos de diálises: a peritoneal (DP) e a hemodiálise (HD). Nos dois procedimentos, o sangue circula separadamente do líquido de diálise.

OBSERVAÇÃO

A escolha de qual método utilizar em ambiente de UTI, se diálise peritoneal ou hemodiálise, dependerá de vários fatores, como condição hemodinâmica do paciente, presença de arritmias graves, disfunção sistólica do ventrículo esquerdo, emergência dialítica, necessidade/prioridade de depurar toxinas e/ou extração de líquidos, entre outros. Geralmente, não há diferenças entre as duas técnicas no que se refere a sobrevida, mas os pacientes submetidos a HD a longo prazo apresentam maior risco de adquirir hepatite C, hepatite B e o vírus da imunodeficiência adquirida (HIV). A membrana semipermeável da HD é artificial, elaborada com derivados de celulose e poliamidas, dentre outros materiais. A diferença principal consiste no fato de que a DP utiliza o peritônio como membrana semipermeável para depurar toxinas e eletrólitos e eliminar líquidos, portanto é mais fisiológica e permite o seu uso em pacientes graves e instáveis, desde que não haja contraindicações para esse método.

Princípios básicos de uma diálise

- *Membrana dialisante* – é uma membrana fina porosa e semipermeável que separa o sangue do líquido dialisante. O tamanho dos poros e o peso molecular do soluto são fatores fundamentais que determinam a função de uma membrana semipermeável. Quanto maior o peso molecular (tamanho), menor será a taxa de transporte através da membrana, bem como a sua velocidade.
- *Processo de difusão* – a passagem de detritos através da membrana dialisante se faz por diferença de concentração dos solutos (gradiente de concentração). O soluto se move de um lugar mais concentrado (no caso do sangue) para o local de menor concentração (o líquido dialisante) até igualar as concentrações em ambos os lados.
- Clearance – é a capacidade de um dialisador de extrair os detritos do sangue.

DIÁLISE PERITONEAL

A DP consiste em uma forma de tratamento dialítico que utiliza o peritônio como membrana dialisante. O peritônio é uma membrana biológica semipermeável natural para líquidos e solutos capaz de eliminar substâncias tóxicas e água do organismo, substituindo a função dos rins de maneira fisiológica.

Para realizar a diálise peritoneal, é necessário um acesso até o peritônio, para que possa infundir o líquido. Esse acesso é realizado por um médico com treinamento específico para o procedimento, por meio de inserção de um cateter flexível implantado sobre o abdome na cavidade peritoneal. O local ideal para a inserção do cateter é um ponto situado a aproximadamente meia distância entre o umbigo e a incisura suprapúbica. Desse modo, o paciente deve urinar imediatamente antes da colocação do cateter para evitar a possibilidade de perfuração da bexiga.

O ponto de inserção deve ser tratado com técnica asséptica rigorosa. A DP é contraindicada em pacientes com cirurgia abdominal recente. A maioria dos cateteres é de silicone (cateter de Tenckhoff).

O objetivo da diálise peritoneal é suprir as funções renais com a finalidade de corrigir os transtornos eletrolíticos e o desequilíbrio ácido-básico, bem como eliminar o excesso de líquidos quando os diuréticos não são efetivos.

A diálise peritoneal pode ser realizada de forma contínua ou intermitente.

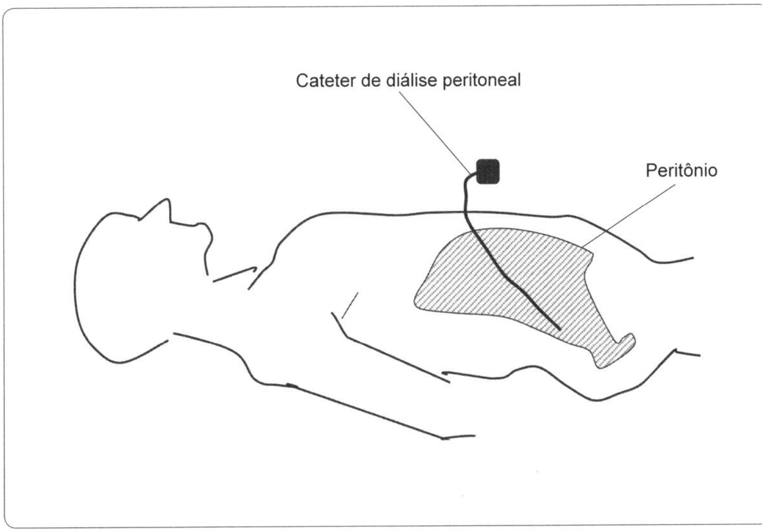

FIG. 7 – DIÁLISE PERITONEAL.

DIÁLISE PERITONEAL INTERMITENTE (DPI)

A diálise peritoneal intermitente (DPI) é frequentemente o método dialítico de escolha para pacientes que se encontram na UTI com insuficiência renal aguda, na vigência de comprometimento miocárdico e/ou hemodinâmico importante e sem a possibilidade de utilização de métodos hemodialíticos contínuos.

Esse método utiliza um sistema fechado de diálise, um equipo com seis pontas, descrito como sistema aranha. Esse sistema possui um equipo com quatro terminais para bolsas de diálise de 5 L. Em um quinto terminal, conecta-se uma bolsa vazia para drenar o líquido efluente do peritônio. No sexto terminal há uma bolsa de 2 L, vazia, que funciona como bureta para medir o volume a ser infundido e onde a solução dialisadora é aquecida antes da infusão. Atualmente existem aparelhos cicladores automáticos que aquecem e automatizam a infusão e a drenagem da solução dialisadora. Essa técnica é denominada diálise peritoneal cíclica contínua. Esse avanço na tecnologia oferece à enfermagem maior comodidade, bem como menor incidência de peritonite. Consiste em realizar sessões de 2 a 4 vezes por semana de diálise, com múltiplas trocas de líquido segundo as necessidades do paciente.

MATERIAIS NECESSÁRIOS PARA O IMPLANTE DO CATETER

- Cateter peritoneal e o fio-guia próprio.
- Bisturi, pinças.
- Solução para antissepsia.
- Solução para diálise com diferentes concentrações de glicose (1,5%, 2,5% e 4,25%).
- Sistema aranha.
- Anestésico, seringa, agulha.
- Máscara cirúrgica, gorro, luvas, campos e aventais estéreis.
- Material para curativo.

CUIDADOS COM O CATETER

Após a implantação do cateter, testa-se a qualidade do fluxo (infusão e drenagem), e o cateter é preenchido com a própria solução de diálise. Normalmente não se recomenda preenchimento com heparina para manter a permeabilidade. Na eventualidade de sangramento intracavitário, com drenagem de líquido hemático, o cateter é irrigado com a solução de diálise até a drenagem clara. Em situações normais, o uso do cateter após o implante deverá acontecer depois de 1 a 2 semanas; no entanto, quando o procedimento é urgente, como para os pacientes da UTI, recomenda-se iniciar a primeira sessão de diálise com volumes menores, para não aumentar muito a pressão intra-abdominal e, consequentemente, o risco de vazamentos e infecções.

ASSISTÊNCIA DE ENFERMAGEM

- Explicar o procedimento ao paciente.
- Seguir a indicação do médico quanto ao tipo e à quantidade de líquido a infundir, bem como quanto ao tempo de permanência do líquido no peritônio. Durante a fase aguda, o líquido é introduzido e drenado continuamente.

- Manter o paciente em posição supina durante as sessões de diálise peritoneal para evitar o aumento da pressão intra-abdominal.
- Manusear o cateter com técnica asséptica. O curativo deve ser diário. Manter o local seco e limpo e monitorizar o cateter para evitar saída acidental e trauma no orifício de saída.
- Manter o registro contínuo para cada troca de banho (balanço hídrico, os medicamentos acrescentados à solução, o tipo de solução, as características da cor do líquido drenado). O balanço hídrico é obtido calculando-se a diferença entre a quantidade de líquido que entrou e a que foi drenada da cavidade abdominal.
- Realizar mudança de decúbito para favorecer a saída do líquido.
- Trocar o equipo e a solução dialisante a cada 48 h.
- Manter o cateter permeável com a solução de heparina para evitar sua obstrução e perda.
- Pesar o paciente diariamente.
- Estar atento para quaisquer sinais de infecção no local da inserção do cateter e de peritonite (dor abdominal, febre, alteração na coloração do líquido de saída do peritônio).

COMPLICAÇÕES

Relacionadas ao cateter:

- translocamento (mudança de posição dentro da cavidade);
- *vazamento de líquido* – decorrente de sutura inadequada do peritônio ao redor do cateter;
- *drenagem inadequada* – decorrente de posição imprópria do cateter na cavidade ou por obstrução dele por trombos de fibrina;
- perfuração de vísceras e fístula (rara);
- erosão e extrusão de *cuff*.

Relacionadas ao método:

- *infecções* – peritonite, de túnel e do orifício de saída;
- hiperglicemia;
- hipoalbuminemia;
- hipertrigliceridemia;
- hipocalemia.

Hemodiálise

A HD é uma técnica de diálise que consiste em extrair o sangue por um acesso vascular e levá-lo a um rim artificial que funciona como filtro. Esse filtro permite que o excesso de fluidos e toxinas do sangue seja removido mecanicamente.

Para realizar a hemodiálise, são necessários acessos vasculares que servem como um meio para conectar o paciente à máquina de diálise, que tem como função bombear o sangue do paciente e o líquido dialisador por meio do filtro na velocidade habitual de 200 mℓ/min a 350 mℓ/min. O líquido dialisador consiste em uma solução eletrolítica de composição semelhante à do plasma humano. É utilizado com alta concentração de glicose para manter uma alta osmolaridade. O filtro propriamente dito que funcionará como um rim artificial possui uma membrana semipermeável sintética feita de uma mistura de polímeros, com orifícios microscópicos (capilares) pelos quais passa o sangue para a solução dialisante. Todos os filtros contêm dois compartimentos, o de sangue e o de líquido de diálise, que circulam sempre em direções opostas. O sangue passa no interior da membrana semipermeável, e ao seu redor, no compartimento maior, passa a solução dialisante. Fica claro, portanto, que sangue e solução dialisante não se misturam, mas fazem suas trocas por meio de uma membrana semipermeável localizada no capilar.

O acesso vascular pode ser obtido de várias maneiras, como pelo acesso ao sistema venoso central com inserção de cateter de duplo lúmen tipo Shilley® e Mallorca®, ou por sistema venoso periférico, por meio de uma fístula arteriovenosa. Em ambientes como UTI, utiliza-se o acesso venoso central com inserção de cateter na região subclávia porque permite utilizar a via de forma imediata para a realização de sessões de HD. É um curto-circuito veia-veia. Uma via é utilizada para conduzir o sangue ao dialisador, e a outra é utilizada para conduzir o sangue da máquina para o paciente.

METODOLOGIA

O sangue do paciente é extraído por um acesso vascular, passa por um dialisador com filtro de duplo compartimento (o sangue passa através dos capilares e o líquido de diálise circula banhando os capilares em sentido contrário) e volta ao paciente. O sangue e o líquido não se misturam; são separados por uma membrana semipermeável. Por processo de osmose inversa, as toxinas, os eletrólitos e o excesso de água são extraídos do sangue para a solução de diálise. O processo mimetiza a fisiologia de um glomérulo renal e néfrons.

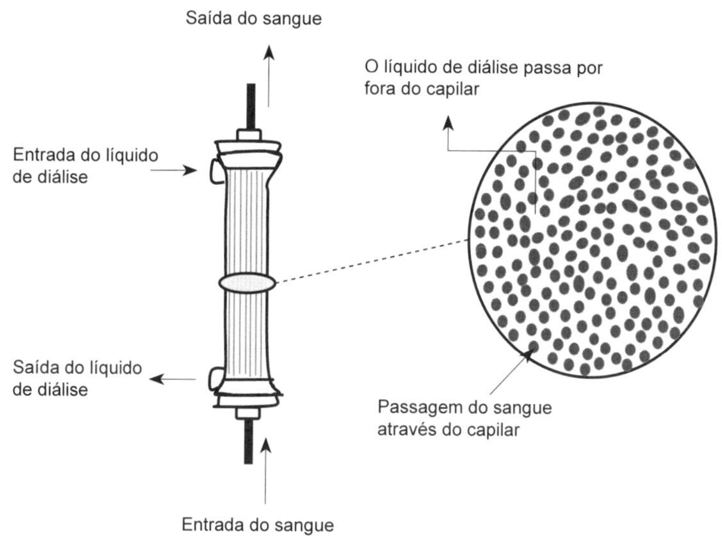

FIG. 8 – FUNCIONAMENTO DO FILTRO DE HEMODIÁLISE.

Durante a sessão, o sangue do paciente passa várias vezes pelo filtro. A prescrição da solução dialisadora, bem como a indicação do tempo e a duração das sessões das diálises, deve ser feita por um médico especializado em nefrologia. Um enfermeiro ou um técnico de enfermagem especializado em diálise executa o procedimento de instalação do método e cuidados durante e após o procedimento. Toda a circulação extracorpórea precisa ser anticoagulada com infusão de solução salina heparinizada contínua, pois a superfície do circuito extracorpóreo é altamente trombogênica. O objetivo é conseguir o máximo de efeito anticoagulante dentro do filtro com poucas repercussões sistêmicas.

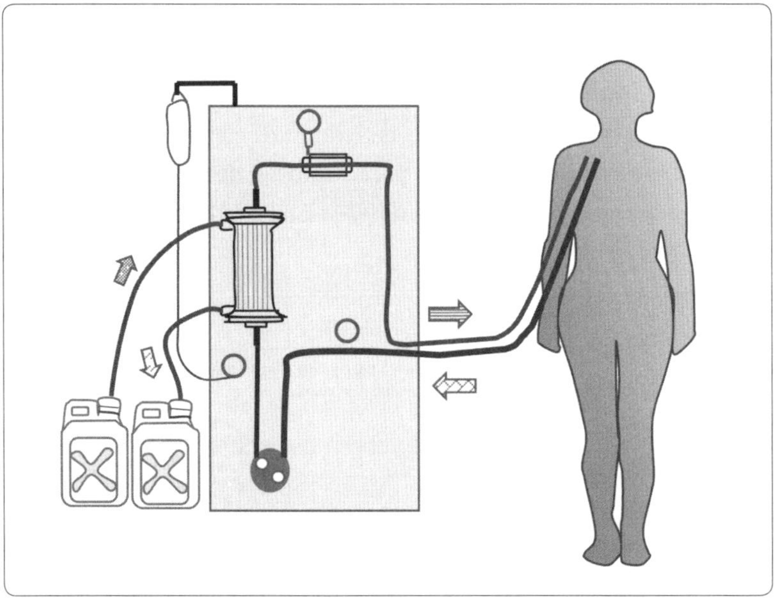

FIG. 9 – PACIENTE EM HEMODIÁLISE.

Os pacientes de UTI que necessitam de técnicas de diálise são geralmente diferentes daqueles com insuficiência renal crônica e que realizam diálise de forma ambulatorial. São pacientes criticamente enfermos, com várias complicações médicas e cirúrgicas, instáveis hemodinamicamente e que apresentam um quadro de insuficiência renal quase sempre aguda ou agudizada, necessitando de tratamento de substituição renal urgente. Dessa forma, o suporte renal deve ser precoce, com capacidade de oferecer um equilíbrio metabólico de fluidos, eletrólitos, ácido-básico e nutricional.

Esses pacientes podem se beneficiar das terapias lentas contínuas. Pertencem ao método hemodialítico contínuo a hemofiltração arteriovenosa contínua, a ultrafiltração contínua lenta e a hemodiafiltração arteriovenosa contínua.

A *hemofiltração arteriovenosa contínua* respeita as regras básicas da hemodiálise clássica, com a diferença de que utiliza um hemofiltro (dialisador) altamente permeável e os solutos são transportados por convecção, por causa do grande volume de ultrafiltração. Como essa perda se dá em grande quantidade, deve-se fazer a reposição durante a hemodiálise com solução balanceada. A hemofiltração depura melhor moléculas maiores; assim, é um método de escolha para pacientes com intoxicação por drogas ou com síndrome de deficiência de múltiplos órgãos e insuficiência renal.

Na *ultrafiltração contínua lenta*, assim como na hemofiltração arteriovenosa contínua, emprega-se um pequeno filtro (hemofiltro) de alta permeabilidade. É um método dialítico que permite a retirada contínua e progressiva de fluidos do paciente sem causar episódios de hipotensão arterial. Apresenta-se como um tratamento ideal para pacientes com instabilidade hemodinâmica, disfunção de múltiplos órgãos e sistemas e síndrome do desconforto respiratório agudo (SDRA). É capaz de eliminar água, eletrólitos e outras moléculas de baixo peso molecular, constituindo-se em um método de escolha para pacientes hipercatabólicos com elevados níveis de ureia. Não se usa líquido de substituição.

Na *hemodiafiltração arteriovenosa contínua* há substituição do hemofiltro por um hemodialisador com alto coeficiente de ultrafiltração (poliacrilonitrila e polissulfona, por exemplo) e é colocada no segmento pós-filtro uma bomba que infunde solutos de hemofiltração como medida de compensação de perdas sofridas através de ultrafiltração.

COMPLICAÇÕES

As complicações podem ocorrer durante ou períodos após as sessões de HD:

- hipotensão ou hipertensão arterial;
- dor precordial;
- sudorese;
- mal-estar;
- câibrãs;
- cefaleia;
- convulsão;
- bacteremia, febre;
- perda de acesso vascular;
- risco de sangramento.

HEMOPERFUSÃO

Há uma outra modalidade de hemodiálise intermitente usada em casos de intoxicações exógenas: a hemoperfusão.

A hemoperfusão difere da hemodiálise convencional ou clássica pelo uso de hemofiltros com carvão ativado, o qual possui efeito de adsorção, ou seja, produz a aderência de moléculas tóxicas na parte interna da membrana para que estas sejam eliminadas do sangue. É muito utilizada em casos de intoxicação exógena aguda. A duração e a programação das sessões são estabelecidas pelo médico e de acordo com o quadro clínico do paciente.

Estimulação cardíaca

Marca-passo cardíaco temporário

A função básica de um marca-passo cardíaco é produzir um estímulo elétrico para impulsionar o coração. Por meio de um eletrodo, gera e conduz impulsos até o endocárdio, substituindo a função do nódulo sinusal. O eletrodo é colocado através de uma veia ao átrio direito, passando pela válvula tricúspide e impactado em cunha no segmento apical do ventrículo direito, causando despolarização elétrica e subsequente contração cardíaca. O impulso elétrico do gerador é registrado no ECG como uma espícula de marca-passo que, ao estimular o ventrículo, gera um QRS alargado.

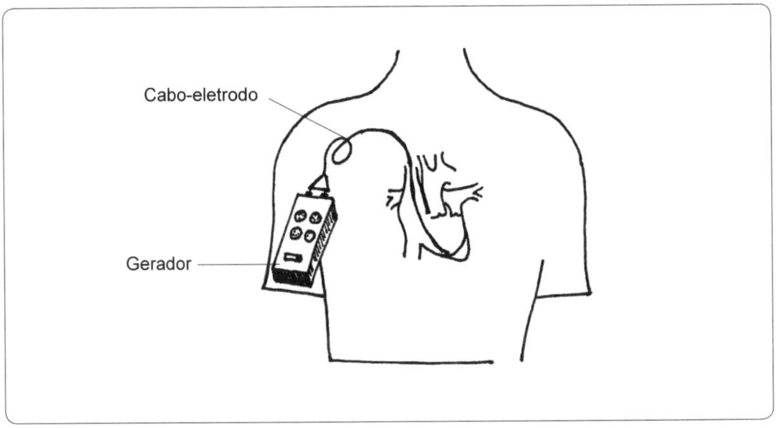

FIG. 10 – POSICIONAMENTO CORRETO DE MARCA-PASSO TEMPORÁRIO NO VENTRÍCULO DIREITO.

Os marca-passos temporários são indicados em casos de emergência ou distúrbios reversíveis do ritmo cardíaco. Em casos de bradicardia, devem-se considerar as manifestações clínicas decorrentes da baixa frequência, a possibilidade de reversão do ritmo cardíaco e o risco de vida que a bradicardia oferece ao paciente.

Existem duas maneiras de estimulação cardíaca temporária:

- *marca-passo transcutâneo* – utilizam-se eletrodos cutâneos aderidos ao tórax e que liberam impulsos para o coração através da pele. É um método não invasivo e de fácil aplicação. O marca-passo transcutâneo funciona como ponte até a colocação de um marca-passo transvenoso em melhores circunstâncias;
- *marca-passo transvenoso* – utilizam-se eletrodos que são introduzidos pela via venosa central e liberam impulsos elétricos diretamente para o coração.

Ambos são indicados em casos de bradicardia extrema e que apresentem sinais e sintomas de hipoperfusão – hipotensão arterial, angina, edema pulmonar, sudorese, palidez, taquipneia, alteração do estado mental, entre outros –, ou até mesmo como medida profilática para pacientes que, embora clinicamente estáveis, possam vir a ficar instáveis ou descompensar nas próximas horas – infarto agudo do miocárdio de parede anterior com bloqueio de ramo alternante, bloqueio de ramo novo ou indeterminado, bloqueio bifascicular; em caso de disfunção do nó sinusal sintomático; em bloqueio atrioventricular (BAV) de 2º grau Mobitz tipo II e de 3º grau.

ASSISTÊNCIA DE ENFERMAGEM PARA MARCA-PASSO TRANSCUTÂNEO

- Realizar a limpeza da pele do tórax com álcool para remover a gordura cutânea. Realizar tricotomia nos pacientes com pilificação aumentada nessa região, preferivelmente com aparelho elétrico.
- Realizar o posicionamento dos eletrodos na parede torácica (anteroposterior, esterno-ápice ou laterolateral).
- Fornecer analgesia ou sedação leve para ajudar a tolerar o desconforto muscular esquelético produzido por estímulo elétrico.

- Ativar o dispositivo com uma frequência inicial de 80 bpm e programar a saída de corrente com 10% a 20% acima do limiar de estimulação.

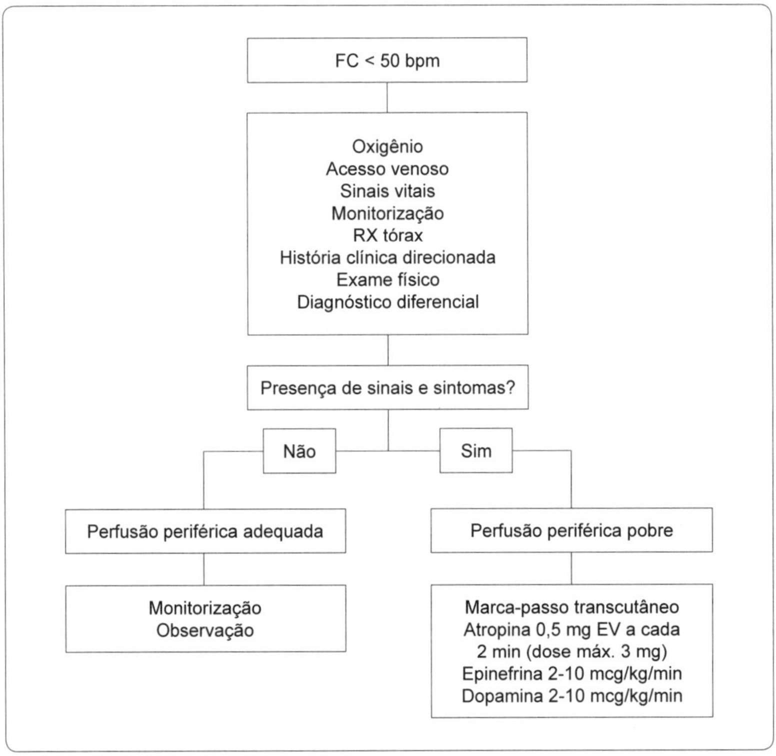

ESQUEMA 2 – ALGORITMO DE BRADICARDIA SINTOMÁTICA.

MARCA-PASSO TRANSVENOSO

As vias de acesso venoso mais comumente utilizadas são:

- veia jugular interna esquerda (é a de eleição);
- veias subclávias;
- veias braquiais ou veias basílicas;
- veias femorais ou safenas.

MATERIAIS NECESSÁRIOS PARA IMPLANTE

- Cabo-eletrodo de marca-passo.
- Introdutor compatível com cabo-eletrodo.

- Fonte geradora de impulsos.
- Conector intermediário entre o gerador e os eletrodos.
- Materiais necessários para a punção venosa central com técnicas assépticas.

ASSISTÊNCIA DE ENFERMAGEM PARA MARCA-PASSO TRANSVENOSO

- Posicionar o paciente de acordo com o sítio de inserção do marca--passo.
- Checar baterias e fonte do marca-passo.
- Assistir ao médico durante o procedimento.
- Posicionar e fixar o gerador do marca-passo em local seguro próximo ao local de entrada do cabo-eletrodo para evitar acidentes.
- Realizar curativo sobre o local de inserção do cabo-eletrodo.
- Manusear com técnica asséptica todo o sistema e não permitir o contato com líquidos ou materiais condutores.
- Manter o paciente em repouso relativo.

Após a passagem do marca-passo e a estabilização do paciente, deve-se realizar uma radiografia de tórax (anteroposterior e lateral) para assegurar o correto posicionamento da ponta do cateter e avaliar a possibilidade de pneumotórax proveniente da punção venosa.

Marca-passo cardíaco definitivo

Um sistema de marca-passo contém fonte geradora de pulsos e uma bateria com duração média de 10 anos a 15 anos, além de circuito eletrônico e eletrodo.

O funcionamento do marca-passo é parecido com o de um circuito elétrico: a bateria fornece eletricidade, que passa pelos eletrodos até estimular o miocárdio, no qual ocorre a captura, ou seja, um batimento cardíaco. A energia volta à bateria pelo mesmo eletrodo e completa o circuito.

Os eletrodos podem ser de tipos diversos:

- endocárdicos, quando se colocam no interior de cavidades cardíacas direitas;
- epicárdicos, quando são fixados no epicárdio;

- atriais ou ventriculares;
- unipolares, quando contêm somente um eletrodo;
- bipolares, quando contêm dois cabos no seu interior.

Código do marca-passo definitivo

Todo marca-passo é identificado pela marca do fabricante e pelo código. Esse código utiliza cinco letras que, conforme sua posição, informam o tipo e a função do aparelho. O código usado atualmente é o estabelecido pelas sociedades norte-americana – a North American Society of Pacing and Electrophysiology (NASPE) – e inglesa – a British Pacing and Electrophysiology Group (BPEG).

- *Posição I (câmara estimulada)* – A: átrio; V: ventrículo; D: ambos; O: nenhuma.
- *Posição II (câmara detectada, ou sensada)* – utiliza as mesmas letras do anterior, e o "O" indica ausência de detecção (sensado).
- *Posição III (modo de resposta ao sensado)* – I: inibido, ou seja, o marca-passo detecta um batimento e inibirá a estimulação seguinte; T: *trigger*, ou seja, indica uma resposta de disparo; D: ambas as funções.
- *Posição IV (programação)* – M: multiprogramável (mais que três parâmetros); R: autorregulação.
- *Posição V* (função antitaquicardia, como nos casos de desfibriladores implantáveis).

Indicações de marca-passo

- *Bloqueio atrioventricular* – presença de sintomas atribuídos a bradicardia produzida por BAV de 3º grau, BAV de 2º grau Mobitz tipo II e, ocasionalmente, BAV de 2º grau Mobitz tipo I.
- Bloqueio bifascicular ou trifascicular quando sintomáticos.
- *Depois de infarto agudo do miocárdio* – neste caso, a indicação de marca-passo definitivo não depende da presença de sintomas; depende da extensão ou do acometimento do sistema de condução. O IAM de parede inferior associado a bradicardia e BAV pode demandar marca-passos temporários, e não necessariamente indicação de um definitivo.

O implante de marca-passo definitivo é feito na sala de hemodinâmica ou no centro cirúrgico, com auxílio de um fluoroscópio para poder guiar eletrodos na posição correta, na ponta do ventrículo direito ou no apêndice auricular direito.

Dependendo do tipo de eletrodo, existem procedimentos distintos.

- *Eletrodos endocárdicos* – o procedimento requer anestesia local. As vias para o implante se dão por dissecção da veia cefálica ou da jugular externa ou punção da veia subclávia. O marca-passo (gerador) é colocado na região anterossuperior do tórax, abaixo da pele.

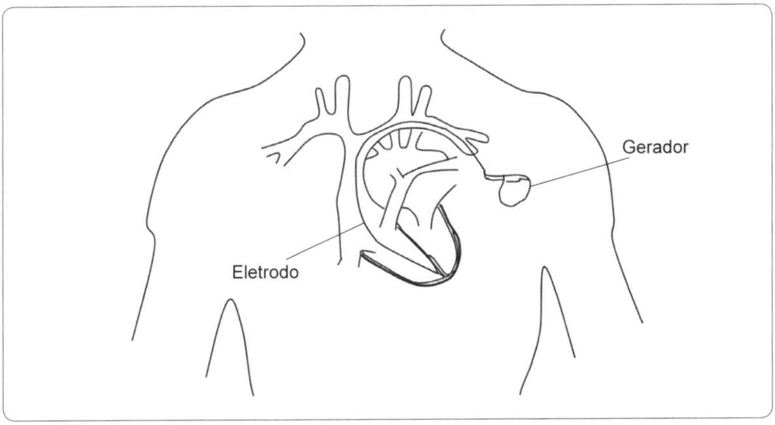

FIG. 11 – IMPLANTE SUBCUTÂNEO DE MARCA-PASSO DEFINITIVO E POSIÇÃO DO ELETRODO NO VENTRÍCULO DIREITO.

- *Eletrodos epicárdicos* – o procedimento exige anestesia geral. É realizado com uma incisão na região subcostal para expor o coração e implantar o eletrodo diretamente no epicárdio. O marca-passo (gerador) é colocado na região superior do abdome, abaixo da pele.

Cuidados periprocedimento:

- monitorização por ECG contínua;
- realização de RX de tórax após a implantação;
- vigilância do local de implante (curativos).

Complicações:

- estimulação diafragmática;
- estimulação do músculo peitoral;
- infecção (endocardite infecciosa);
- trombose venosa (rara);

- síndrome de Twiddler (deslocamento ou fratura do eletrodo quando o marca-passo não é fixado na bolsa subcutânea).

ORIENTAÇÕES AOS PACIENTES COM MARCA-PASSO DEFINITIVO

Os portadores de marca-passo não devem ser submetidos a ressonância magnética, pois o campo magnético pode produzir um dano permanente e irreparável. A exceção fica com os portadores de marca--passo com cobertura de titânio, que podem realizar o procedimento de ressonância magnética sem problemas.

O uso do celular exige alguns cuidados. O aparelho deve ser usado na orelha contralateral ao sítio de implante do marca-passo. Também não se deve colocar o celular em região perto do marca-passo, ou seja, no bolso da camisa, para evitar o risco de o telefone inibir ou reverter o modo de estimulação do marca-passo. Os danos são temporários; quando o celular é retirado, o marca-passo retorna ao seu estado normal.

Nas situações em que um portador de marca-passo definitivo requeira um procedimento de cardioversão elétrica ou de desfibrilação, recomenda-se usar a menor energia efetiva para tratar a arritmia.

É contraindicado o uso de eletrocauterizadores ou de bisturi elétrico em pessoas que tenham marca-passo definitivo.

Cateter na artéria pulmonar

A monitorização hemodinâmica à beira do leito por meio do cateter na artéria pulmonar alterou o prognóstico dos pacientes críticos. O papel da enfermagem com conhecimentos técnicos e científicos é fundamental para a recuperação desses pacientes.

O cateter de Swan-Ganz é um tipo especial de cateter na artéria pulmonar com lúmen múltiplo. É um dispositivo que pode ser utilizado para monitorizações hemodinâmicas e infusão de drogas, conforme o tipo de cateter. Ele fornece informações sobre as pressões das câmaras intracardíacas e débito cardíaco. As informações obtidas por cateter de artéria pulmonar são usadas como guia para ajustes de drogas vasoativas, administração de fluidos ou uso de diuréticos.

No modelo padrão, há dois lumens – o *distal*, que se abre na extremidade do cateter, e o *proximal*, que se localiza a 26 cm da ponta do cateter, no corpo deste.

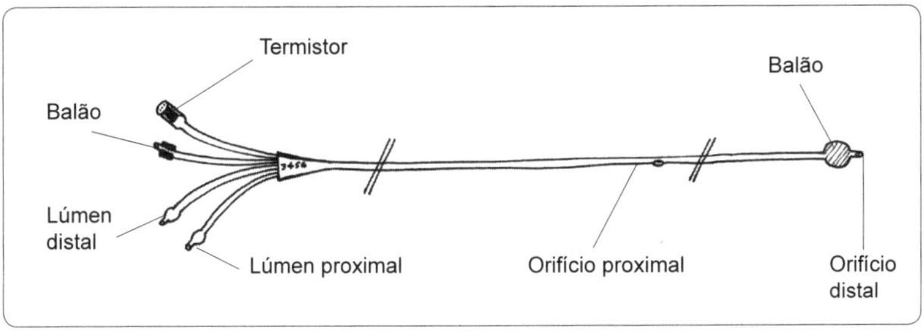

FIG. 12 – CATETER DE SWAN-GANZ.

Via de acesso

A inserção é feita por um introdutor na veia jugular interna, subclávia ou femoral. O cateter de Swan-Ganz é passado através de uma veia até o átrio direito e, guiado pelo fluxo venoso que converge para o coração, é locado na artéria pulmonar.

A via do *lúmen proximal* está posicionada no átrio direito. Serve para monitorização contínua da pressão do átrio direito e da PVC e injeção de soro para a determinação do débito cardíaco (DC) intermitente. Permite, em caráter emergencial, infusão de drogas por essa via.

A via *distal* é a que se localiza na artéria pulmonar. Serve para a monitorização contínua da pressão da artéria pulmonar (PAP) e verificação da pressão capilar pulmonar (PCP). Não serve para a infusão de soluções. É por essa via que se coleta o sangue para a medida da pressão parcial de oxigênio (PaO_2) do sangue venoso misto. A coleta de sangue por essa via deve ser feita lentamente: de 1,5 mℓ/min a 2 mℓ/min, para evitar o sangue arterializado.

A via *balão*: a medida da PCP é obtida insuflando-se o balão distal até a oclusão de um ramo da artéria pulmonar. O balão é insuflado com uma seringa especial que acompanha o cateter. O balão deve ser mantido desinsuflado. Não se deve trocar a seringa que acompanha o cateter – ou seja, a seringa é especial para essa utilidade. Em geral, uma injeção de 1,5 mℓ de ar é segura para essa medida.

Via *termistor:* localiza-se próximo à extremidade distal, que mede a variação na temperatura do sangue provocada pela infusão de solução gelada pela via proximal. Deve-se evitar dobrar o cabo. Manter conectado ao sensor do monitor.

A infusão de drogas e soluções deve ser realizada por via do *introdutor*.

As vias dos cateteres distal ou proximal devem ser mantidas pérvias pelo sistema de monitorização com lavagem contínua através do soro fisiológico pressurizado a 300 mmHg.

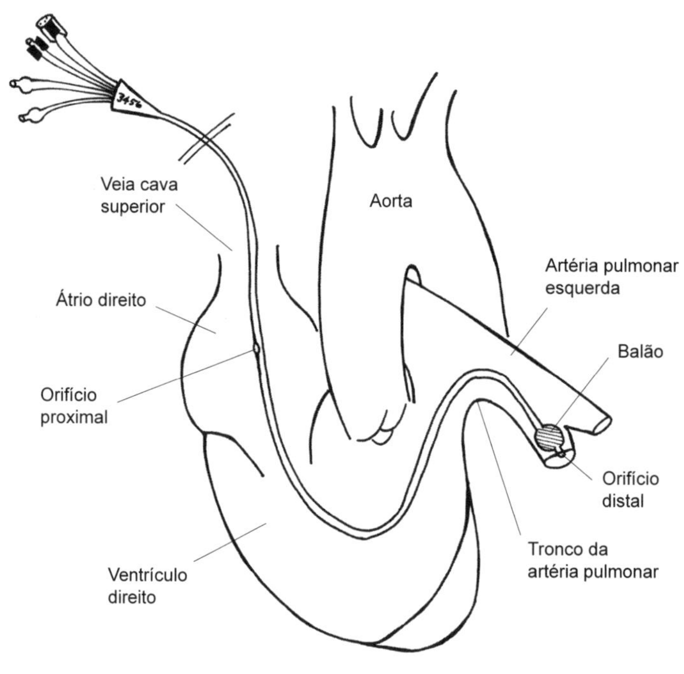

FIG. 13 – POSICIONAMENTO DO CATETER DE SWAN-GANZ.

É um cateter que permite registro de parâmetros hemodinâmicos:

- medida do DC pela técnica de termodiluição;
- PVC;
- PAP;
- PCP;

- resistência vascular sistêmica (RVS);
- resistência vascular pulmonar (RVP).

Indicações

Pacientes hemodinamicamente instáveis ou que possam evoluir com instabilidade hemodinâmica:

- edema pulmonar, cardiogênico ou não cardiogênico;
- sepse;
- síndrome de disfunção de múltiplos órgãos;
- pancreatite aguda.

Materiais necessários

Além dos materiais necessários para inserção de cateter venoso central, providenciar:

- cateter de Swan-Ganz e introdutor compatível com o diâmetro do cateter;
- anestésico tópico;
- seringa de 5 mℓ e agulha;
- sensores para PVC, PAM e DC montados;
- solução fisiológica gelada.

O sistema de monitorização invasiva é montado imediatamente antes da passagem do cateter de artéria pulmonar pela equipe de enfermagem, bem como um acesso venoso periférico para possíveis emergências.

Medida do débito cardíaco pelo método de termodiluição

O débito cardíaco é a quantidade de sangue bombeada pelo coração durante determinado intervalo de tempo. Ele corresponde ao produto da frequência cardíaca (FC) pelo volume sistólico (VS):

$$DC = FC \times VS$$

O método de termodiluição permite a medida do débito cardíaco utilizando um cateter de Swan-Ganz. Uma solução de dextrose ou salina mais fria que o sangue é injetada, através da via proximal do cateter, no átrio direito. O líquido frio mistura-se com o sangue venoso nas câmaras direitas do coração e é conduzido para a artéria pulmonar, passando pelo termistor localizado na extremidade distal do cateter. O termistor avalia a mudança de temperatura sanguínea em determinado tempo e registra uma curva de temperatura por tempo na tela do monitor. A área abaixo dessa curva é inversamente proporcional à taxa do fluxo sanguíneo na artéria pulmonar. Na ausência de comunicação intracardíaca (*shunt*), essa taxa de fluxo é equivalente ao DC.

Medida do DC contínuo

É um método mais recente que permite medir o DC de forma "contínua". O cateter emite ondas de calor a partir de um filamento térmico localizado nas cavidades direitas.

Acrescentam-se 7,5 W de calor intermitente ao sangue, a cada 30 s a 60 s. Um termistor localizado a 4 cm de extremidade mede a alteração da temperatura e assim possibilita o cálculo do débito cardíaco por meio de computador ligado ao circuito.

Assistência de enfermagem

- Obter previamente o TCLE.
- Montar o sistema de transdutor de pressão (PVC, PAM e DC).

No preparo do paciente:

- posicionar o paciente adequadamente;
- instruí-lo quanto ao procedimento para obter a sua colaboração;
- pode ser necessária a sedação se não houver cooperação do paciente;
- proceder à limpeza de pele com clorexidina degermante antes de o médico realizar o procedimento.

No momento do procedimento:

- dar assistência ao médico na paramentação completa (avental, máscara, gorro, luvas) e auxiliar abrindo todo o material com técnicas assépticas;

- ficar atento ao monitor cardíaco, pois arritmias são comuns durante a passagem do cateter.

Após a passagem do cateter:

- conectar todas as vias de pressão e proceder à "zeragem" e calibração do sistema;
- zerar o sistema a cada 4 h ou a cada mudança de posição do paciente;
- manter o sistema pressurizado com – 300 mmHg de pressão – infusão contínua de solução salina heparinizada (500 mℓ/0,5 mℓ);
- certificar-se de que não existem bolhas ou coágulos no sistema;
- proceder ao curativo com solução antisséptica no introdutor – deve-se trocar o curativo a cada 24 h ou sempre que necessário;
- observar diariamente o aspecto da pele no local da punção – caso a pele torne-se eritematosa ou purulenta, deve-se comunicar o médico, pois todo o sistema deverá ser trocado;
- observar que o tempo máximo de permanência do cateter de Swan-Ganz é de 5 dias;
- identificar todas as vias (PVC, PAP, DC);
- manter a solução salina ou de dextrose sempre gelada (para o modo termodiluição);
- manter o balão desinsuflado e insuflar somente no momento de verificar a PCP;
- trocar a solução de heparina a cada 24 h;
- trocar todo o sistema de monitorização a cada 72 h ou em até 96 h.

Nunca retirar o cateter com o balão inflado.

Desfibrilação elétrica

A parada cardíaca é mais frequente em nível pré-hospitalar. O único tratamento que é capaz de reverter uma arritmia do tipo fibrilação ventricular (FV) ou taquicardia ventricular sem pulso (TVSP) é a desfibrilação.

O desfibrilador é um aparelho que transmite uma descarga elétrica ao paciente para reverter uma arritmia cardíaca. O choque despolariza temporariamente um coração que esteja pulsando de forma irregular, permitindo, dessa forma, que uma atividade de contração mais coordenada se reinicie. Um desfibrilador tem a capacidade de armazenar energia, selecionar a carga necessária (voltagem), fazer a conversão de corrente alterna para corrente direta. Possui bateria recarregável, pás para conduzir energia e pode ser manual ou automático.

- *Desfibrilador externo automático (DEA)* – é um aparelho simples com um microprocessador interno que tem a capacidade de fazer análise automática do ritmo cardíaco e avisar ao reanimador para liberar a carga. Pode ser usado por qualquer pessoa da comunidade. São aparelhos de presença obrigatória nos locais de alta aglomeração de pessoas, como nos aeroportos, estádios de futebol, cinemas, etc. São também usados em ambulâncias.
- *Desfibrilador manual* – é de uso hospitalar. O fluxo de energia se faz através das pás aplicadas no peito do paciente com certa pressão, com um meio condutor para diminuir a resistência desde a pele até o coração. As pás devem ser posicionadas no tórax do paciente, uma do lado direito do tórax, ao nível subclavicular com médio clavicular, e a outra no ápice do coração, no espaço correspondente ao quinto espaço intercostal com a linha axilar média do lado esquerdo do tórax.

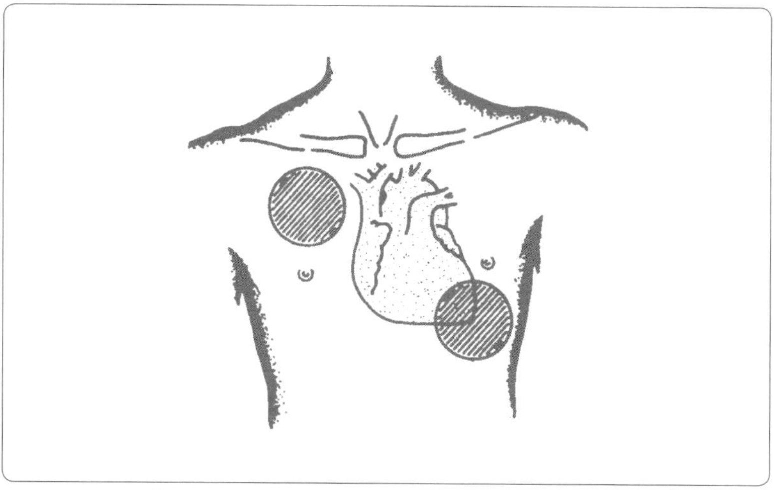

FIG. 14 – POSIÇÃO MAIS UTILIZADA DOS ELETRODOS DE DESFIBRILAÇÃO SOBRE O TÓRAX.

Nunca se deve esquecer de pôr o gel condutor, em quantidade suficiente para que a pele do paciente não seja queimada. Depois de selecionar a carga, deve-se avisar claramente que ninguém deve tocar o paciente. Deve-se revisar, em primeiro lugar, se você não está em contato com o paciente; em segundo lugar, se ninguém está em contato com o paciente; em terceiro lugar, que ninguém ao redor do paciente o esteja tocando. Para realizar a descarga, devem-se apertar simultaneamente os botões de descarga com os dedos polegares nas pás. Após cada descarga, devem-se observar o paciente e o monitor e imediatamente serem reiniciadas as compressões torácicas e as ventilações, com a relação de 30 compressões por minuto para cada 2 ventilações durante 2 min. A seleção do nível de carga de energia para o desfibrilador de onda bifásica normalmente se inicia em 120 J a 200 J. É preciso colocar as pás na posição recomendada e aplicar uma pressão em torno de 12 kg.

Importância da desfibrilação precoce

O ritmo inicial mais frequente de uma parada cardíaca em adultos é a FV e a TVSP, e o único tratamento eficaz é a desfibrilação elétrica precoce. Se a desfibrilação não é realizada precocemente, a chance de sobrevida diminui drasticamente com o passar do tempo: a chance de sucesso reduz-se de 7% a 10% a cada minuto. Portanto, o primeiro passo a seguir frente a um paciente em parada cardiorrespiratória é pedir ajuda e solicitar um desfibrilador.

Energia necessária para desfibrilação

Em adultos recomenda-se o choque de 120 J a 200 J (bifásico) e 360 J (monofásico).

Rapidamente, o reanimador assume as compressões cardíacas e continua as manobras de reanimação cardiopulmonar, com 100 compressões torácicas por minuto e 1 ventilação a cada 6 s. Passados 2 min de reanimação, devem-se verificar o ritmo cardíaco e o pulso. As descargas subsequentes devem ser feitas com a mesma energia selecionada inicialmente: 120 J a 200 J (bifásico), 360 J (monofásico). Os algoritmos de FV e TVSP serão discutidos posteriormente.

Recomendações importantes

- *Presença de marca-passo* – não colocar as pás do desfibrilador perto do gerador do marca-passo, pois uma desfibrilação direta pode causar problemas no funcionamento do marca-passo.
- *Estruturas ósseas* – não aplicar eletrodos sobre estruturas ósseas.
- Nunca se esquecer de colocar o gel condutor.
- *Tamanho do eletrodo* – os eletrodos devem ter a dimensão adequada para uma programação ideal de energia. Os diâmetros dos eletrodos para desfibrilação externa são de:
  - 10 cm a 13 cm para adultos;
  - 8 cm para crianças maiores;
  - 4,4 cm para crianças menores e lactentes.

Assistência de enfermagem

- Preparar as pás com quantidade suficiente de gel condutor.
- Enxugar o suor do tórax do paciente para que não haja dispersão de energia pela superfície.
- Ligar o desfibrilador.
- Selecionar o nível de energia.
- Carregar o capacitor.
- Antes da desfibrilação, certificar-se de que todas as pessoas que estão perto não estejam em contato com o paciente nem com a cama. Se estiver sendo realizada ventilação com bolsa-valva-máscara ou tubo endotraqueal, será preciso afastar e soltar a bolsa. Não será necessário desconectar a bolsa do tubo endotraqueal se este estiver bem preso.

Cardioversão elétrica

É o método que utiliza choques elétricos na parede torácica para interromper ritmos cardíacos anormais. O modo sincronizado requer a conexão dos eletrodos de ECG do paciente ao desfibrilador, de modo que o choque seja liberado sobre a onda R. Esse modo de sincronização evita que o choque seja deflagrado durante o período vulnerável de repolarização cardíaca (onda T) causando fibrilação ventricular. A cardioversão sincronizada deve ser feita quando o paciente se apresenta relativamente instável.

Contraindicações

A cardioversão elétrica é contraindicada em casos de:

- intoxicação digitálica;
- doença do nódulo sinusal;
- bloqueio atrioventricular.

Assistência de enfermagem

- Explicar o procedimento ao paciente, que deve assinar o TCLE caso o procedimento não seja de emergência.
- Preparar oxigênio e unidade bolsa-valva-máscara.
- Realizar punção venosa.
- Proceder à sedação do paciente, conforme prescrição médica.
- Descobrir o tórax do paciente e ligar o desfibrilador.
- Colocar os eletrodos no paciente (branco à direita, preto e vermelho à esquerda) e assegurar-se de obter um bom traçado eletrocardiográfico no monitor.
- Acionar o modo sincronizado.
- Selecionar o nível de energia solicitado pelo médico.
- Colocar gel condutor nas pás.
- Providenciar para que todos se afastem do leito do paciente. A pessoa que vai realizar o procedimento deve falar em voz alta: "UM" (se retirar); "DOIS" (todos se retiram); "TRÊS" (disparo).
- Após a aplicação do choque, se a taquicardia persistir serão necessários mais choques. Existem aparelhos que retornam ao modo não sincronizado. Portanto, após cada choque, é imprescindível checar o modo sincronizado do aparelho.

TABELA 1 – DIFERENÇAS ENTRE DESFIBRILAÇÃO E CARDIOVERSÃO.

	CARDIOVERSÃO	DESFIBRILAÇÃO
Indicação	Taquiarritmias instáveis ou estáveis que não respondam a antiarrítmicos	Arritmias do tipo FV ou TVSP (parada cardíaca)
Sedação	Necessita de sedação para o procedimento	Não há necessidade de sedação, pois o paciente está em parada cardíaca
Conexão com ECG	É obrigatório ter um ECG conectado ao paciente, sem interferência para que o aparelho identifique a onda R	Não requer ECG conectado ao paciente
Modo do aparelho	Manter em modo sincronizado (o aparelho sempre estará no modo assincrônico)	Modo assincrônico
Dose de descarga	120 a 200 J (bifásico) e 200 J (monofásico)	120 a 200 J (bifásico) e 360 J (monofásico)
Quantidade de descargas	Pode dar até 4 descargas contínuas	Após cada descarga, deve-se voltar às manobras de RCP por 2 min

Ventilação mecânica

A ventilação mecânica refere-se a qualquer método de respiração que utilize um aparelho mecânico para aumentar ou satisfazer por completo as necessidades de fluxo aéreo do paciente.

A ventilação de pressão positiva pode ser fornecida por bolsa de ressuscitação autoinflável, máscara facial (por curtos períodos de tempo), ventiladores de pressão positiva convencionais, com frequências de até 60 respirações por minuto, e, em casos extremos, pelo tubo endotraqueal.

A enfermagem tem papel fundamental no cuidado de pacientes em UTI, pois os pacientes submetidos a ventilação mecânica ficam vulneráveis a várias alterações fisiológicas e o conhecimento sobre o significado de alguns parâmetros ventilatórios ajuda para que a assistência ventilatória seja efetiva e com menor risco.

Indicações

A ventilação mecânica é indicada quando a ventilação espontânea do paciente não se mostra adequada para lhe manter a vida ou quando existe a necessidade de controlá-la para evitar o colapso iminente de outras funções fisiológicas até que se recupere e readquira condições de respirar espontaneamente de forma eficaz.

Modos de ventilação artificial

- *Ventilação assistida* – é aquela em que o paciente dispara o aparelho para iniciar cada inspiração, determinando, portanto, a frequência respiratória. Mas existe um número preestabelecido de respiração que é liberado se a frequência respiratória espontânea cair para menos do nível predeterminado.
- *Ventilação controlada* – é aquela deflagrada pelo próprio aparelho a cada nova inspiração, segundo uma frequência respiratória fixa e predeterminada. A ventilação controlada é utilizada quando o paciente não apresenta respiração espontânea ou quando há necessidade de sedação e curarização para se obterem parâmetros gasométricos aceitáveis. Esse tipo de ventilação pode ter volume corrente preestabelecido (controlado por volume) ou pressão respiratória preestabelecida (controlada por pressão).
- *Ventilação mandatória intermitente (IMV, sigla de intermittent mandatory ventilation)* – predetermina-se uma frequência mandatória, mas os pacientes têm liberdade para respirar espontaneamente entre as respirações ajustadas no ventilador. As ventilações mandatórias podem ser sincronizadas com os esforços espontâneos do paciente (SIMV, sigla de *synchronized intermittent mandatory ventilation*), a fim de evitar que ocorram ventilações mandatórias durante uma respiração espontânea.

Tipos de ventiladores mecânicos

- *Ciclados a volume* – a inspiração cessa quando o aparelho termina de injetar o volume de ar prefixado e a expiração também é passiva.
- *Ciclados a pressão* – a fase inspiratória termina quando o nível de pressão escolhido é atingido no sistema aparelho–paciente. Nesse momento, o aparelho deixa de injetar a mistura gasosa e o paciente expira passivamente. Esses aparelhos tendem a cair em desuso.

Esses ventiladores mecânicos são bastante competentes e satisfatórios, permitindo constante controle visual dos parâmetros respiratórios (volume corrente, frequência respiratória, concentração de O_2 no ar inspirado). Contam também com mecanismos automáticos de suspiros, pressão positiva ao fim da expiração (PEEP, de *positive end-expiratory pressure*) e ventilação mandatória intermitente, bem como com alarmes de alta e baixa pressão, de falta de O_2, de falta de energia elétrica e de desconexões acidentais. Possuem, além disso, um sistema de umidificação do ar inspirado, requisito indispensável para que não sejam provocadas lesões em vias aéreas e solidificação de secreções.

Parâmetros controlados na ventilação mecânica

Inicialmente, devem-se seguir estas variáveis:

- *Volume corrente (VC)* – em um indivíduo normal e em repouso, o VC é de cerca de 6 mℓ/kg a 10 mℓ/kg de peso ideal.
- *Frequência respiratória (FR)* – na ventilação mecânica, utiliza-se uma frequência de 10 respirações a 12 respirações por minuto.
- Onda de fluxo quadrada ou em rampa descendente.
- *Fração inspirada de oxigênio (FiO_2)* – suficiente para manter a $SatO_2$ igual ou superior a 90%.
- Umidificação do ar inspirado.
- *Fluxo inspiratório* – normalmente estabelecido entre 40 L/min e 80 L/min.
- *Relação inspiração–expiração* – na ventilação mecânica, essa proporção é de 1:2, 1:3, 1:4.
- *PEEP* – 5 cmH_2O (fisiológico).

Modos especiais de ventilação

As necessidades dos pacientes que requerem assistência ventilatória têm originado uma variedade de modos especiais de ventilação para corrigir ou melhorar problemas e condições específicas. Entre eles se incluem:

- pressão positiva contínua das vias aéreas (CPAP, de *continuous positive airway pressure*);
- PEEP;
- IMV.

CPAP

Este modo é definido como uma pressão acima da atmosférica, mantida no nível da abertura das vias aéreas através de todo o ciclo respiratório, durante a respiração espontânea. O paciente tem de executar todo o trabalho da respiração sem ajuda, e ele controla tanto a frequência como o volume corrente. Pode ser usado como forma de suporte pós-extubação ou como método auxiliar no processo de desmame da ventilação mecânica invasiva. O sucesso desse modo de ventilação é definido pela melhora do padrão respiratório, da pressão parcial de oxigênio e da saturação de oxigênio ($SatO_2$) após 45 min a 60 min.

PEEP

Muitos dos pacientes com insuficiência respiratória apresentam colapso alveolar, que leva a *shunt* pulmonar (alvéolo não ventilado, porém perfundido). Nesse caso, a hipoxemia é resistente à administração de O_2 em altas concentrações justamente pelo fato de os alvéolos estarem colapsados e de a capacidade residual funcional estar muito diminuída. Uma forma de tratar essa situação seria impedir futuros colapsos e tentar o restabelecimento dos volumes pulmonares. Mantendo-se positiva a pressão expiratória final, impede-se o fechamento precoce das vias aéreas e o pulmão fica com certo grau de insuflação. Assim, o PEEP pode aumentar a oxigenação por manter os alvéolos abertos e diminuir o *shunt*.

IMV

É um modo de ventilação periodicamente controlado, com pressão inspiratória positiva, no qual o paciente respira espontaneamente entre as respirações controladas. Um suprimento constante de uma mistura adequada de ar umidificado e oxigênio está disponível ao paciente, o que lhe permite respirar espontaneamente, sem assistência. O ventilador é regulado para 6 a 8 ventilações obrigatórias por minuto, com um volume de ar corrente preestabelecido.

APARELHAGEM

Quanto à aparelhagem, é fundamental que a enfermagem:

- tenha conhecimento teórico de ventilação artificial;
- tenha conhecimento da qualidade e da versatilidade da aparelhagem e também de seu manuseio e seu funcionamento;
- saiba desmontar e montar corretamente todo o circuito do aparelho;
- saiba o critério a ser adotado na desinfecção após o uso;
- controle corretamente a mistura gasosa;
- comprove o bom funcionamento do ventilador;
- observe a formação de condensação no circuito respiratório e despreze sempre que necessário.
- esteja atenta aos parâmetros do ventilador utilizado ao paciente, como modalidade de ventilação, FiO_2, PEEP, FR, VC e alarmes.

Assistência de enfermagem na ventilação artificial

Com a atuação cada vez mais proeminente dos fisioterapeutas em UTI, houve uma melhora na qualidade de atendimento dos pacientes com ventilação mecânica. A enfermagem deverá ter um conhecimento básico sobre o ventilador e o seu uso para fornecer melhor assistência aos pacientes. Os pacientes submetidos a tratamento com ventilação mecânica invasiva necessitam invariavelmente de uma via aérea artificial (intubação traqueal na maioria das vezes). Alguns cuidados são essenciais na assistência a esse tipo de paciente, para evitar complicações como pneumonia relacionada ao uso de ventilação mecânica:

- mantê-lo semissentado (30° a 45°). A posição supina (0°) predispõe à aspiração e ao desenvolvimento de pneumonia hospitalar;

- realizar aspiração da boca antes da manipulação do *cuff*;
- considerar que a descontaminação orofaríngea com clorexedine reduz e retarda o desenvolvimento de pneumonia hospitalar associado a ventilação mecânica;
- considerar que a via de intubação orotraqueal é preferível à nasotraqueal, pois reduz a incidência de sinusite adquirida no hospital;
- verificar diariamente a fixação e o posicionamento adequado do tubo. A pressão do balonete é outro fato importante e deve ser mantida não inferior a 20 cmH_2O (15 mmHg), para prevenir o excesso de aspiração, e não superior a 30 cmH_2O (23 mmHg), para evitar a isquemia de mucosa traqueal;
- considerar que a troca frequente de circuitos de ventilador não diminui a incidência de pneumonia hospitalar, embora formação de condensado com acúmulo de líquido contaminado por patógenos do próprio paciente pode ser fonte de infecção;
- considerar que a técnica de aspiração de secreções deve obedecer a recomendações básicas, como lavar as mãos antes do procedimento – uma medida simples e fundamental para diminuir a incidência de pneumonia hospitalar e, consequentemente, de morbimortalidade;
- considerar que, quanto à opção do sistema de aspiração fechado de multiuso e o sistema aberto, não há diferença na superioridade de um ou de outro sistema em relação a pneumonia hospitalar;
- considerar que a instilação de solução fisiológica durante o procedimento de aspiração tem sido questionada, uma vez que pode aumentar a chance de infecção;
- evitar a distensão gástrica, para reduzir a incidência de aspiração;
- avaliar constantemente a fixação adequada do tubo. A fixação inadequada pode levar a lesões nas comissuras labiais e na língua ou até a extubação acidental.

Retirada do paciente do ventilador

A retirada de suporte ventilatório mecânico constitui um dos maiores objetivos terapêuticos no tratamento da insuficiência respiratória. Esse procedimento só pode ser considerado se o paciente estiver clínica e hemodinamicamente estável, se o processo subjacente, responsável pela insuficiência respiratória aguda, estiver melhorando e se o paciente apresentar reflexo efetivo de tosse. Preenchidos todos esses requisitos, procuram-se dados fisiológicos que demonstrem adequado funcionamento neuromuscular, boa ventilação e boa oxigenação. O processo de desmame deve ser modificado de acordo com a gravidade do quadro inicial e ser feito progressiva e escalonadamente.

O paciente deve ser capaz de manter o suporte ventilatório mínimo para iniciar o processo de extubação:

- pH maior que 7,35;
- PaO_2 superior a 60 mmHg;
- Pressão parcial de gás carbônico ($PaCO_2$) menor que 45 mmHg;
- FiO_2 igual ou inferior a 40%;
- PEEP de 5 cmH_2O;
- FR menor que 30 respirações por minuto.

Assistência de enfermagem na extubação

- Manter a cabeceira elevada.
- Proceder à aspiração da traqueia.
- Retirar a fixação da cânula; desinsuflar o *cuff*.
- Solicitar ao paciente que inspire lentamente.
- Retirar a cânula delicadamente no momento da inspiração máxima.
- Solicitar ao paciente que tussa, expectore.
- Instalar oxigenoterapia (máscara de oxigênio úmido).

Assistência ventilatória não invasiva

A já citada CPAP, que é um modo de ventilação mecânica não invasiva, tem tido uso crescente em razão da possibilidade de diminuir a necessidade de intubação endotraqueal e suas complicações. Obviamente, a tentativa pode falhar, e a equipe multidisciplinar deve estar preparada para identificar os possíveis insucessos do método e proceder à intubação traqueal.

Os pacientes devem ser orientados e encorajados quanto ao método, a fim de que colaborem para sincronizar a respiração com o ventilador.

INDICAÇÕES

- Doença pulmonar obstrutiva crônica (DPOC) descompensada (PaO_2 menor que 55 mmHg, $PaCO_2$ maior que 50 mmHg, pH menor que 7,35).
- Edema agudo de pulmão (EAP) cardiogênico. A ventilação mecânica não invasiva fornece pressão positiva intratorácica reduzindo a pré e a pós-carga. O apoio pressórico inspiratório reduz o consumo de oxigênio da musculatura respiratória (o consumo de oxigênio pelo músculo respiratório chega a ser 10 vezes maior em condições de estresse).
- Método auxiliar na extubação do paciente de alto risco, como, por exemplo, com DPOC descompensada, insuficiência cardíaca congestiva (ICC) descompensada e doenças pulmonares restritivas.

COMPLICAÇÕES

As principais complicações geradas por esse método são:

- irritações de pele;
- desconforto gerado por má adaptação da máscara sobre a face;
- irritação dos olhos;
- aerofagia;
- hipercapnia,
- ressecamento oral;
- ressecamento nasal;
- distensão abdominal;
- congestão nasal;
- lesões em decorrência da não aceitação/tolerância por parte do paciente.

Traqueostomia

A traqueostomia é um procedimento cirúrgico em que se realiza um pertuito entre a traqueia e o meio externo para fornecer uma via aérea artificial. Sempre que possível, a traqueostomia deve ser um procedimento eletivo e realizado no centro cirúrgico.

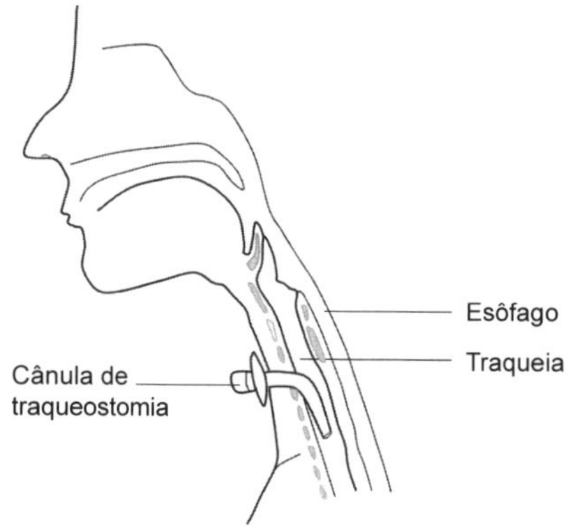

FIG. 15 – CÂNULA DE TRAQUEOSTOMIA POSICIONADA NA TRAQUEIA.

A cricostomia é um procedimento excepcional levado a efeito em situações de emergência. Pode ser realizada em qualquer dependência do hospital. É feita por punção percutânea e dilatação progressiva da membrana cricotiroidea.

Como ocorre em todos os procedimentos invasivos, antes de sua realização é preciso checar se o paciente assinou o TCLE.

Indicações

A traqueostomia é um procedimento indicado em casos de:

- *pacientes com ventilação mecânica prolongada* – o tempo exato em que se deve considerar a traqueostomia ainda é controverso, mas na prática isso ocorre entre 10 dias e 16 dias;
- *aliviar a obstrução das vias aéreas altas* – traumatismos, infecções, corpos estranhos, disfunção da laringe, neoplasias;
- facilitar a limpeza brônquica por aspirações.

Materiais necessários

- Máscara cirúrgica, gorro, avental, luvas, gazes, seringas, agulhas, anestésico local.
- Fios de sutura.
- Material para aspirar secreções.
- Cadarço para fixar a cânula.

- Material de pequena cirurgia.
- Foco de luz adequado.
- Material para antissepsia.
- Cânula de traqueostomia com guia.

Cuidados

A cirurgia deve ser realizada em condições assépticas, com avental e campos cirúrgicos, e observando-se os seguintes cuidados iniciais:

- a cabeceira do leito deve ser elevada a 20°;
- a região cervical anterior deve ficar exposta ao máximo, com o auxílio de um coxim nas costas do paciente, na altura das escápulas.

Ao término da intervenção cirúrgica, realiza-se um curativo com gaze, com o cuidado de fixar a cânula com um cadarço, que deve ficar justo o suficiente em volta do pescoço para impedir o deslocamento da cânula e folgado o bastante para não provocar compressão da região cervical.

É aconselhável que a primeira cânula a ser instalada seja uma plástica, com balonete insuflado, pelos seguintes motivos:

- evita que o paciente aspire secreções de orofaringe, como material de regurgitação;
- evita que o sangue da traqueostomia escorra em volta da cânula para dentro das vias aéreas; para isso, fazer curativo com gaze ao redor do estoma;
- permite a ventilação mecânica, se necessária.

Assistência de enfermagem

- Preparar o material para a realização do procedimento.
- Posicionar o paciente em decúbito dorsal com um coxim sob os ombros.
- Auxiliar o médico na realização do procedimento.
- Ao término do procedimento, fazer curativo com gaze e proceder à fixação em posição adequada.
- Providenciar a radiografia do tórax de controle.

- Aspirar e lavar a cânula com soro fisiológico no mínimo 3 vezes ao dia.
- Trocar o curativo diariamente. A incisão deve ficar sempre limpa e seca; normalmente, não são necessárias soluções antissépticas, exceto quando a ferida cirúrgica estiver infectada.

Aproximadamente no terceiro dia, o pertuito é formado e permite a substituição da cânula de traqueostomia.

Complicações pós-traqueostomia

As complicações pós-operatórias da traqueostomia podem ser precoces ou tardias.

- As precoces estão diretamente relacionadas com a técnica cirúrgica empregada: hemorragia, pneumotórax, pneumomediastino, fístula traqueoesofágica, embolia gasosa e posicionamento inadequado da cânula (raros).
- Entre as complicações tardias, a mais comum é a obstrução da cânula por tampão de muco seguido de traqueobronquite. Podem ainda apresentar hemorragias, fístula traqueoesofágica (rara), traqueomalácia, estenose traqueal e infecções.

Drenagem torácica

A drenagem torácica consiste em introduzir um tubo de calibre adequado no espaço pleural, utilizando como via uma incisão no tórax do paciente.

Introduz-se um dreno no espaço pleural com o intuito de drenar ar (pneumotórax), líquido (efusão), sangue (hemotórax) ou pus (empiema) do espaço pleural rápida e continuamente.

Equipamento

O material principal é constituído de:

- dreno tubular, frasco, tubo de extensão para drenagem e intermediários para os equipos;
- lâmina de bisturi nº 10;

- recipientes com solução antisséptica, luvas estéreis, gazes, campos cirúrgicos estéreis e esparadrapo;
- bandeja de pequena cirurgia;
- anestésico local, seringas de 5 mℓ e 10 mℓ e agulhas nº 21 e nº 25;
- fios de algodão 2.0 com agulha cortante;
- um frasco de 500 mℓ de água destilada estéril.

Posição do paciente

Em princípio, é satisfatório fazer a drenagem de tórax no nível do quinto ou do sexto espaço intercostal, na linha axilar média, para todos os casos. O paciente fica em decúbito dorsal horizontal a 45°. A abordagem lateral pode ser realizada à beira do leito, em pacientes críticos, com segurança e resultados satisfatórios.

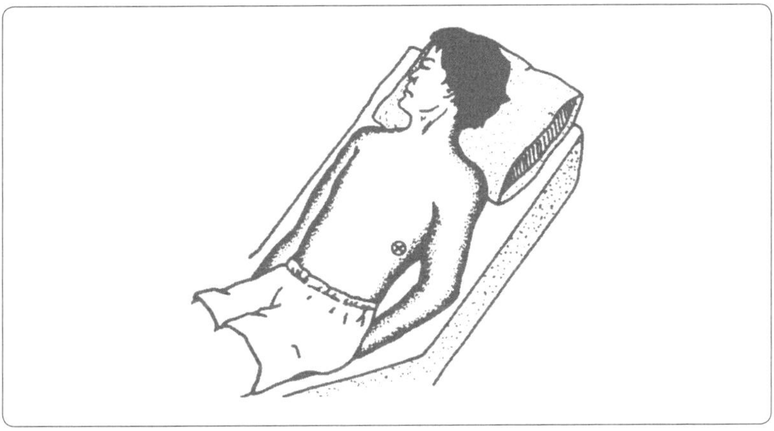

FIG. 16 – POSIÇÃO DO PACIENTE PARA DRENAGEM TORÁCICA.

Procedimento

- Posicionar o paciente conforme a preferência do médico.
- Preparar o sistema de drenagem com água destilada o suficiente para cobrir a ponta da coluna de dreno submersa no frasco de drenagem.
- Fixar adequadamente a sonda de drenagem com o tubo de drenagem para evitar acidentes.

Cuidados com o dreno

O dreno de tórax pode ser conectado a uma válvula de uma saída, a sistemas de frasco com um, dois ou três frascos de drenagem, ou a um sistema descartável. A pressão intrapleural é subatmosférica: aproximadamente de -5 cmH_2O a -10 cmH_2O. Deve-se manter o frasco de drenagem com líquido (água destilada estéril) para que a extremidade distal da extensão do dreno pleural fique mergulhada no mínimo 2 cm abaixo do nível da água. A altura da coluna líquida corresponde aproximadamente à pressão intrapleural. Quando o dreno está adequadamente posicionado na cavidade pleural, a altura da coluna líquida deve flutuar com a respiração. Desejando-se a completa expansão do parênquima pulmonar residual – no caso de fístula brônquica de alto débito ou fluido de drenagem espesso, ou de um pós-operatório de cirurgia torácica –, é recomendável a aplicação de uma aspiração contínua ao frasco de drenagem.

Assistência de enfermagem

- Providenciar RX de tórax após o procedimento.
- Realizar o curativo no local de inserção diariamente.
- Controlar os sinais vitais de 4 h em 4 h nas primeiras 24 h do procedimento.
- Anotar o débito e o aspecto da drenagem diariamente; nos pacientes em pós-operatório imediato, o registro do débito deve ser horário.
- O frasco de drenagem deve ficar abaixo do nível do tórax do paciente para não ocorrer a sucção do líquido do frasco para dentro da cavidade pleural.
- Se o tubo do tórax sair acidentalmente, cobrir imediatamente o sítio de inserção com gaze e faixa elástica.
- Os drenos não devem ser fechados antes da remoção ou do transporte do paciente.

Retirada do dreno

A retirada precoce do dreno é a melhor garantia para evitar a infecção ascendente. Os procedimentos são os seguintes:

- retirar o curativo e cortar os pontos de sutura que mantêm o dreno fixado na pele do tórax;
- remover o dreno na fase término-expiratória;
- fazer o curativo compressivo imediatamente após a retirada do dreno, com compressas de gaze e faixa elástica;
- fixar o curativo com esparadrapo.

Complicações

As complicações possíveis da drenagem de tórax são:

- dor no local do procedimento;
- laceração pulmonar;
- perfuração do diafragma;
- edema pulmonar unilateral.

Sedação e analgesia em UTI

Para muitos, a admissão em uma UTI gera medo, insegurança e ansiedade. Proporcionar sedação e analgesia aos pacientes é um direito e uma necessidade cada vez maior, pois esse procedimento oferece conforto e diminui o medo e a ansiedade, facilitando a cooperação por parte do paciente.

OBSERVAÇÃO

A sedação e a analgesia em UTI são atos primordiais e requerem comprometimento multiprofissional. As medidas incluem apoio psicológico ao paciente, posicionamento correto e adequado do paciente no leito, eliminação de estímulos físicos e mudanças de decúbito constante, além da administração de drogas analgésicas, sedativas e hipnóticas.

Existem vários motivos para que pacientes de UTI apresentem dor e ansiedade:

- o próprio diagnóstico de base que motivou a entrada à unidade, como traumatismos, queimaduras, fraturas, etc.;

- procedimentos invasivos, como punção venosa, punção arterial, sondagem nasogástrica, sondagem vesical, cateter central, cateter arterial, drenos, etc.;
- os próprios cuidados ao paciente, como aspiração traqueal, mudança de decúbito, ventilação mecânica não invasiva, etc.;
- outras lesões adquiridas, como escaras de decúbito, flebites, etc.;
- estímulos sonoros (alarmes) e privação do sono.

A escolha de agentes analgésicos ou sedativos, o grau de sedação (deficiente ou excessiva) e o controle suficiente da dor são fatores que influenciam a recuperação dos pacientes.

A analgesia e a sedação podem ser feitas de várias maneiras, dependendo de fatores como intensidade da dor/ansiedade, condição hemodinâmica do paciente, enfermidade de base e comprometimento hematológico, de cérebro ou de órgãos como rins e fígado. Em cada caso devem-se ter em mente o mecanismo de ação da droga, o início de ação, a duração do efeito, a via de administração, o metabolismo da droga, a via de eliminação, os efeitos colaterais e a interação medicamentosa.

A via de administração intravenosa (IV) ou endovenosa (EV) é a mais utilizada em UTI, também porque é a via que permite administração do medicamento em bolus ou de maneira contínua.

A dor pode ser de natureza sensorial ou emocional, associada ou não à lesão tecidual real. É uma experiência desagradável, subjetiva e infelizmente uma das mais comuns. A intensidade da dor varia não somente de indivíduo para indivíduo mas também em virtude do grau de ansiedade e de acordo com a cultura em que o indivíduo é educado.

A avaliação e a quantificação da dor devem ser realizadas de forma sistemática e contínua.

Existem vários métodos na literatura para avaliar qualitativamente e quantitativamente a dor, como a escala analógico-visual, a escala numérico-visual e a descritiva verbal. Todas são fáceis de serem empregadas e requerem pacientes conscientes e orientados.

A analógico-visual consiste em uma escala de 0 a 10, rotulando-se a extremidade 0 como "sem dor" e a 10 como "pior dor imaginável". Solicita-se ao paciente que quantifique o ponto que corresponda ao nível de intensidade da dor que está sentindo.

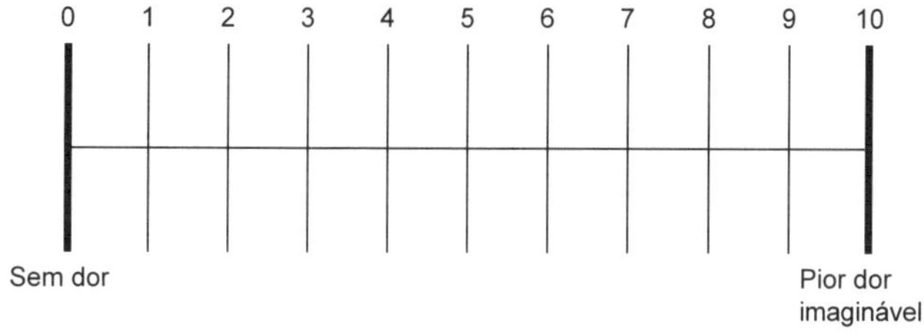

A escala numérico-visual é numerada de 0 a 10; 0 é a ausência de dor, e 10, a pior dor. O paciente seleciona o número que melhor avalia a intensidade de dor que está sentindo.

0	1	2	3	4	5	6	7	8	9	10
Sem dor										Máxima dor

A escala descritiva verbal classifica a intensidade da dor como “ausência de dor”, “dor leve”, “dor moderada” e “dor intensa”.

Existem escalas de dor que incorporam respostas comportamentais (escala BPS, de *behavioral pain score*), como expressão facial, grau de agitação e respostas fisiológicas a estresse/estimulação simpática (para pacientes não comunicativos).

TABELA 2 – ESCALA BPS.

INDICADOR	DESCRIÇÃO	PONTOS
Expressão facial	Relaxada	1
	Parcialmente contraída	2
	Muito contraída	3
	Gestos de dor	4
Movimento dos braços	Sem movimento	1
	Flexão parcial	2
	Flexão completa com flexão dos dedos	3
	Retração permanente	4
Sincronia com ventilação mecânica	Tolera mudança de posição	1
	Tosse, mas tolera a ventilação	2
	Brigando com o ventilador	3
	Impossível ventilar	4

A utilidade de sedação em UTI vai além da redução da ansiedade e da facilitação do sono. Os pacientes com ventilação mecânica se beneficiam da sedação, na medida em que reduz o trabalho ventilatório. Também é indicada no tratamento de distúrbios psiquiátricos ou em problemas relacionados a abstinência de drogas ou álcool, bem como para induzir o coma em pacientes pós-traumatismo cranioencefálico (para reduzir a necessidade metabólica do cérebro).

Nível de sedação

A avaliação do nível de sedação é fundamental no cuidado de pacientes críticos e se baseia fundamentalmente na observação clínica. A dose do sedativo determina o nível de sedação, que vai desde sedação consciente até anestesia geral.

- *Sedação leve* – estado em que o paciente mantém a capacidade de cooperação, com orientação têmporo-espacial mantida e função cardiorrespiratória adequada. Permite ao paciente tolerar melhor um procedimento ou uma situação desagradável.
- *Sedação moderada* – quando existe um estado de depressão das respostas aos comandos, o paciente responde a ordens verbais com ou sem estímulo tátil, ventila espontaneamente e mantém a função cardiovascular.
- *Sedação profunda* – quando o paciente não responde a estímulos verbais, mas responde a estímulos dolorosos. Pode ocorrer depressão respiratória.
- *Anestesia* – estado em que o paciente não responde a estímulos dolorosos. É necessário suporte ventilatório. Pode haver instabilidade hemodinâmica.

Tanto o excesso como a falta de sedação são danosos. Existem escalas/escores para avaliação do grau de sedação/agitação, como a escala de sedação de Ramsay ou a escala de sedação/agitação de Richmond (escala de RASS). No entanto, elas não fornecem medição contínua da profundidade da sedação. A diferenciação entre orientação, *delirium* ou dor não é estabelecida por essas escalas. A medida objetiva de consciência e da função cerebral se consegue pelos métodos eletrofisiológicos – um monitor da profundidade de sedação. Por meio de 2 a 4 eletrodos aderidos ao paciente, um *software* analisa a atividade do paciente e a converte em um valor unitário de consciência. A escala vai de 0 (sem atividade elétrica cerebral) a 100 (totalmente acordado).

TABELA 3 – ESCALA DE SEDAÇÃO/AGITAÇÃO DE RICHMOND (RASS).

AGITADO	
+4	Agressivo, violento
+3	Muito agitado, tenta retirar os tubos e o cateter
+2	*Agitado* – movimentos frequentes e sem propósito, lutando com o ventilador
+1	*Inquieto* – ansioso, mas sem movimentos agressivos
CALMO	
0	Acordado e calmo
SEDADO	
-1	*Sonolento* – mantém > 10 seg acordado (abertura ocular e segue com o olhar) aos comandos verbais
-2	*Sedação superficial* – mantém < 10 seg acordado (abertura ocular e segue com o olhar) aos comandos verbais
-3	*Sedação moderada* – movimento ou abertura ocular aos comandos verbais, sem contato visual
-4	*Sedação profunda* – não responde ao comando verbal, mas abre os olhos ao estímulo físico
-5	Não desperta

O uso da escala de avaliação do tratamento da dor é importante e ajuda na seleção da droga mais adequada ao paciente. De maneira ideal, a maioria dos pacientes deve estar acordada ou ser facilmente despertável: Ramsay 2 a 4, RASS 0 a -2 (sedação superficial).

Agentes sedativos disponíveis

- *Benzodiazepínicos* – é a classe de sedativos mais utilizada em UTI, atuando em todas as fases de sedação: efeito amnésico anterógrado, ansiolítico e hipnótico, além de efeito anticonvulsivante e relaxante muscular. Os principais benzodiazepínicos disponíveis são midazolam e diazepam. O início de ação ocorre em menos de 1 min, e o pico plasmático, em cerca de 5 min. A metabolização é hepática, e a excreção, renal. Apresenta poucos efeitos sobre o sistema cardiovascular. Outra grande vantagem da utilização dos benzodiazepínicos é a existência de antagonista dos receptores diazepínicos – o flumazenil. São bastante recomendados para sedação rápida de pacientes com agitação, mas por períodos curtos. O efeito paradoxal dos benzodiazepínicos é a agitação, o que pode ser explicado como consequência da desorientação e da amnésia provocadas por esse medicamento.

- *Derivados fenólicos (propofol)* – possuem propriedades sedativas hipnóticas profundas, antieméticas e anticonvulsivantes. Apresentam início de ação rápido e são rapidamente distribuídos aos tecidos ricamente vascularizados. Têm meia-vida curta, o que proporciona rápida recuperação dos efeitos clínicos e eletroencefalográficos quando comparados com midazolam. Isso se deve à rápida penetração no sistema nervoso central e à subsequente redistribuição. Não possuem efeito analgésico. Devem ser usados com cautela em idosos, em pacientes instáveis hemodinamicamente ou naqueles com diminuição da fração de ejeção do ventrículo esquerdo (menor que 50%), em decorrência do efeito vasodilatador sistêmico. O uso prolongado de doses altas de propofol pode causar hipotensão, depressão respiratória, hipertrigliceridemia, pancreatite, arritmia, insuficiência renal, rabdomiólise e disfunção hepática. O propofol não contém conservantes ou antimicrobianos, e o veículo permite crescimento de microrganismos, portanto devem-se utilizar técnicas assépticas no preparo da infusão e substituição de todo o sistema de infusão a cada 12 h.
- *Barbitúricos* – têm pouca utilização na UTI atualmente. O tiopental sódico é utilizado na sedação do paciente neurocirúrgico, para proteção cerebral. São contraindicados em pacientes com instabilidade hemodinâmica.
- *Haloperidol* – é um neuroléptico e tem ação bloqueadora pós-sináptica em vias dopaminérgicas centrais. Utilizado como sedativo

e no tratamento de *delirium* do adulto em UTI. Tem início de ação rápido, não produz depressão respiratória ou instabilidade hemodinâmica e não possui efeitos amnésicos.

- *Opioides* – os mais usados em UTI são a morfina e o fentanil. Têm ação potencializadora dos efeitos sedativos, além do efeito analgésico. A via de administração pode ser venosa ou peridural. O cateter peridural deve ser manipulado com técnica asséptica para evitar infecção no sistema nervoso central. Independentemente da via de administração, os opioides podem levar a depressão respiratória, náuseas, vômitos, diminuição da motilidade intestinal, retenção urinária, sedação e prurido. É possível que o paciente desenvolva tolerância a opioide, havendo a necessidade de aumento da dose. Assim como midazolam, os opioides possuem um antagonista – a naloxona. A administração de naloxona deve ser lenta e em pequenas doses, pois, em decorrência da atividade do sistema nervoso simpático, pode produzir instabilidade hemodinâmica, taquicardia, hipertensão e até edema pulmonar.
- *Agonistas α2-adrenérgicos* – a clonidina e a dexmedetomidina são drogas sedativas, ansiolíticas, hipnóticas e analgésicas, alternativas aos benzodiazepínicos. Reduzem a incidência de *delirium* e não produzem depressão respiratória. Oferecem sedação cooperativa, não havendo necessidade de retirar completamente a droga no processo de desmame do ventilador. Seus metabólitos são inativos, e a eliminação é urinária e fecal.

Conseguir o nível de sedação adequado para cada caso é um processo complexo. A escolha de guias, protocolo e algoritmos a serem utilizados varia de acordo com o serviço e o tipo de UTI. Idealmente, deve ser feita de forma individualizada, aumentando-se ou reduzindo-se a dose e o tipo de medicamento conforme a necessidade.

Algumas UTI utilizam o método de interrupção diária da sedação para permitir a avaliação das funções neurológicas e respiratórias do paciente e diminuir o acúmulo da droga, bem como o tempo de ventilação mecânica. Um dos principais objetivos dos cuidados de enfermagem na UTI é oferecer comodidade e humanização ao paciente gravemente enfermo. No processo de interrupção diária de sedação, a enfermagem tem papel fundamental. O conhecimento de farmacologia e das variações farmacocinéticas é parte do sucesso do processo de sedação. O paciente, ao despertar, pode apresentar agitação, com retirada do cateter, autoextubação e instabilidade cardiovascular e respiratória. A vigilância constante e o estabelecimento de um meio de comunicação e avaliação permanente da dor e do nível de sedação são as formas mais eficazes de evitar complicações. A reavaliação diária com reajuste da dose pode levar à diminuição da dose de analgesia e ao desmame precoce de ventilação mecânica.

Atualmente, existem estudos na literatura que mostram a autonomia por parte da enfermagem na titulação de dose de sedativos de acordo com a escala de avaliação de sedação, com o objetivo de implantar qualidade no atendimento aos pacientes.

Delirium na UTI

Delirium, também chamado de estado confusional agudo, é uma alteração neuropsiquiátrica aguda ou subaguda e transitória que afeta a consciência. Nesse quadro, há alteração da atenção e alterações secundárias das funções cognitivas, como percepção, memória, orientação e raciocínio. O controle inadequado da dor pode ser um fator precipitante do *delirium*, bem como o uso indiscriminado de benzodiazepínicos e opioides. É um estado reversível.

Fatores de risco

- Idade avançada.
- Alcoolismo.
- Enfermidades renais e hepáticas.
- Depressão.
- Desnutrição.

O *delirium* é considerado um fator de risco independente para a mortalidade e o aumento de tempo de permanência em UTI. Está relacionado com a deterioração cognitiva a curto, médio e longo prazos e também a maiores chances de infecções hospitalares, além de gerar maiores custos relacionados com a atenção médica.

Existem várias escalas para medir o *delirium*: Confusion Assessment Method (CAM); Confusion Assessment Method in a Intensive Care Unit (CAM-ICU) – escala validada em pacientes com ventilação mecânica –, Intensive Care Delirium Score Checklist (ICDSC).

Na UTI com pacientes em ventilação mecânica a escala CAM-ICU pode ser uma ferramenta adicional, porque avalia os estados de consciência, de atenção e de pensamento por meio de ajudas visuais e perguntas orais que podem ser respondidas por tais pacientes. É muito importante se certificar das deficiências auditivas ou visuais e providenciar elementos de ajuda, como próteses auditivas e óculos, antes de aplicar o método.

A droga de escolha para o tratamento de paciente com *delirium* são os neurolépticos, particularmente o haloperidol, por possuir pouco efeito sedativo, hemodinâmico ou depressor respiratório. O mais importante no tratamento deve ser o controle dos fatores de risco predisponentes próprios do paciente e precipitantes. A enfermagem, nesse contexto, exerce papel fundamental.

Assistência de enfermagem

- Identificar os fatores de risco predisponentes e precipitantes de *delirium*.
- Participar ativamente do processo de análise da necessidade do uso de sedação e analgesia na UTI.
- Participar ativamente do processo de interrupção diária de sedação.
- Reorientar o paciente no tempo e no espaço frequentemente.
- Estabelecer um meio de comunicação verbal ou não verbal com o paciente, bem como orientar os familiares quanto à importância de manter esse tipo de comunicação.
- Estar atento para otimizar as condições sensoriais e de percepção (óculos, próteses auditivas).
- Observar medidas para preservar o sono, como diminuição do ruído (alarmes) e da intensidade da luz.

- Diminuir ao máximo as atividades noturnas, como banho, procedimentos (coleta de materiais, sondagem, etc.) ou outros fatores que interferem no sono do paciente.
- Incentivar atividades cognitivas, como leitura, música e televisão, pois ajudam a diminuir a ansiedade.
- Incentivar e promover a atividade física de acordo com a condição clínica do paciente. O ato de se sentar em uma poltrona, bem como atividades passivas e ativas, por exemplo, pode contribuir para a prevenção de *delirium* e previne o aparecimento de outras complicações, como respiratórias ou de escaras.

Desequilíbrio dos líquidos e eletrólitos 3

O estudo da assistência de enfermagem ao paciente com desequilíbrio dos líquidos e eletrólitos requer inicialmente uma abordagem mais pormenorizada dos elementos envolvidos e dos fatores desencadeantes do distúrbio. Os líquidos corporais contêm grande variedade de substâncias neles dissolvidas, como sais, ácidos, bases, proteínas, gorduras, glicose, ureia, creatinina e gases. A manutenção dessa composição e a distribuição desses líquidos são tão essenciais à vida quanto o oxigênio.

Distribuição dos líquidos e eletrólitos

Os líquidos do organismo são, em geral, distribuídos em dois compartimentos básicos: dentro e fora das células. Os encontrados dentro das células são os *líquidos intracelulares* e representam entre 40% e 50% do peso corporal. Os encontrados fora das células são os *líquidos extracelulares* e têm dois componentes: o *líquido intersticial*, que permanece nos espaços intercelulares e compõe cerca de 15% do total do peso corporal do adulto, e o *líquido intravascular*, contido nos vasos sanguíneos e linfáticos e que perfaz cerca de 5% do peso corporal do adulto.

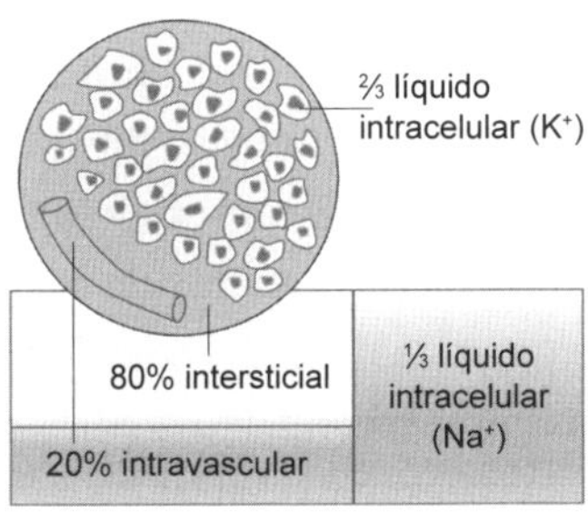

FIG. 17 – DISTRIBUIÇÃO DE LÍQUIDOS DE ACORDO COM O PESO CORPORAL DE UM ADULTO.

A figura mostra que 60% do peso corporal é composto de água e está distribuído nos compartimentos intracelular e extracelular.

Diferenças entre os líquidos extracelular e intracelular

Ambos os espaços contêm quantidade razoável de líquido com nutrientes comuns necessários ao metabolismo, inclusive substâncias como a glicose, os aminoácidos, o colesterol, a concentração de CO_2^- e O_2^-. Já os íons estão distribuídos de modo completamente diferente entre os líquidos intracelular e extracelular. Dois deles têm particular importância: a concentração do íon sódio (Na^+), que é maior no extracelular e muito baixa no intracelular, e a concentração do íon potássio (K^+), que, ao contrário, é maior no intracelular e muito baixa no extracelular.

TABELA 4 – COMPOSIÇÃO ELETROLÍTICA DOS ELEMENTOS.

ÍONS	EXTRACELULAR	INTRACELULAR
Na^+	142 mEq/L	10 mEq/L
K^+	5 mEq/L	141 mEq/L
Cl^-	103 mEq/L	4 mEq/L
Ca^{++}	5 mEq/L	< 1 mEq/L
Mg^{++}	3 mEq/L	58 mEq/L

A diferença na concentração entre os líquidos extracelular e intracelular se deve a duas razões: a combustão química, que ocorre em nível *intracelular*, e a osmose, que ocorre em nível *extracelular.*

No nível intracelular, algumas substâncias químicas que penetram nesse compartimento são utilizadas na combustão química, o que gera produção de novas substâncias, como a ureia e a creatinina. Com o aumento de concentração dessas substâncias, o nível de água intracelular se torna menor em relação ao do meio extracelular, o que propicia a passagem de água proveniente do meio extracelular para o intracelular, a fim de que seja mantido o equilíbrio osmótico.

Os líquidos dentro e fora das células devem se manter em constante equilíbrio com a rápida passagem de água através da membrana plasmática, pelo processo chamado osmose. No homem, em condições normais de equilíbrio osmótico, a pressão osmótica do compartimento intracelular e a do extracelular são iguais e têm um valor médio de 310 mOsm/L.

Para a manutenção da homeostase, existem fatores que mantêm a pressão osmótica e o volume extracelular dentro de limites fisiológicos. São eles: hormônio antidiurético (em relação à pressão osmótica) e aldosterona (em relação ao volume extracelular).

- *Hormônio antidiurético* – secretado na hipófise, atua no nível dos túbulos renais. Regula a pressão osmótica extracelular (intravascular) e aumenta a reabsorção de água dos túbulos renais para a circulação sanguínea, ou seja, produz a retenção de água. Quando a pressão osmótica do líquido extracelular se torna maior que a do intracelular, há estímulo para a liberação desse hormônio e consequente retenção de água para a circulação sanguínea (intravascular), com o objetivo de manter o volume extracelular dentro dos níveis fisiológicos.
- *Aldosterona* – é secretada na suprarrenal e atua sobre os rins, estimulando a reabsorção de água e sódio e a eliminação de potássio.

Todos esses mecanismos de homeostase intra e extracelular podem ser esclarecidos com o item a seguir, o metabolismo da água.

Metabolismo da água

A água não permanece estagnada no interior desses compartimentos, já que eles vivem em um regime harmonioso, tentando se equilibrar mutuamente, carregando consigo solutos importantes para o metabolismo. Não fosse por isso, as células retirariam todos os nutrientes dos líquidos da vizinhança até não restar mais nada, e os excrementos celulares, por sua vez, aumentariam até levá-las à morte. Dois mecanismos encarregam-se da mistura contínua e do movimento do líquido extracelular em todo o corpo:

- circulação do sangue;
- fenômenos de difusão.

O sangue capta oxigênio nos pulmões e nutrientes no intestino através do sistema arterial e, a partir daí, transporta-os para outros órgãos. Ao passar pelos tecidos, capta CO_2^- e excreções celulares, por meio do sistema venoso, e os transporta para os pulmões e rins para serem removidos do corpo. Dessa forma, estabelece-se um equilíbrio entre a entrada e a saída de líquidos e excreções celulares.

Balanço hídrico

Balanço hídrico consiste no controle de líquidos administrados ao paciente e eliminados por diferentes vias, em um balanço nas 24 h.

É um procedimento multidisciplinar que tem como objetivo avaliar o estado hidroeletrolítico e ácido-básico dos pacientes. Todos os pacientes internados na UTI devem ter o balanço hídrico relacionado. A atuação de enfermagem, nesse contexto, é fundamental. O registro de todos os líquidos eliminados pelas diferentes vias, como diurese, vômitos, drenos, hemorragias, fezes, além de perdas insensíveis, como pelo suor e pela respiração, deve ser feito rigorosamente. O registro de todos os líquidos administrados pelas diferentes vias – oral, endovenosa, sondagem nasogástrica, etc. – também deve ser realizado.

O cálculo se faz de maneira simples, subtraindo-se toda a quantidade de líquidos eliminados da soma de líquidos administrados. Esse cálculo deve ser realizado por período.

BH = líquidos administrados - líquidos eliminados

A tabela 5 mostra como o balanço hídrico pode ser esquematizado.

TABELA 5 – ESQUEMATIZAÇÃO DO BALANÇO HÍDRICO.

INGESTA		PERDA	
Água ingerida	1.500 mℓ	Urina	1.500-2.000 mℓ
Água nos alimentos	1.000 mℓ	Perda insensível:	
Água de oxidação	300 mℓ	pele	300-600 mℓ
		pulmões	200-400 mℓ
		fezes	100 mℓ
TOTAL	2.800 mℓ	TOTAL	2.800 mℓ

Um adulto saudável elimina, entre urina, respiração, suor e fezes, aproximadamente 2.800 ml de líquidos por dia, o que significa que deve ingerir essa mesma quantidade ao dia, incluindo alimentos e qualquer tipo de líquido.

Principais desequilíbrios hidroeletrolíticos

Os desequilíbrios hidroeletrolíticos são geralmente avaliados em função de alterações no compartimento extracelular, por deficiência ou excesso de água e eletrólitos, como sódio, potássio ou hidrogênio. Eles podem ocorrer isoladamente ou associados a uma ou mais patologias.

Alterações no volume de líquido extracelular

DESIDRATAÇÃO OU HIPOVOLEMIA

Trata-se do déficit no volume do líquido no compartimento extracelular.

- *Etiologia* – a carência de água pode resultar de perda anormal ou ingestão insuficiente: vômito, diarreia, febre, fístula, queimaduras e hemorragia.
- *Sintomas* – sede, diminuição do turgor cutâneo, secura de pele e de mucosas, fadiga, perda de peso, hipotermia, hipotensão e diminuição da pressão venosa.
- *Tratamento* – é feita a hidratação, administrando-se soluções eletrolíticas por via oral, por sonda gástrica ou por infusão endovenosa, segundo o grau de desidratação.

OBSERVAÇÃO

Pacientes que apresentam vômito, diarreia, fístulas gástricas e uso prolongado de diuréticos têm perda acentuada de sódio e principalmente de potássio, necessitando de reposição planejada.

A classificação do grau de desidratação é feita de acordo com a perda de peso em:

- *leve ou de 1º grau* – perda ponderal de 5% em 24 h;
- *moderada ou de 2º grau* – perda ponderal de 5% a 10% em 24 h;
- *grave ou de 3º grau* – perda ponderal superior a 10% em 24 h.

HIPERIDRATAÇÃO OU HIPERVOLEMIA

Trata-se do aumento no volume do líquido no compartimento extracelular caracterizado por retenção de água e eletrólitos. Essa síndrome é extremamente rara na vigência de funcionamento normal da hipófise, dos rins e das suprarrenais.

- *Etiologia* – secreção excessiva de hormônio antidiurético ou perda renal da capacidade de excretar água.
- *Sintomas* – edema localizado ou anasarca, ganho agudo de peso, hipertensão arterial, podendo levar o indivíduo a convulsão e coma.
- *Tratamento* – consiste em produzir uma desidratação planejada, com a administração de soluções hipertônicas, de potente ação diurética, como a solução de manitol, e de diuréticos de ação rápida e severa restrição hídrica. Em casos graves, em que o paciente não responde ao tratamento, a diálise peritoneal é uma opção.

Controle hídrico – assistência de enfermagem

Baseia-se na observação e no controle das manifestações clínicas apresentadas para possibilitar a detecção de qualquer alteração que possa se instalar ou agravar o quadro do paciente. Nesse sentido, cabe à enfermagem:

- controlar os sinais vitais;
- controlar a pressão venosa central;
- fazer balanço hídrico;
- verificar o peso;
- observar pele e mucosas;
- observar alterações neuromusculares (irritabilidade, fraqueza muscular, parestesia, apatia, cefaleia, etc.);
- monitorizar a função renal;
- efetuar a monitorização cardíaca.

Hiperpotassemia

O potássio plasmático depende do equilíbrio entre consumo, excreção e distribuição de potássio através das membranas celulares. A concentração de potássio sérica é maior que 5,5 mEq/L.

Causas

- Insuficiência renal crônica.
- Acidose.
- Transfusão de sangue estocado.
- Hemólise.
- Intoxicação por potássio.

Manifestações clínicas

- Arritmias cardíacas, que podem ser fatais.
- Fraqueza muscular.
- Paralisia flácida.

As alterações eletrocardiográficas típicas de hiperpotassemia são ondas T altas, achatamento da onda P, QRS largo e intervalo PR prolongado. O eletrocardiograma é o melhor meio de diagnóstico e controle da hiperpotassemia.

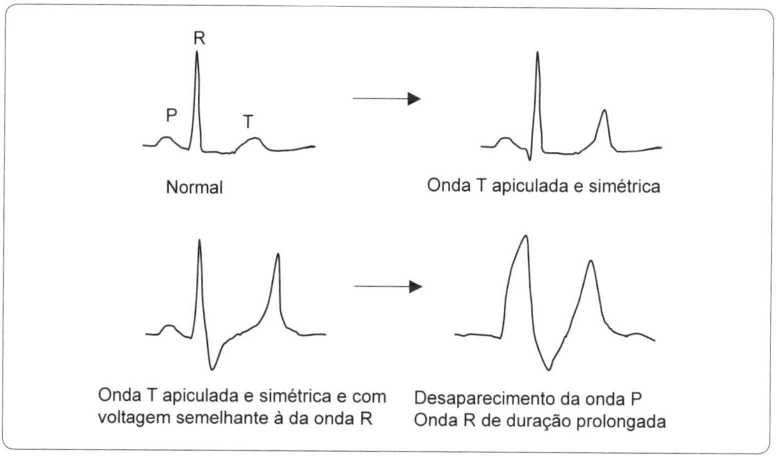

FIG. 18 – ALTERAÇÕES ELETROCARDIOGRÁFICAS DE HIPERPOTASSEMIA.

Tratamento

- Restringir o consumo de potássio.
- Administrar soluções que aumentam a excreção de potássio, estabilizam a membrana celular ou estimulam o deslocamento de potássio para o compartimento intracelular:

- gluconato de cálcio a 10%;
- solução polarizante (glicose + insulina);
- furosemida via endovenosa;
- poliestirenossulfonato de cálcio (Sorcal®) via oral;
- bicarbonato de sódio.

Pode ser necessária a cardioversão (com sincronismo) ou a desfibrilação elétrica nos casos de arritmias cardíacas. Também pode ser necessário tratamento com diálise para eliminar o excesso de potássio.

Hipopotassemia

Quando a concentração de potássio sérica é menor que 3,5 mEq/L.

Causas

- Consumo inadequado.
- Perdas gastrintestinais (vômito, diarreia, fístula).
- Alcalose metabólica.

Manifestações clínicas

- Arritmias cardíacas.
- Alcalose metabólica.
- Constipação intestinal.
- Íleo paralítico.
- Fraqueza muscular.

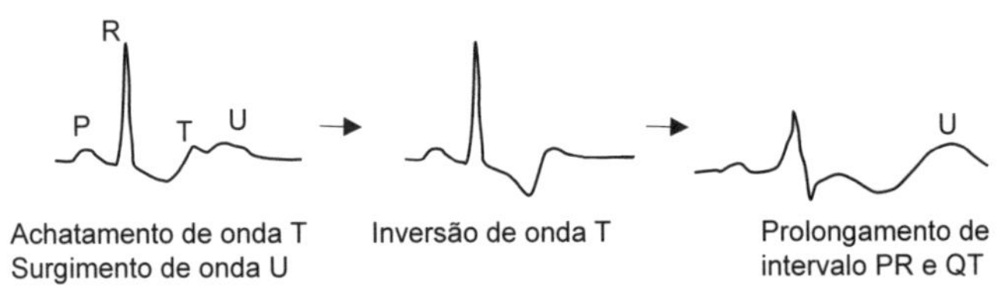

FIG. 19 – ALTERAÇÕES ELETROCARDIOGRÁFICAS DE HIPOPOTASSEMIA.

As alterações eletrocardiográficas da hipopotassemia são achatamento da onda T, depressão do segmento ST, presença de onda U e prolongamento do intervalo PR. Podem ocorrer fibrilação ventricular e taquicardia ventricular. Assim como na hiperpotassemia, o ECG costuma ser o melhor meio de avaliação do potássio intracelular.

Tratamento

- Corrigir a causa de perda de potássio.
- Repor potássio via endovenosa com monitorização eletrocardiográfica.

Equilíbrio ácido-básico

Os níveis de oxigênio e de CO_2^- no sangue e o equilíbrio de pH podem indicar a presença de algumas enfermidades cardíacas, pulmonares ou renais e o estado de outras condições clínicas, como hemorragia, choque, diabetes descompensada e superdosagem de drogas.

O significado do potencial de hidrogênio (pH)

O pH é a expressão de concentração de íons hidrogênio (H^+) no sangue. Fisiologicamente, o valor de pH é considerado normal na faixa entre 7,35 e 7,45, sendo 7,4 o valor ideal, porque propicia o ambiente químico efetivo para o bom funcionamento do organismo. Qualquer pH abaixo de 7,35 indica acidez e apresenta níveis mais altos de CO_2^-, enquanto qualquer pH acima de 7,45 indica alcalinidade e tem o nível de bicarbonato elevado.

Para a manutenção do pH em níveis normais (7,35 a 7,45), o organismo lança mão de vários mecanismos:

- *substâncias "tampões"* – transportam os íons H^+ do lugar de formação até os pulmões e os rins. Os mais importantes são o bicarbonato de sódio ($NaHCO_3^-$), as proteínas plasmáticas e a hemoglobina;
- *mecanismo respiratório* – os pulmões são responsáveis pela eliminação de CO_2^- e, consequentemente, da maior porção de ácido do

organismo. São um importante órgão regulador do meio ácido-básico. O paciente pode fazer a hiper ou a hipoventilação compensatória para tentar manter o equilíbrio ácido-básico. Porém, esse meio de compensação é temporário: dura cerca de 20 min;

- *mecanismo renal* – os rins atuam na compensação de excesso de ácidos e bases, reabsorvendo bicarbonato e removendo os íons H^+ do organismo.

Desequilíbrios ácido-básicos

Os transtornos ácido-básicos, que são decorrentes da concentração anormal de íons H^+ – quanto menor a concentração dos íons de hidrogênio, mais ácido o sangue (pH menor que 7,35); quanto maior a concentração dos íons de hidrogênio no sangue, mais alcalino o sangue (pH maior que 7,45) –, podem ser metabólicos e respiratórios, de origem endógena ou exógena.

Além da anamnese e do exame clínico, alterações fisiológicas referentes aos distúrbios ácido-básicos são definidas pelos dados obtidos por meio da gasometria arterial.

Gasometria arterial

A gasometria arterial é um exame laboratorial. Trata-se do teste laboratorial de maior utilidade no controle de pacientes com distúrbios respiratórios e metabólicos, avaliando a progressão e a gravidade desses transtornos.

O exame consiste na coleta de uma pequena quantidade de sangue arterial (2 ml), analisado em um processador no laboratório clínico. A gasometria analisa o pH, a $PaCO_2$, a PaO_2, o bicarbonato e a porcentagem de saturação da oxiemoglobina. O resultado sai em menos de 10 min, e os dados podem ser determinados com segurança, fornecendo informações rápidas sobre o funcionamento dos pulmões e dos rins.

Estes são os valores normais da gasometria arterial:

- *pH* – de 7,35 a 7,45;

- *$PaCO_2$* – de 35 mmHg a 45 mmHg;
- *PaO_2* – de 80 mmHg a 100 mmHg;
- *$SatO_2$* – de 95% a 98%;
- *HCO_3^-* – de 22 mEq/L a 26 mEq/L;
- *BE* – de -2 mEq/L a +2 mEq/L.

A aplicação desses conhecimentos à situação clínica é importante pelas seguintes razões:

- se houver aumento de HCO_3^- sem um aumento correspondente de CO_2^-, o pH se elevará e o paciente entrará em alcalose metabólica;
- se o HCO_3^- diminuir sem um decréscimo correspondente de CO_2^-, o pH cairá e o paciente entrará em acidose metabólica;
- se o CO_2^- aumentar sem uma ascensão correspondente de HCO_3^-, o pH cairá e o paciente entrará em acidose respiratória;
- se o CO_2^- diminuir sem um decréscimo correspondente de HCO_3^-, o pH subirá e o paciente entrará em alcalose respiratória.

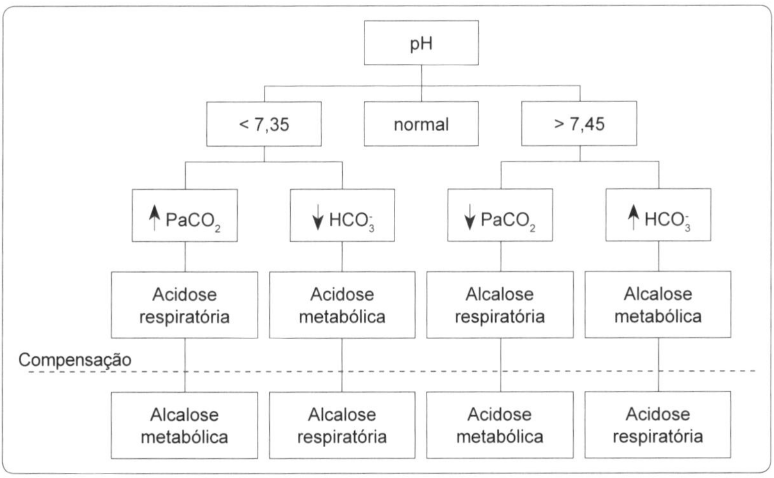

ESQUEMA 3 – INTERPRETAÇÃO ESQUEMÁTICA DA GASOMETRIA ARTERIAL E O MEIO DE COMPENSAÇÃO.

Transtornos respiratórios

Os transtornos respiratórios decorrem da diminuição ou do aumento da eliminação de CO_2^-. A acidose e a alcalose respiratória são, ambas, complicações agudas e potencialmente fatais de doenças respiratórias.

Acidose respiratória

ETIOLOGIA

Qualquer diminuição súbita e severa de ventilação que origine acúmulo de CO_2^- no sangue produz acidose respiratória aguda – decorrente da doença pulmonar, da lesão no SNC ou pela inalação de CO_2^-.

MANIFESTAÇÕES CLÍNICAS

Os pacientes apresentam esforço do tipo expiratório, com dispneia, e ficam severamente doentes, podendo ir da simples desorientação ao coma.

COMPENSAÇÃO

À medida que aumenta a concentração de CO_2^-, aumenta a formação de H_2CO_3, determinando queda acentuada de pH. Na fase de compensação, o organismo lança mão de vários mecanismos: substâncias "tampões" e mecanismos respiratório e renal. Dependendo da rapidez com que o quadro se instala, os rins não dispõem de tempo para prevenir a eliminação do HCO_3^- necessária para o estabelecimento da compensação.

ACHADOS LABORATORIAIS

- *$PaCO_2$* – muito alta.
- *pH* – muito baixo.

TRATAMENTO

- Buscar rapidamente uma causa.
- Colher exames laboratoriais: gasometria arterial, hemograma, eletrólitos, etc.
- Fazer RX de tórax (embora esse seja um procedimento indispensável, muitas vezes não há tempo para tal conduta porque a

gravidade do processo exige a intubação e a colocação do paciente no ventilador).

- Colher a secreção endotraqueal para identificar a presença de germes se houver suspeita de infecção respiratória.
- Repor bicarbonato de sódio, se necessário, conforme prescrição médica.

Alcalose respiratória

ETIOLOGIA

A alcalose respiratória é causada por hiperventilação e manifesta-se por meio de dor, estado de ansiedade, estado hipermetabólico (septicemia por gram-negativo) e falta de oxigênio. Outra causa frequente de hiperventilação é o uso indevido de ventiladores.

MANIFESTAÇÕES CLÍNICAS

Dependendo do grau de alcalinização do sangue, ocorrem manifestações clínicas como tontura, fotofobia, sudorese, palpitações, parestesia e tremores.

COMPENSAÇÃO

Normalmente, não há tempo suficiente para uma resposta renal compensada e ocorre uma diminuição dos níveis de CO_2^-, caracterizada por um pH acima do normal e por $PaCO_2$ abaixo de seu valor normal. Quando o mecanismo de compensação consegue atuar, ocorre a acidose metabólica, compensando a alcalose respiratória.

ACHADOS LABORATORIAIS

- *$PaCO_2$* – baixa.
- *pH* – elevado.

TRATAMENTO

O tratamento desse tipo de alteração é mais difícil. Podem-se tomar medidas para lentificar a respiração por meios adequados, como analgesia, administração de agentes sedativos, aumento da concentração de oxigênio, diminuição da frequência ou do volume em que opera o ventilador, e esperar a reação do organismo para a compensação.

Transtornos metabólicos

Os transtornos metabólicos decorrem da produção ou da perda de ácido ou bicarbonato no compartimento extracelular.

Acidose metabólica

Enquanto a acidose respiratória está relacionada com o aumento do HCO_3^-, a acidose metabólica vincula-se à perda de HCO_3^- ou à adição de H^+.

ETIOLOGIA

- Insuficiência renal aguda.
- Diabetes mellitus não controlada.
- Diarreia grave, fístula no intestino delgado.
- Hipoperfusão tecidual: sepse, insuficiência cardíaca, hipovolemia.
- Necrose tecidual (por exemplo, nos músculos).

MANIFESTAÇÕES CLÍNICAS

A acidose leve pode apresentar apenas aumento de frequência respiratória. Já a grave produz respiração profunda, sonolência, pulso filiforme, hipotensão arterial e arritmia.

COMPENSAÇÃO

O mecanismo de compensação do qual o organismo lança mão leva ao quadro de alcalose respiratória.

ACHADOS LABORATORIAIS

- $PaCO_2$ – diminuída.
- pH – diminuído.
- HCO_3^- – diminuído.

TRATAMENTO

O tratamento visa identificar e controlar a causa primária da acidose e efetuar um bom manuseio do ventilador para manter uma $PaCO_2$ em torno de 30 mmHg e repor devidamente o bicarbonato de sódio e o potássio. Uma $PaCO_2$ abaixo de 20 mmHg diminui o fluxo sanguíneo cerebral em um terço, piorando severamente uma isquemia cerebral preexistente.

Alcalose metabólica

O aumento na concentração de HCO_3^-, pH e $PaCO_2$ caracteriza o quadro de alcalose metabólica.

ETIOLOGIA

- Uso crônico de diuréticos.
- Vômitos ou sucção nasogástrica.
- Excesso de ingestão de álcalis (bicarbonato de sódio).
- Hipovolemia.
- Uso de esteroides, laxantes.

MANIFESTAÇÕES CLÍNICAS

- Diminuição da frequência respiratória.
- Turgor de pele diminuído.
- Hipotensão arterial.
- Distensão abdominal.
- Arritmia ventricular.

COMPENSAÇÃO

Diante de uma alcalose metabólica, o organismo lança mão de mecanismos compensatórios, sendo o principal a hipoventilação pulmonar como tentativa de aumentar a $PaCO_2$ e de reter ácidos.

ACHADOS LABORATORIAIS

- *pH* – aumentado.
- HCO_3^- – aumentado.
- $PaCO_2$ – aumentada.
- K^+ – diminuído.

TRATAMENTO

O tratamento deste distúrbio é muito difícil porque os mecanismos não são facilmente corrigíveis. Reposição das perdas de líquido (soro fisiológico a 0,9%) e de potássio. Como os pacientes apresentam déficit de volume, este deve ser reposto em grande quantidade – em geral, isso é suficiente para restaurar o equilíbrio ácido-básico.

Parada cardiorrespiratória (PCR) e reanimação cardiopulmonar (RCP)

4

Parada cardiorrespiratória

A parada cardiorrespiratória (PCR), conhecida popularmente como parada cardíaca, é a interrupção súbita e inesperada da circulação sistêmica e da respiração. As condições mais comuns que levam a um estado de parada cardíaca são a fibrilação ventricular (FV), a taquicardia ventricular sem pulso (TVSP), o infarto agudo e outras patologias cardiovasculares.

Causas mais comuns de parada cardíaca

As principais causas de uma PCR são a síndrome coronariana aguda (SCA), a arritmia, a hipóxia e a hipovolemia. E os principais ritmos que levam a uma PCR são a FV e a TVSP (prevalência de 80% a 85% das ocorrências), seguidos de assistolia e atividade elétrica sem pulso (AESP). Foi elaborada uma regra mnemônica para facilitar o aprendizado das principais causas de uma parada cardiorrespiratória (tabela 6).

TABELA 6 – REGRA MNEMÔNICA DAS CAUSAS MAIS COMUNS DE PARADA CARDÍACA (5H E 5T).

5H	5T
Hipovolemia	Tamponamento cardíaco
Hipóxia	Tensão (pneumotórax)
Hipotermia	Trombose coronária (IAM)
Hidrogênio (acidose)	Tromboembolismo pulmonar
Hipo ou hipercalemia (K^+)*	Tóxicos (digital, β-bloqueador, bloqueador de canal cálcio)

* Nas guias atuais da American Heart Association (AHA), a hipo ou a hiperglicemia e o trauma não fazem parte da regra.

As três fases que os pacientes em parada cardíaca apresentam, segundo a nova guia de reanimação da American Heart Association (AHA), são a fase elétrica, a circulatória e a metabólica.

- *1. Fase elétrica* – corresponde aos primeiros 4 min de colapso do paciente. O tratamento mais indicado é a desfibrilação precoce. A sobrevida do paciente diminui de 7% a 10% a cada minuto de parada cardíaca em FV/TVSP. Portanto, a desfibrilação deve ser realizada nos primeiros 4 min a 5 min, preferencialmente em menos de 3 min.
- *2. Fase circulatória* – corresponde ao período entre 4 min e 10 min após o colapso do paciente. Nesta fase, recomenda-se promover a oxigenação do coração e do pulmão por compressão torácica e ventilação.
- *3. Fase metabólica* – esta fase, a terceira, tem início 10 min depois da PCR. A isquemia tecidual é prolongada, e já houve liberação de endotoxinas, fator de necrose tumoral, citocinas e radicais livres.

Reanimação cardiopulmonar

Em quaisquer distúrbios cardiorrespiratórios graves, deve-se manter uma abordagem sistemática de prioridades para que seja feita a reanimação cardiopulmonar.

- *Comprovar o estado de inconsciência* – fazer a distinção entre a pessoa que está dormindo e aquela inconsciente. A avaliação do estado de inconsciência é feita por três contatos: visual, físico e verbal. Se o paciente não responder, não respirar e não tiver pulso, considere que está em parada cardíaca.
- Pedir ajuda (ativar o código azul) e solicitar um desfibrilador.
- Iniciar o processo de reanimação enquanto espera por ajuda.

As guias da AHA de 2010 para uma RCP recomendam mudar a sequência anteriormente adotada, a ABC (de *airway* ou via aérea, *breathing* ou ventilação e *circulation* ou circulação), para CAB, ou seja, circulação, via aérea e ventilação. A desfibrilação vem em seguida, formando-se, então, o processo de CABD.

Processo de CABD

- *C: circulação* – o objetivo é assegurar o suporte circulatório por meio de compressões torácicas. Durante uma parada cardíaca, há uma diminuição intensa no fluxo sanguíneo; assim, o suporte circulatório por meio das compressões torácicas é indicado nessa fase para aumentar o fluxo de sangue, suprindo as necessidades do coração e do cérebro. As manobras ventilatórias têm como objetivo aumentar o oxigênio arterial. Nesta fase inicial, todas as atenções devem estar voltadas para melhorar o fluxo sanguíneo, para depois aumentar a oxigenação sanguínea. Por essa razão, preconiza-se realizar primeiro as compressões torácicas nos primeiros minutos de reanimação na parada cardíaca por FV/TVSP. Em primeiro lugar, constate a presença ou a ausência de pulso carotídeo (na borda anterior do músculo esternocleidomastoideo). Essa manobra deve ser realizada em menos de 10 s. Se o pulso estiver presente e a pessoa se encontrar respirando, apresentar reflexo de tosse e se mover, deve-se posicioná-la em decúbito lateral.

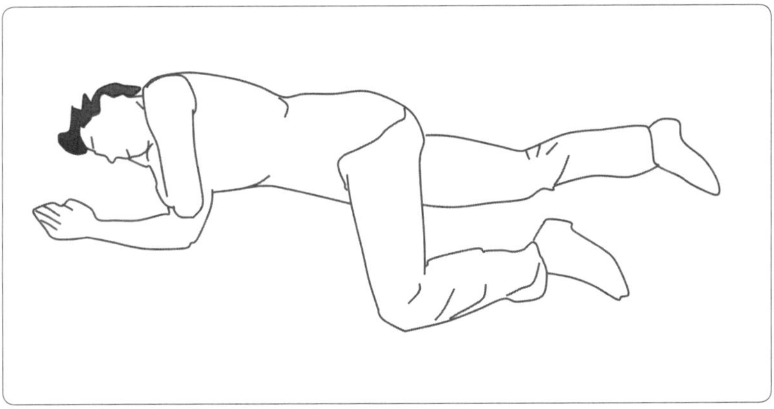

FIG. 20 – PACIENTE EM DECÚBITO LATERAL.

Se o pulso estiver ausente e o paciente estiver sem atividade elétrica cardíaca, deve ser iniciada imediatamente a compressão torácica.

A compressão torácica consiste na aplicação rítmica e seriada de pressão sobre a metade inferior do esterno:

- posicionar-se ao lado do paciente, ao nível mamilar;

- com os braços estendidos e as mãos apoiadas na metade inferior do esterno, uma sobre a outra, a mão direita vai comprimindo a esquerda contra o tórax, utilizando-se somente a parte tenar e hipotenar da mão esquerda com pressão no esterno de 5 cm, no mínimo;
- utilizar todo o peso do corpo, mantendo cotovelos retos e ombros perpendiculares ao tórax do paciente;
- a compressão deve ser regular, rítmica, seguida imediatamente de relaxamento de igual duração, aliviando-se totalmente a pressão, sem a retirada das mãos;
- realizar 100 compressões por minuto (30 compressões a cada 18 s a 20 s). Alternar as 30 compressões com 2 ventilações (30:2) durante 5 ciclos ou 2 min sem parar e sem avaliar o pulso. Após 5 ciclos de compressão torácica e ventilação, reavaliar a presença de pulso e de respiração espontânea, repetindo o procedimento a cada 2 min;
- não demorar mais de 5 s para reiniciar um novo ciclo de compressão e ventilação.

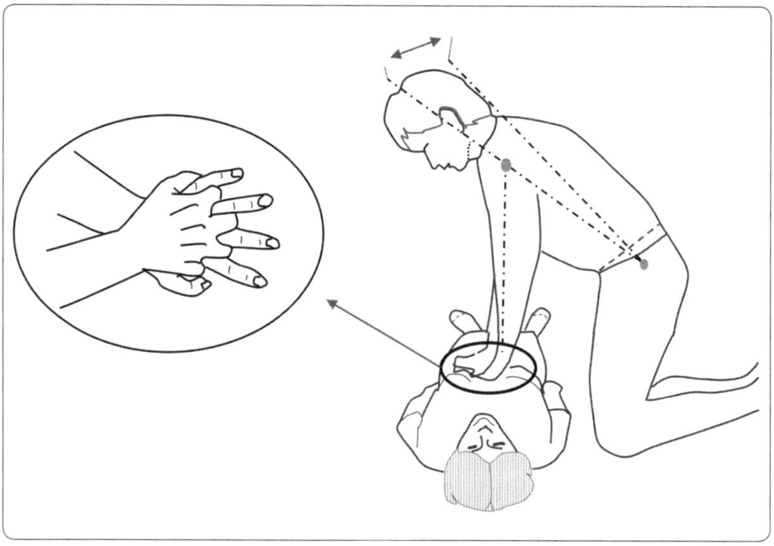

FIG. 21 – METODOLOGIA PARA A REALIZAÇÃO DE COMPRESSÕES CARDÍACAS.

- *A: via aérea* – em paciente em parada cardíaca, a língua obstrui as vias aéreas na porção superior porque a cabeça fica fletida para a frente e a mandíbula se desloca para trás. A manobra para desobstruir a via aérea consiste em estender o pescoço e levantar a mandíbula. A manobra de dorsoflexão da cabeça eleva o piso da boca e impede a obstrução aérea pela base da língua. Em pacientes com suspeita de fratura na coluna cervical deve-se levantar apenas a mandíbula inferior.

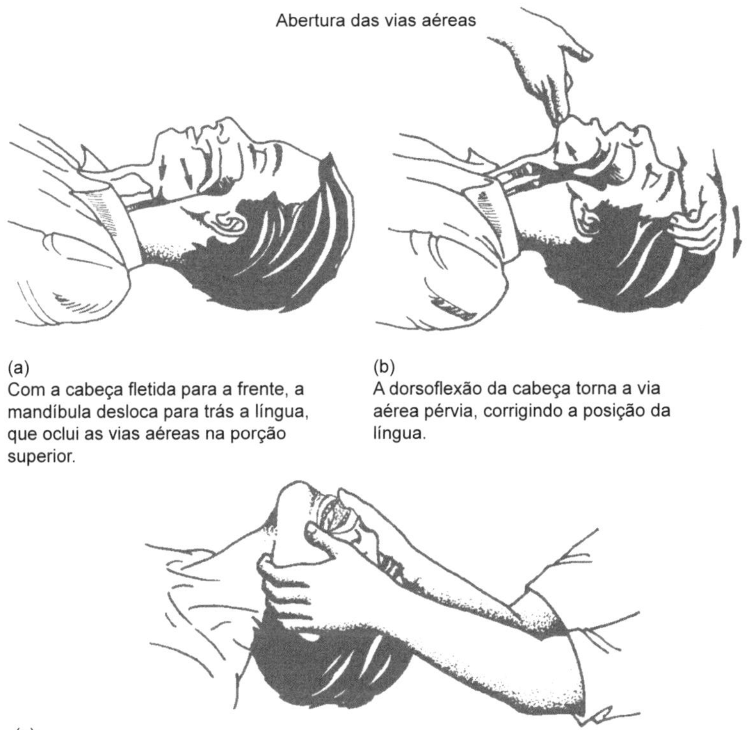

(a)
Com a cabeça fletida para a frente, a mandíbula desloca para trás a língua, que oclui as vias aéreas na porção superior.

(b)
A dorsoflexão da cabeça torna a via aérea pérvia, corrigindo a posição da língua.

(c)
Variante – manobra da mandíbula: observar a colocação dos dedos nos ramos, atrás dos ângulos da mandíbula, deslocando-a para a frente, com a cabeça dorsofletida. Os polegares retraem o lábio inferior. O socorrista deve ficar colocado atrás do polo cefálico da vítima.

FIG. 22 – ABERTURA DE VIAS AÉREAS NA REANIMAÇÃO CARDIOPULMONAR.

- *B: ventilação* – na ausência de movimentos ventilatórios, devem-se realizar duas ventilações com aparelho de ventilação autoinflável de compressão manual para abrir a via aérea. Nesse caso, o ideal é haver dois socorristas: um para fixar a máscara adequadamente na face do paciente, mantendo a cabeça em extensão, e um para realizar as ventilações.

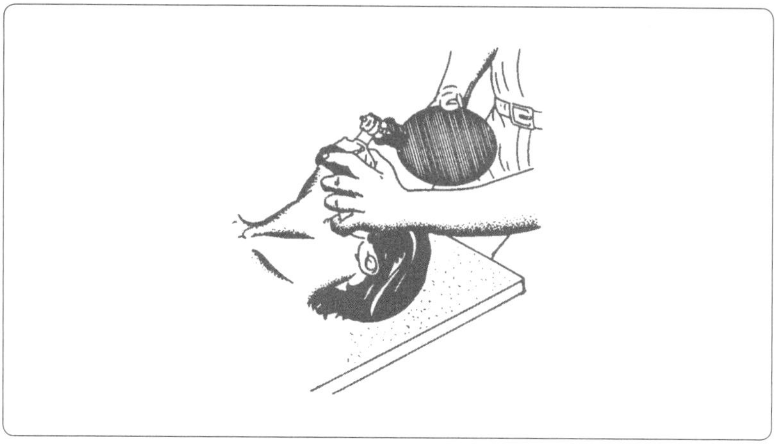

FIG. 23 – POSICIONAMENTO CORRETO DO APARELHO DE VENTILAÇÃO AUTOINFLÁVEL DE COMPRESSÃO MANUAL.

- *D: desfibrilação* – o objetivo é corrigir a arritmia que ocasionou a parada cardíaca (FV/TVSP). Supõe-se que nesta fase já haja um desfibrilador ao alcance das mãos. Deve ser realizada desfibrilação com 200 J/s em bifásico ou 360 J/s em desfibrilador monofásico. Esse procedimento não deve demorar mais que 5 s.

Algoritmos dos principais ritmos de parada cardiorrespiratória

- *Fibrilação ventricular* – a FV é o ritmo em que várias áreas dentro dos ventrículos (ver, no capítulo 5, os aspectos anatômicos e fisiológicos do coração) mostram variações na despolarização e na repolarização. No ECG o traçado se mostra assimétrico, bizarro e de amplitude variável.

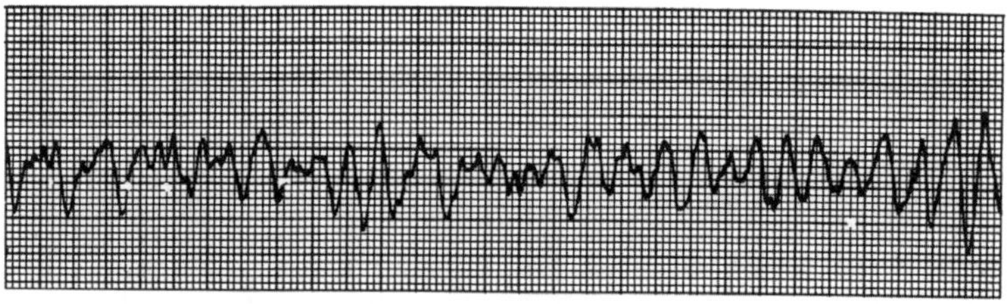

FIG. 24 – FIBRILAÇÃO VENTRICULAR.

- *Taquicardia ventricular sem pulso* – a TVSP caracteriza-se por três ou mais extrassístoles ventriculares sequenciais em uma frequência superior a 120 bpm e normalmente não superior a 250 bpm. Deve-se a um foco ectópico ventricular que toma comando do coração. O complexo QRS é alargado e aberrante, mas com morfologia e frequência regulares.

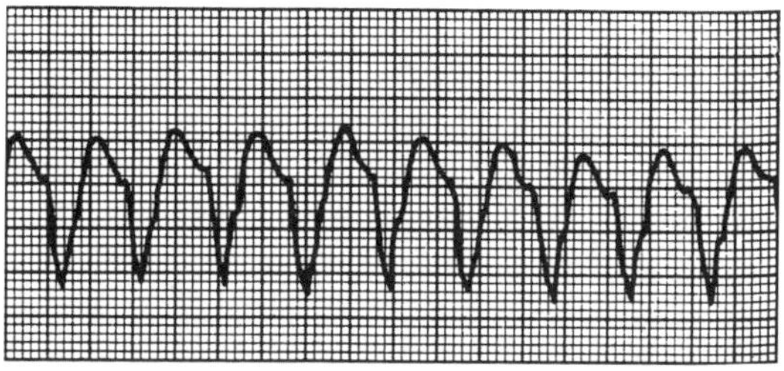

FIG. 25 – TAQUICARDIA VENTRICULAR.

Tanto a FV quanto a TVSP não produzem atividade mecânica suficiente para gerar um pulso, portanto não produzem fluxo sanguíneo. O único método capaz de reverter efetivamente essas arritmias é a desfibrilação precoce. Realizada nos primeiros 5 min após a PCR, é fundamental para a sobrevida dos pacientes. Assume-se que, quando o tempo de PCR for superior a 8 min com esses ritmos, o paciente entrará em assistolia.

Confira a seguir a sequência do algoritmo de cada uma dessas arritmias.

ALGORITMO DE FV/TVSP

Quando a FV/TVSP persiste após a primeira descarga elétrica e um período de 2 min de RCP, deve-se administrar um vasopressor (epinefrina) para aumentar o fluxo sanguíneo miocárdico por via endovenosa ou intraóssea (IO). O pico de ação do efeito vasopressor EV/IO é de 1 min a 2 min; após a administração EV de vasopressor, deve-se aplicar um bolus de 20 cc de soro fisiológico e elevar a extremidade para acelerar a chegada do medicamento ao coração. Se a FV/TVSP for refratária, ou seja, não responder às medidas iniciais (desfibrilação e a primeira dose de terapia vasopressora), deve-se aplicar amiodarona, na dose de 300 mg em bolus via EV ou IO. Se não houver resposta após 2 min mais de RCP e desfibrilação, administra-se a segunda dose de 150 mg de amiodarona via EV ou IO.

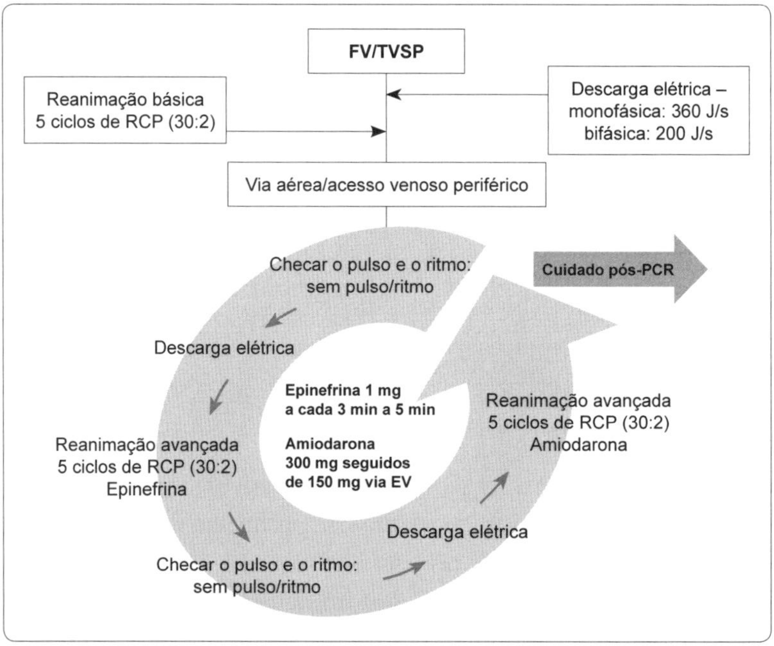

ESQUEMA 4 – ALGORITMO DE FV/TVSP.

É muito importante ter em mente o diagnóstico e o tratamento das causas reversíveis (5H e 5T). Caso o paciente apresente recuperação da circulação, deve-se iniciar o tratamento pós-parada. É de suma importância fazer o diagnóstico precoce de infarto agudo do miocárdio com supra de segmento ST e direcionar para o tratamento imediato. A hipotermia em paciente comatoso está indicada nesta fase.

ALGORITMO DE ATIVIDADE ELÉTRICA SEM PULSO

A AESP se define como ausência de pulso detectável com presença de atividade elétrica. Esse tipo de arritmia está associado a um estado clínico específico que pode ser revertido quando identificado e tratado precocemente. O diagnóstico diferencial deve ser realizado rapidamente, já que frequentemente está relacionado aos estados clínicos reversíveis. O diagnóstico diferencial inclui 5H e 5T. A mais frequente é a hipovolemia.

A droga usada nesse tipo de parada cardíaca é a epinefrina. A presença de complexo QRS alargado geralmente não se associa a hipovolemia e é de pior prognóstico.

ALGORITMO DE ASSISTOLIA

A assistolia ventricular representa uma total ausência de atividade elétrica do coração. É um ritmo de mau prognóstico; é a via final comum de todos os tipos de PCR quando as manobras de RCP são tardias ou não efetivas. A presença de linha isoelétrica (plana) deve estar em mais de uma derivação eletrocardiográfica.

O diagnóstico inicial inclui os 5H e 5T. O tratamento abrange manobras de RCP, intubação orotraqueal e epinefrina. Nas guias atuais, a indicação de marca-passo transcutâneo para tratamento de assistolia é classe III – consenso de que o procedimento não é útil e em alguns casos pode gerar risco (ver anexos). No entanto, a assistolia normalmente é sinônimo de isquemia miocárdica extensa em decorrência do período prolongado de má perfusão coronariana e se traduz mais como uma confirmação de morte do que como um ritmo a ser tratado.

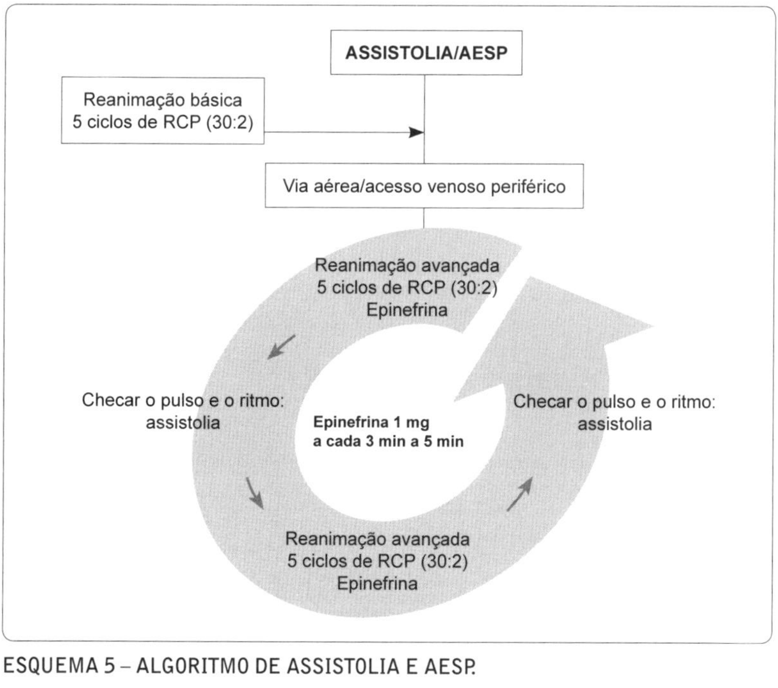

ESQUEMA 5 – ALGORITMO DE ASSISTOLIA E AESP.

Portanto, podemos notar que os únicos ritmos desfibriláveis são FV e TSVP.

O tratamento da AESP e da assistolia é farmacológico (epinefrina) e também consiste em procurar insistentemente o fator desencadeante (5H e 5T).

Suporte avançado de vida

É um processo de revisão e otimização do processo de CABD realizado anteriormente como reanimação básica. A otimização consiste em agregar elementos para apoiar a sobrevida do paciente. Nesta fase, o paciente já retornou à circulação espontânea, mas ainda está inconsciente. O objetivo aqui é melhorar a ventilação e a oxigenação. Para isso, é necessário:

- assegurar a via aérea com intubacão orotraqueal. Administrar oxigênio para manter a saturação de oxigênio maior que 95%;
- Providenciar acesso venoso periférico. A veia antecubital deve ser de eleição. A punção da veia central ou a dissecção venosa são opções secundárias, pois exigem interrupção da compressão cardíaca externa, sendo, portanto, proscritas durante a realização de manobras de ressuscitação;
- monitorizar sinais vitais e realizar eletrocardiograma;
- iniciar o suporte inotrópico (vasopressores);
- complementar o exame físico, obter informação adicional sobre antecedentes pessoais;
- fazer o diagnóstico da causa da PCR.

Atenção e cuidados após a PCR

Os objetivos posteriores de atenção depois de uma parada cardiorrespiratória são:

- manter uma hipotermia controlada, de 32 °C a 34 °C por 12 h a 24 h, o que melhora a sobrevida e a recuperação neurológica. Deve ser considerada para pacientes comatosos pós-PCR. Existem várias metodologias para induzir a hipotermia, e nenhum método mostrou ser ótimo. Aplicação de gelo e mantas térmicas são fáceis e acessíveis;

- otimizar a ventilação mecânica;
- promover a otimização hemodinâmica (PAM igual ou superior a 65 mmHg, saturação venosa mista de oxigênio igual ou superior a 70%);
- *controlar a glicemia* – pacientes pós-PCR desenvolvem hiperglicemia, e existem estudos que sugerem associação de hiperglicemia com aumento da mortalidade e má evolução neurológica. Mas não se indica infusão contínua de insulina para evitar períodos de hipoglicemia iatrogênica severa (menor que 40mg/dL). Idealmente, manter ao redor de 140 mg/dL a 180 mg/dL;
- *identificar e tratar a síndrome coronariana aguda* – a causa mais frequente de uma PCR é o IAM. Por essa razão, é fundamental realizar ECG de 12 derivações e iniciar o protocolo de tratamento e recuperação;
- *fazer a monitorização com EEG* – a lesão neurológica pós-PCR é uma causa comum de morbimortalidade. As convulsões pós-PCR prolongadas e não tratadas levam a deterioração neurológica, por essa razão se deve realizar monitorização com EEG o mais rápido possível.

Mesmo com todo o suporte empregado adequadamente, alguns pacientes têm morte cerebral. Estes devem ser considerados potenciais doadores de órgãos.

Outras recomendações das guias de 2010 e 2015 da AHA

- A vasopressina foi abolida dos algoritmos de atendimento dos pacientes em PCR para simplificar a conduta, visto que não oferecia vantagens significativas em relação à adrenalina.
- *Uso da adrenalina precocemente* – tão logo a droga esteja disponível em pacientes com ritmo não chocável, a adrenalina deve ser administrada.
- *Ventilação com via aérea avançada* – recomenda-se a realização de 10 ventilações por minuto, ou seja, 1 ventilação a cada 6 s aos pacientes com intubação orotraqueal.

- *Uso da capnografia* – recomenda-se tal uso para monitorização da ressuscitação e como avaliação prognóstica com o objetivo de determinar quando parar as manobras de ressuscitação.
- Não se recomenda o uso de atropina em parada cardíaca secundária a assistolia ou AESP. A atropina está indicada em bradicardia sinusal sintomática e instável.
- Pode-se considerar o uso de lidocaína após o retorno da circulação espontânea em caso de PCR em FV/TVSP.
- Deve-se usar com cuidado a morfina em pacientes com IAM sem supra de segmento ST ou em casos de angina instável.
- Uma vez que o paciente volte ao ritmo normal, deve-se realizar o controle de glicemia. Tratar somente se maior que 180 mg/dL (manter na faixa de 90 mg/dL a 140 mg/dL).
- A hipotermia induzida (32 °C a 34 °C) pode ter benefício terapêutico. Essa medida melhora as funções neurológica, hemodinâmica e metabólica e, consequentemente, a sobrevida dos pacientes.
- A amiodarona como antiarrítmico é recomendada depois da desfibrilação e dos vasoconstritores.

Problemas cardiovasculares 5

Aspectos anatômicos e fisiológicos

O coração é um órgão oco constituído de músculo estriado especial e situa-se no centro do tórax, entre os dois pulmões, no espaço denominado mediastino médio, ficando apoiado sobre o diafragma.

Cavidades

O coração possui quatro câmaras distintas, separadas verticalmente por membranas denominadas *septos* e transversalmente por válvulas atrioventriculares.

As duas superiores são denominadas *átrios* (direito e esquerdo), e as duas inferiores são chamadas de *ventrículos* (direito e esquerdo).

Os átrios são câmaras receptoras de sangue. O átrio direito recebe o sangue das veias cavas superior e inferior, e o átrio esquerdo, das quatro vias pulmonares.

Os ventrículos são câmaras propulsoras de sangue proveniente dos átrios para a circulação. O ventrículo direito recebe o sangue do átrio direito e o ejeta para a circulação pulmonar. O ventrículo esquerdo, por sua vez, recebe o sangue do átrio esquerdo e o ejeta para a circulação sistêmica.

O coração pode ser descrito como duas bombas que funcionam separadamente. O sangue chega ao lado direito do coração, ao átrio direito, através das veias cavas superior e inferior, passa pelo ventrículo direito e, através de artérias pulmonares, é conduzido aos pulmões, nos quais é oxigenado e transportado pelas veias pulmonares para o lado esquerdo do coração, ao átrio esquerdo, passando pelo ventrículo esquerdo, do qual é distribuído para todo o organismo através da artéria aorta. O ventrículo esquerdo precisa de maior força de contração para propulsar o sangue para o sistema arterial periférico, o que justifica a maior massa muscular desse ventrículo quando comparada com a do direito. Do lado direito do coração circula sangue venoso, e do lado esquerdo, sangue arterial. Entre as duas bombas podemos identificar duas circulações: a grande circulação (ou circulação sistêmica) e a pequena circulação (ou circulação pulmonar).

Assim, na *pequena circulação* ou *circulação pulmonar,* o sangue chega aos pulmões através das artérias pulmonares e retorna ao coração através das veias pulmonares. É um circuito de baixa resistência e baixa pressão.

Na *grande circulação* ou *circulação sistêmica,* o sangue sai do coração através da aorta e retorna ao coração através das veias cavas. É um circuito de alta resistência e alta pressão.

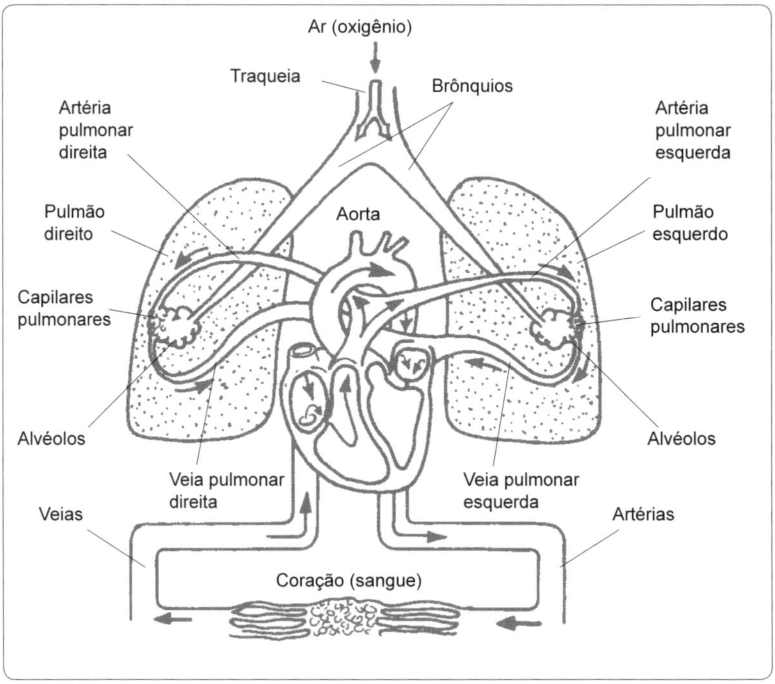

FIG. 26 – AS CIRCULAÇÕES SISTÊMICA E PULMONAR.

O líquido intravascular (volemia) perfaz de 5% a 8% do peso corporal do adulto e encontra-se distribuído ao longo dos territórios venoso, capilar e arterial. Essa distribuição não é uniforme: a maior parte do volume sanguíneo encontra-se no território venoso. Assim, o lado venoso – a grande circulação – tem alta complacência, permitindo coletar grandes volumes de sangue.

Valvas

O coração tem também valvas cardíacas, localizadas no trato de saída e de entrada dos ventrículos e que auxiliam o fluxo do sangue. Assim, da mesma forma como existem quatro câmaras, há quatro valvas cardíacas.

Duas do lado direito:

- *valva tricúspide* – separa o átrio direito do ventrículo direito;
- *valva pulmonar* – situada entre o ventrículo direito e o tronco da artéria pulmonar.

Duas do lado esquerdo:

- *valva mitral* – separa o átrio esquerdo do ventrículo esquerdo;
- *valva aórtica* – situada entre o ventrículo esquerdo e a aorta.

Ação bombeadora

A ação bombeadora do coração é exercida pela contração e pelo relaxamento rítmicos do miocárdio. O ciclo cardíaco consiste em *diástole* (tempo de relaxamento do coração), período que permite a entrada de sangue ao coração, seguido de período de *sístole* (que é o período de contração cardíaca), que produz a propulsão de sangue para todo o sistema arterial periférico. Esses movimentos (sístole e diástole) correspondem a um batimento cardíaco.

O coração adulto apresenta em média de 60 bpm a 80 bpm, e a cada batimento envia cerca de 70 mℓ (volume sistólico) de sangue para cada um dos ventrículos, produzindo, em média, um débito cardíaco de 5 L/min. O débito cardíaco é a quantidade de sangue bombeada por qualquer um dos ventrículos durante determinado período de tempo. O volume sistólico representa a quantidade de sangue ejetado por batimento cardíaco.

$$DC = FC \times VS$$

A frequência cardíaca e o volume de sangue afetam diretamente o débito cardíaco. Como a função do coração é fornecer sangue a todos os tecidos do corpo, seu débito tem de variar de acordo com as mudanças ocorridas nas necessidades metabólicas dos próprios tecidos. Por exemplo, durante um exercício, o débito cardíaco total pode aumentar 4 vezes e alcançar 20 L/min. Normalmente, esse aumento é acompanhado de uma duplicação tanto da frequência cardíaca como do volume de esvaziamento.

Circulação coronária

As artérias que irrigam o próprio coração são chamadas de coronárias. Em geral, são duas:

- artéria coronária esquerda (ACE);
- artéria coronária direita (ACD).

Originam-se na parte ascendente da aorta, em regiões chamadas seios coronários.

ARTÉRIA CORONÁRIA ESQUERDA

Origina-se no seio coronário esquerdo, depois de um trajeto curto de aproximadamente 20 mm a 40 mm, chamado de tronco de coronária esquerda. Divide-se em dois ramos:

- artéria descendente anterior (ADA);
- artéria circunflexa (ACX).

ARTÉRIA CORONÁRIA DIREITA

Origina-se no seio coronário direito e geralmente é única. Seus ramos principais são:

- ramo marginal direito;
- descendente posterior.

Veias do coração

O sistema venoso é responsável pela drenagem venosa do coração, que é feita principalmente através do seio coronário.

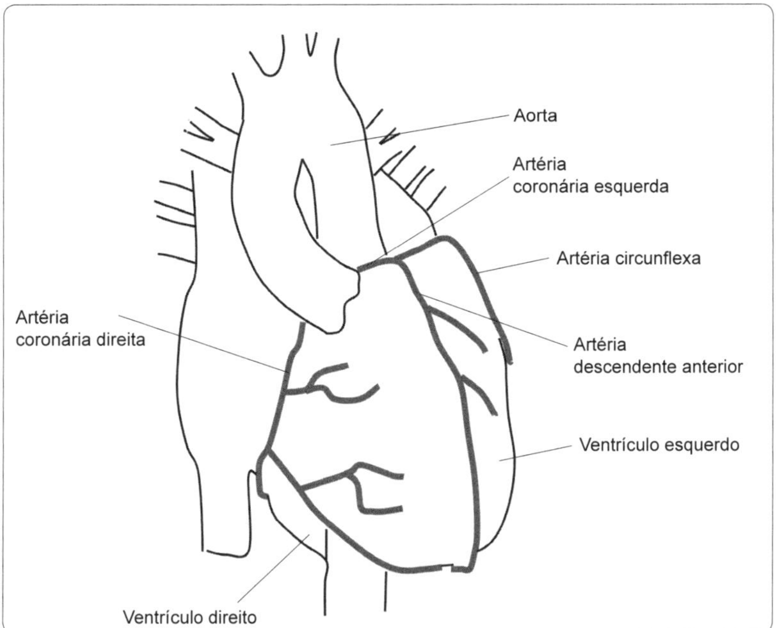

FIG. 27 – ARTÉRIAS CORONÁRIAS.

Sistema de condução

O batimento cardíaco não depende do sistema nervoso, mas de um conjunto de nódulos, feixes, ramos e rede de tecido muscular cardíaco primitivo que origina e conduz os impulsos excitadores da musculatura cardíaca comum: é o *sistema de condução do coração.*

SISTEMA DE CONDUÇÃO ELÉTRICA DO CORAÇÃO

O sistema de condução elétrica do coração compreende o nó sinoatrial, o nó atrioventricular e o feixe de His, com seus ramos direito e esquerdo, e os plexos subendocárdicos de fibras de Purkinje. O impulso cardíaco origina-se no nódulo sinusal, localizado no átrio direito.

O sistema de condução é formado pelo seguinte trajeto a partir do nódulo sinusal: o impulso cardíaco propaga-se pelos feixes intermodais e ativa os átrios, o que é representado pela onda P no ECG. O impulso chega à junção atrioventricular e desacelera neste ponto, com retardo de 70 ms. A função dessa pausa é permitir que os átrios se esvaziem completamente antes da contração ventricular. O impulso então alcança o feixe de His, desce pelos ramos direito e esquerdo e segue pelo sistema de Purkinje para ativar a musculatura ventricular quase que simultaneamente. A contração ventricular no ECG é representada com as ondas QRS.

O nódulo sinusal é considerado o marca-passo do coração, porque, apesar de qualquer outra fibra muscular cardíaca ser capaz de assumir a função de marca-passo, o nódulo sinusal o faz em velocidade maior que outros pontos, o que lhe permite assumir o comando.

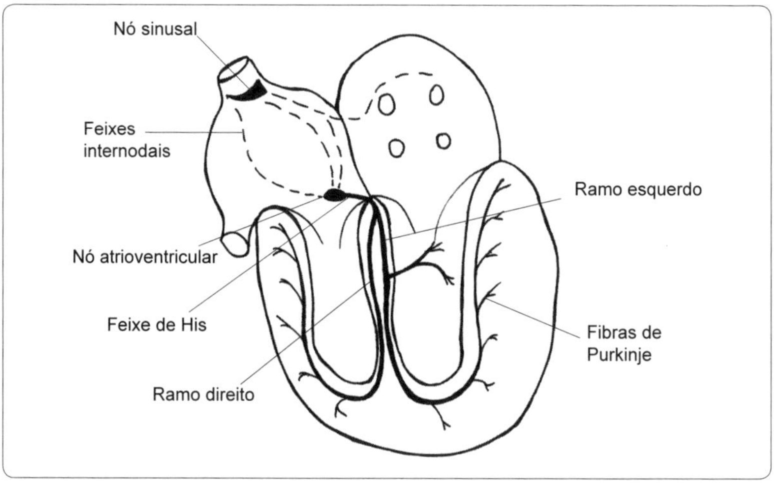

FIG. 28 – SISTEMA ELÉTRICO DO CORAÇÃO.

INFLUÊNCIA DO SISTEMA NERVOSO

O sistema nervoso autônomo exerce influência sobre a regulação da frequência cardíaca. As estimulações vagais diminuem a frequência cardíaca, e a estimulação simpática aumenta a frequência cardíaca.

Eletrocardiograma

O ECG é o registro gráfico da atividade elétrica do coração.

O registro é feito em 12 derivações:

- *6 derivações periféricas* – D1, D2, D3, aVR, aVL, aVF;
- *6 derivações precordiais* – V1, V2, V3, V4, V5, V6.

Posicionamento correto dos eletrodos para a realização de eletrocardiograma

- Derivações periféricas:
  - *RL (de* right leg*)* – perna direita;
  - *LL (de* left leg*)* – perna esquerda;
  - *RA (de* right arm*)* – braço direito;
  - *LA (de* left arm*)* – braço esquerdo.
- Derivações precordiais:
  - *V1* – 4º espaço intercostal junto à borda direita do esterno;
  - *V2* – 4º espaço intercostal junto à borda esquerda do esterno;
  - *V3* – entre V2 e V4;
  - *V4* – 5º espaço intercostal, linha hemiclavicular;
  - *V5* – 5º espaço intercostal, linha axilar anterior;
  - *V6* – 5º espaço intercostal, linha axilar média.

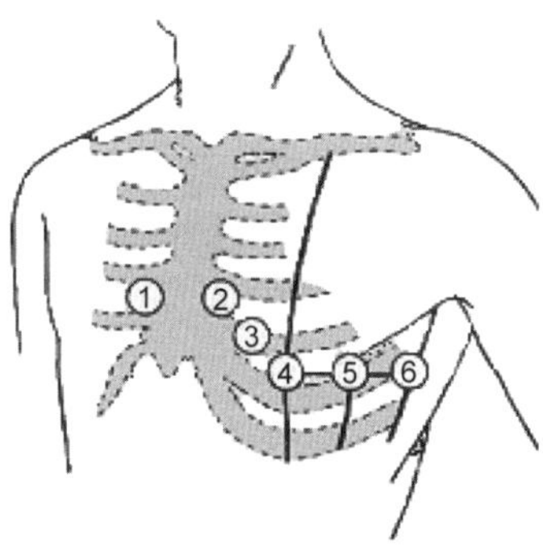

Derivações precordiais: são localizadas no plano horizontal.
V1: 4º espaço intercostal direito
V2: 4º espaço intercostal esquerdo
V3: entre V2 e V4
V4: 5º espaço intercostal esquerdo; linha médio clavicular
V5: em plano horizontal de V4; linha axilar anterior
V6: em plano horizontal de V4; linha axilar média esquerda

FIG. 29 – POSIÇÃO CORRETA DE ELETRODOS EM DERIVAÇÕES PRECORDIAIS.

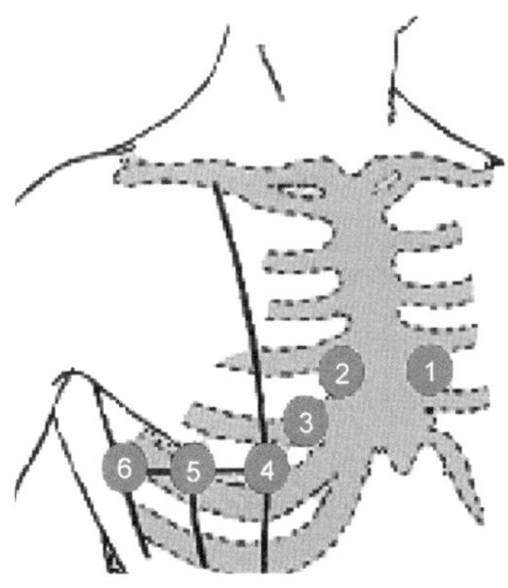

Derivações precordiais direitas: são realizadas em infartos inferiores com suspeita de infarto do ventrículo direito. Os eletrodos são posicionados nos mesmos locais das derivações esquerdas, porém do lado direito.

FIG. 30 – POSIÇÃO CORRETA DE ELETRODO PARA A REALIZAÇÃO DE ECG EM CASO DE SUSPEITA DE INFARTO DE VENTRÍCULO DIREITO.

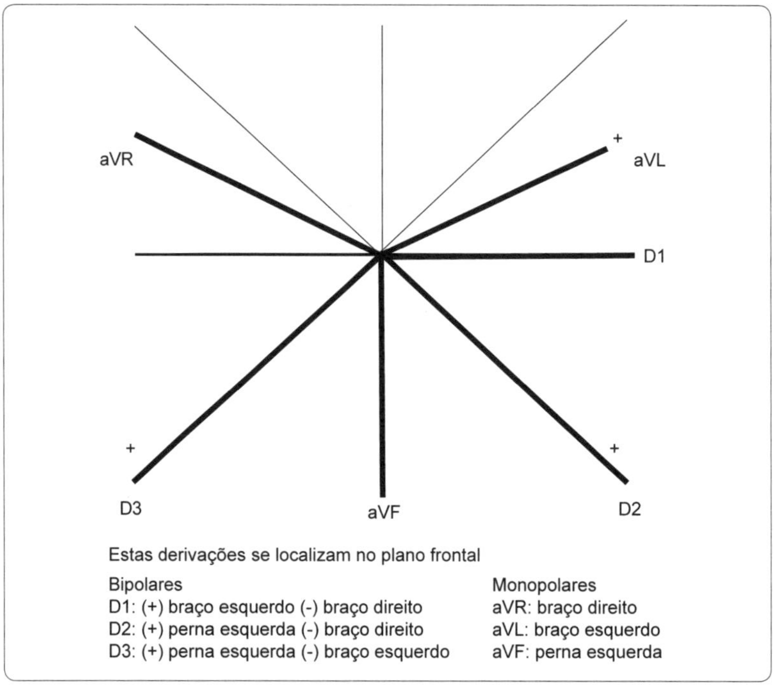

FIG. 31 – DERIVAÇÕES PERIFÉRICAS.

Para obtenção das derivações periféricas, os eletrodos são colocados nos braços direito e esquerdo e na perna esquerda (o eletrodo na perna direita – RL – é fio terra). A colocação desses eletrodos forma um triângulo (de Einthoven). Um par de eletrodos forma uma derivação:

- D1 = RA e LA;
- D2 = LL e RA;
- D3 = LL e LA.

As derivações de membros usam as outras derivações como fio terra:

- aVL = LA;
- aVR = RA;
- aVF = LL.

Papel de ECG

O papel de ECG possui linhas horizontais e verticais, quadriculadas, separadas entre si por 1 mm de distância. A cada 5 mm aparece uma linha mais escura.

A voltagem se mede pelas linhas verticais, em que cada 10 mm do papel corresponde a 1 mV. Na linha horizontal, medimos o tempo.

A calibração padrão do aparelho de ECG é um sinal de 1 mV (10 quadrados na vertical) a uma velocidade de 25 mm/s. Assim, cada 1 mm (1 quadrado pequeno) na linha horizontal é igual a 40 ms (0,04 s), e 5 mm são iguais a 200 ms (0,2 s).

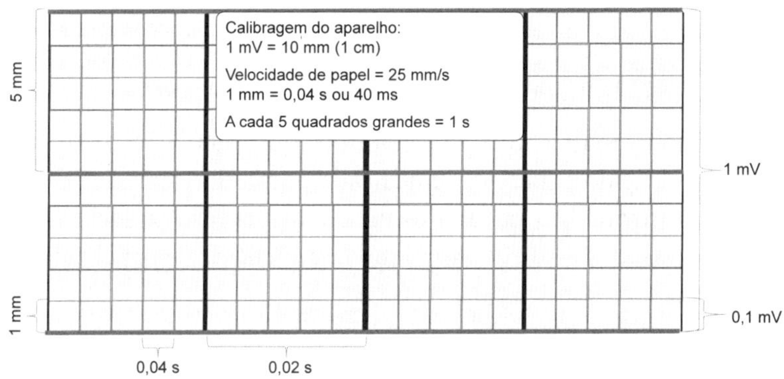

FIG. 32 – PAPEL DE ECG IDENTIFICANDO EM LINHA HORIZONTAL O TEMPO EM MILISSEGUNDOS (MS) E, EM LINHA VERTICAL, A VOLTAGEM EM MILIVOLTS (MV).

Cálculo da frequência cardíaca pelo ECG

O traçado obtido pelo registro de atividade elétrica do coração forma uma série de ondas e complexos: onda P, complexo QRS, onda T e onda U.

- *Onda P* – despolarização dos átrios.
- *Complexo QRS* – despolarização dos ventrículos.
- *Onda T* – repolarização dos ventrículos.
- *Onda U* – seu significado é incerto; pode ser consequência da repolarização do sistema de Purkinje.
- *Intervalo PR* – intervalo entre o início da onda P e o início do complexo QRS. Esse intervalo não deve exceder 0,2 s (5 quadradinhos; cada quadradinho do ECG representa 0,04 s).

O ECG deve ser analisado com relação a frequência, seu ritmo, origem mais constante do estímulo e configuração das ondas P e do complexo QRS.

Frequência cardíaca normal: entre 60 bpm e 100 bpm.

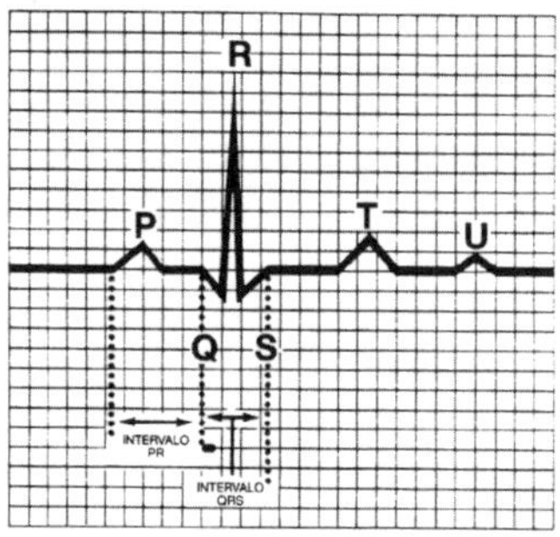

FIG. 33 – TRAÇADO DE UM ECG IDENTIFICANDO AS ONDAS P, QRS E T.

O método mais conhecido e simples de calcular a frequência cardíaca parte do princípio de que cada 5 mm do papel de ECG no sentido horizontal (5 quadrados pequenos ou 1 quadrado grande) corresponde a 0,2 s (ou 200 ms), com a velocidade de papel habitual de 25 mm/s.

É preciso identificar a onda R no ECG, contar o número de quadrados grandes existentes no intervalo RR (onda R é a primeira onda positiva do complexo QRS), identificar a onda que cai exatamente sobre a linha mais escura no ECG e contar o número de quadrados grandes até a próxima onda R.

Outra forma fácil e prática de determinar a frequência cardíaca pelo ECG é dividir 1.500 pelo número de quadradinhos entre 2 batimentos (ou seja, intervalo RR).

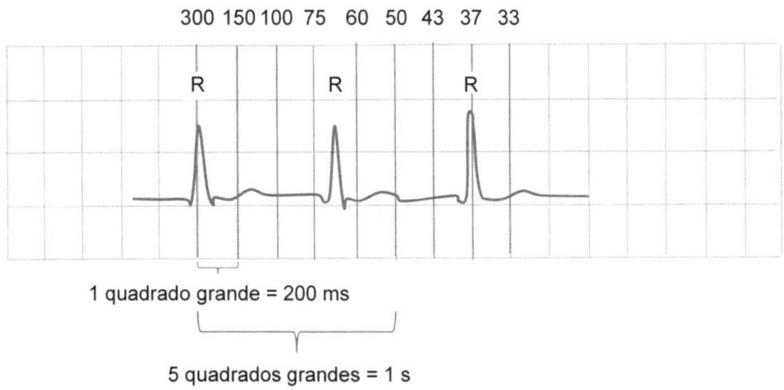

1 min = 60 s = 300 quadrados grandes = 1.500 quadrados pequenos
Dividir 300 por número de quadrados grandes existentes no intervalo RR
Ou dividir 1.500 por número de quadrados pequenos existentes no intervalo RR
Ou memorizar: 300, 150, 100, 75, 60, 50, 43, 37, 33, 30

FIG. 34 – METODOLOGIA PARA CONTAR A FREQUÊNCIA CARDÍACA EM ECG.

Guia para o diagnóstico de arritmias cardíacas

Todas as vezes que um ECG é analisado, é preciso responder às seguintes perguntas:

- o ritmo é sinusal?
- o complexo QRS é estreito ou largo? A duração normal de um complexo QRS é de 0,12 s (até 3 quadrados pequenos).
- o ritmo é regular ou irregular?
- a onda P está presente ou ausente?

Define-se como ritmo sinusal quando:

- a FC está entre 60 bpm e 100 bpm;
- onda P no ECG está positiva nas derivações D1, D2, D3, aVL e aVF e negativa em aVR. O ritmo sinusal sempre tem onda P, o que sugere despolarização sequencial ordenada do coração, ou seja, primeiro se despolarizam os átrios, seguidos dos ventrículos;
- cada onda P é seguida por um complexo QRS;
- o intervalo PR é constante e normal (em adultos, esse intervalo é de 120 ms a 200 ms, ou seja, até 5 quadrados pequenos);
- os intervalos RR e PP são constantes.

Arritmias

As arritmias cardíacas resultam de três mecanismos:

- distúrbios na formação dos impulsos (nó sinusal, nó atrioventricular ou o próprio miocárdio);
- distúrbios na condução dos impulsos;
- combinações de distúrbios na formação e na condução de impulsos.

Para interpretar as arritmias, deve-se analisar o registro do ECG.

TAQUICARDIA SINUSAL

A taquicardia sinusal envolve um mecanismo sinusal normal, com resposta ventricular entre 100 bpm e 170 bpm. Esse ritmo deve sempre exigir a pesquisa de uma causa subjacente, como infecção, ansiedade, dor, hipovolemia, anemia, hipertireoidismo e ação de drogas. O tratamento da taquicardia sinusal se dá pela erradicação de sua causa.

BRADICARDIA SINUSAL

A bradicardia sinusal é considerada um mecanismo sinusal normal, com resposta ventricular inferior a 60 bpm. Não requer tratamento, exceto quando provoca comprometimento hemodinâmico. As causas mais comuns são:

- coração de atleta;
- hipotireoidismo;
- ação dos medicamentos bloqueadores.

ARRITMIAS ORIGINADAS NO PLANO SUPRAVENTRICULAR

Fibrilação atrial (FA)

A fibrilação atrial (FA) é uma arritmia supraventricular com QRS estreito. Neste ritmo ocorre perda da contração atrial e o nódulo atrioventricular é bombardeado por estímulos irregulares e rápidos. Alguns desses impulsos bombardeadores alcançam seu objetivo, causando as contrações ventriculares irregulares características de fibrilação atrial.

Características eletrocardiográficas:

- ausência de ondas P; a atividade atrial (onda P) é substituída por múltiplas ondas fibrilatórias (ondas F) de amplitude e duração variadas;
- linha de base irregular (ondas F);
- intervalo RR irregular, portanto a frequência ventricular é irregular;
- em geral, frequência ventricular alta.

A FA é, habitualmente, secundária a alguma forma de doença cardíaca subjacente, como estenose ou insuficiência mitral, o que leva a dilatação dos átrios, DPOC (hipóxia), hipertireoidismo e miocardite.

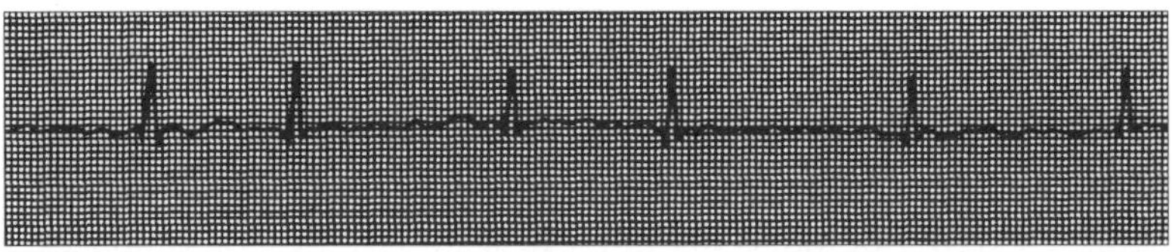

FIG. 35 – FIBRILAÇÃO ATRIAL.

O tratamento da fibrilação atrial tem dois objetivos: controle da resposta ventricular na faixa de 70 bpm a 80 bpm e, se possível, restauração do ritmo sinusal. O controle de frequência é o objetivo do tratamento inicial.

A cardioversão elétrica (CVE) é a primeira opção terapêutica para pacientes com FA sintomática. A cardioversão química pode ser feita em pacientes assintomáticos. As drogas utilizadas para a cardioversão química são amiodarona, adenosina, procainamida ou quinidina.

Os pacientes com fibrilação atrial de início maior que 48 h apresentam risco de formação de trombos intracavitários. Nesse caso, devem-se mantê-los anticoagulados por 3 semanas para depois programar a cardioversão.

Todos os pacientes devem ficar anticoagulados por mais 4 semanas após a cardioversão.

Flutter atrial

O *flutter* atrial é uma arritmia supraventricular caracterizada por contrações atriais rápidas e regulares ou irregulares. Desses estímulos atriais passa ao ventrículo um de cada dois ou três, e a frequência cardíaca (ventricular) é de 110 bpm a 150 bpm.

As ondas P do *flutter* lembram os dentes de uma serra com frequência maior que 300 bpm, chamadas de ondas f.

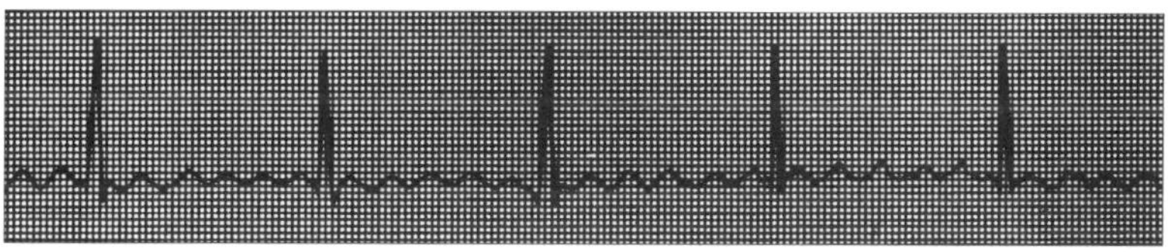

FIG. 36 – *FLUTTER* ATRIAL.

Observa-se alteração hemodinâmica pela perda do componente de contração atrial no enchimento ventricular. As causas mais frequentes são as miocardiopatias tireotóxicas, ateroscleróticas e reumáticas. Os ritmos atrial e ventricular são regulares.

O tratamento de *flutter* depende da condição hemodinâmica do paciente: caso o paciente esteja sintomático com instabilidade hemodinâmica (dor precordial ou sinais de insuficiência cardíaca), a cardioversão elétrica sincronizada é o tratamento de escolha, com 50 J a 100 J. Se estiver oligossintomático, poderá ser iniciada terapia farmacológica com drogas antiarrítmicas, como procainamida, flecainida, propafenona e amiodarona. Caso o episódio dure mais de 48 h de início, recomenda-se anticoagulação plena, em razão da possibilidade de formação de trombos intracavitários.

RITMOS DE ORIGEM VENTRICULAR

Extrassístoles ventriculares (ESVs)

As extrassístoles ventriculares (ESVs) são o transtorno de ritmo mais comum e podem estar presentes em indivíduos saudáveis ou em indivíduos com cardiopatias. Define-se uma ESV quando tem origem ventricular, o complexo QRS é largo, ocorre prematuramente, apresenta morfologia bizarra, quase sempre tem uma pausa compensatória e a onda T tem direção oposta à do QRS.

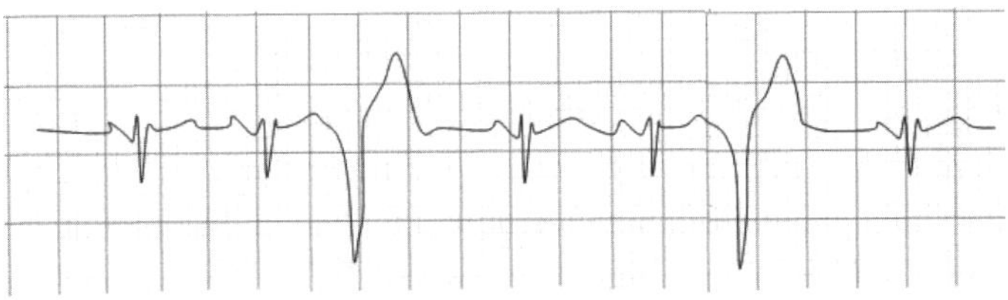

FIG. 37 – EXTRASSÍSTOLE VENTRICULAR.

Taquicardia ventricular (TV)

Trata-se de uma arritmia de origem ventricular, com três ou mais ESVs em salva. O ritmo é regular (intervalo RR regular), em uma frequência que varia de 120 bpm a 240 bpm. O QRS é largo e sem onda P.

A taquicardia ventricular (TV) deve-se à existência de um foco ectópico ventricular aberrante que assume o comando do coração.

Pode ser classificada como *taquicardia ventricular estável* (não apresenta instabilidade hemodinâmica) e *instável* (apresenta instabilidade hemodinâmica) e *taquicardia ventricular sem pulso*, condição esta que deve ser tratada como uma fibrilação ventricular.

O tratamento de uma TV estável é medicamentoso, com amiodarona, procainamida e β-bloqueador. A TV instável deve ser tratada com cardioversão elétrica, iniciando-se com 100 J, 200 J até 300 J.

A TV sem pulso é uma arritmia letal e deve ser tratada com desfibrilação elétrica (360 J).

Fibrilação ventricular

A FV é uma contração ventricular assincrônica, uma despolarização ventricular caótica. Não tem complexo QRS nem onda P. Trata-se de uma parada cardíaca, portanto, deve ser considerada uma emergência.

Os complexos são irregulares e rápidos, bizarros e de amplitude variável. A ação deve ser rápida e precisa, e o único método capaz de reverter efetivamente essa arritmia é a desfibrilação (360 J) seguida de manobras de RCP.

ARRITMIAS DA JUNÇÃO ATRIOVENTRICULAR

Bloqueios atrioventriculares

São aqueles em que se verifica uma anormalidade de condução do impulso dos átrios para os ventrículos. Os bloqueios atrioventriculares são divididos pelo padrão eletrocardiográfico em 1º, 2º e 3º graus.

- *BAV de 1º grau* – a onda de excitação tem sua propagação apenas dificultada através dos feixes atrioventriculares. Pode ocorrer como consequência de miocardiopatias, miocardites ou uso de drogas. Geralmente esse tipo de bloqueio não exige tratamento. Se a causa é efeito de digitálico ou outras drogas, a conduta é suspender a droga. No traçado eletrocardiográfico, observa-se um aumento no intervalo PR (maior que 0,2 s, ou seja, 5 quadradinhos no ECG).

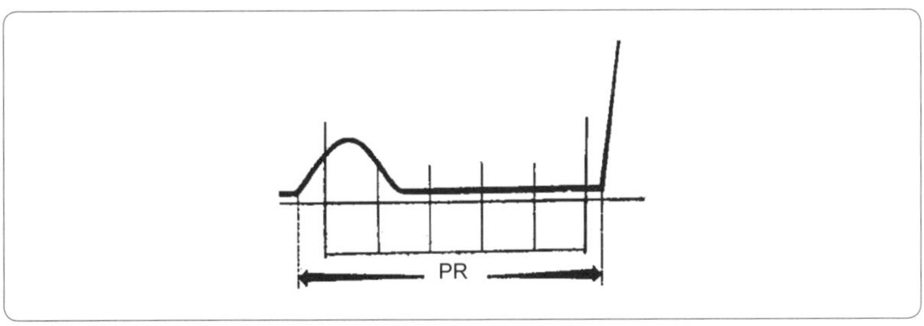

FIG. 38 – BAV DE 1º GRAU.

- *BAV de 2º grau* – é dividido em dois tipos: *Mobitz tipo I* e *Mobitz tipo II*.

O BAV de 2º grau Mobitz tipo I caracteriza-se pelo prolongamento progressivo do intervalo PR até ter onda P bloqueada, ou seja, nem toda a onda P estará seguida de QRS. Ocorre decréscimo de velocidade de condução através do nó atrioventricular até que um impulso seja completamente bloqueado. O BAV de 2º grau Mobitz tipo I está geralmente presente nos casos de infarto agudo do miocárdio de parede inferior, de intoxicação digitálica e de uso de drogas como verapamil e β-bloqueadores. O tratamento específico raramente é necessário, a menos que estejam presentes sinais e sintomas graves.

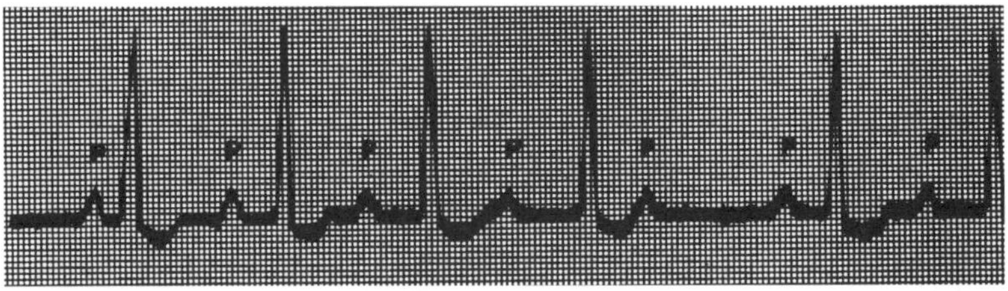

FIG. 39 – BAV DE 2º GRAU MOBITZ TIPO I.

No BAV de 2º grau Mobitz tipo II, algumas ondas P são conduzidas ao ventrículo e outras não, frequentemente em um padrão repetitivo. O intervalo PR permanece constante até que falha o QRS, ou seja, a onda P não é seguida de QRS. A frequência de condução pode ser variável: 2 ondas P por 1 QRS (2:1), 3 ondas P para 1 QRS (3:1) ou 4 ondas P para cada QRS (4:1). Denominam-se BAV de 2º grau Mobitz tipo II 2:1, 3:1 ou 4:1. O BAV de 2º grau Mobitz tipo II geralmente está associado a uma lesão orgânica do sistema de condução, portanto pode evoluir para BAV completo. O tratamento consiste em implante de marca-passo temporário externo e, posteriormente, definitivo, mesmo em indivíduos assintomáticos.

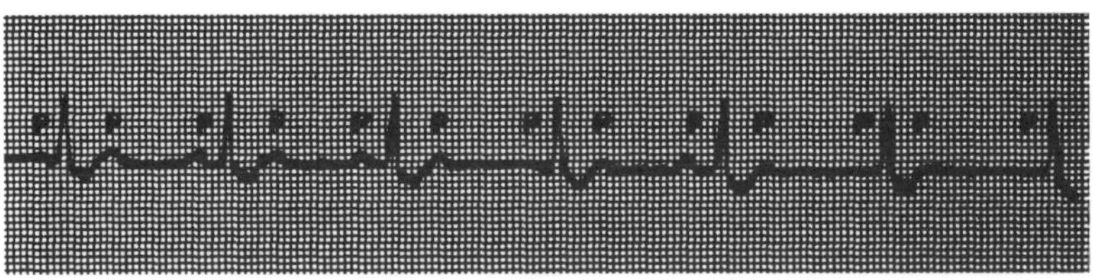

FIG. 40 – BAV DE 2º GRAU MOBITZ TIPO II.

- *BAV de 3º grau ou BAV total* – é aquele em que não há condução de estímulo atrial para os ventrículos. Sua característica distintiva é a existência de maior número de ondas P do que de complexos QRS e a não existência de relação entre eles (dissociação atrioventricular). O intervalo PP é constante, e RR também é constante. É sempre um transtorno muito grave, pois origina frequências ventriculares muito baixas e que produzem baixo fluxo cerebral, com perda de consciência e convulsão (síndrome de Stokes-Adams). Como sempre produz sintomas de baixo débito cardíaco, indica-se normalmente o implante de marca-passo.

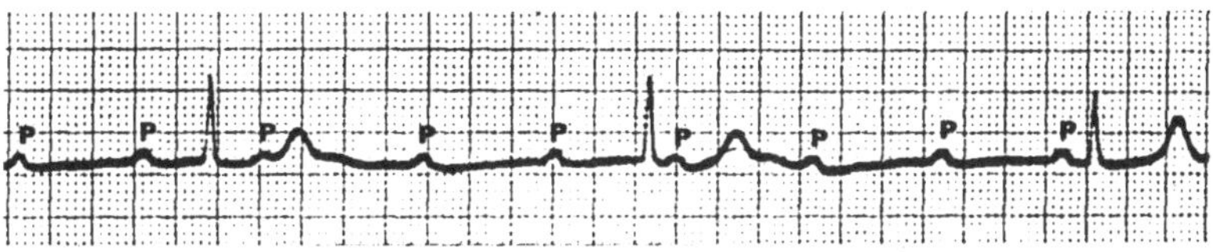

FIG. 41 – BAV DE 3º GRAU OU BAV TOTAL.

Síndromes coronarianas agudas

As doenças cardiovasculares constituem a principal causa de mortalidade em todo o mundo, sendo a mais prevalente a doença coronariana. As síndromes coronarianas podem ser *crônicas* ou *agudas*. A angina estável, por exemplo, é considerada uma síndrome coronariana crônica. Já as SCAs são todas as apresentações agudas da doença coronariana, como a morte súbita de origem coronariana, o IAM e a angina instável (AI). Essas síndromes representam um aspecto dinâmico da mesma doença e são parte de um processo contínuo, ou seja, todas as SCAs iniciam-se pelo mesmo processo: ruptura de uma placa ateromatosa instável ativando a agregação plaquetária e a cascata de coagulação com consequente trombose coronária.

Apesar de grandes avanços na área de farmacologia cardiovascular, nos métodos diagnósticos e nos métodos invasivos de tratamento de SCA, a morbimortalidade continua sendo bem elevada. A maioria das mortes por infarto agudo do miocárdio ocorre nas primeiras horas de manifestação da doença, sendo de 40% a 65% na primeira hora e, aproximadamente, 80% nas primeiras 24 h. O mecanismo mais frequente de morte é por arritmia, a fibrilação ventricular, cuja única forma de reversão é por meio da desfibrilação. A mortalidade intra-hospitalar por IAM está em torno de 5% a 6%, e a mortalidade em 1 ano, de 7% a 18%.

ATEROSCLEROSE

Os conceitos atuais aceitam que a aterosclerose é um processo que ocorre após uma lesão endotelial e sofre uma resposta do tipo inflamatório e fibroproliferativo. Esse processo aterosclerótico é responsável na patogênese de isquemias coronária, cerebral ou de extremidades periféricas. As placas de ateromas são lesões que se iniciam na parede intimal de uma artéria, apresentando depósito de lipídios cobertos por uma capa fibrosa. Vários estímulos (mecânicos, químicos, biológicos ou imunológicos) podem provocar uma lesão no endotélio vascular. O endotélio tem função endócrina e regula as atividades inflamatórias de mitose, de vasomotricidade e da hemostasia. Quando ocorre a ruptura da barreira endotelial, há uma resposta de infiltração de monócitos, com consequente alteração nas capacidades aterotrombótica e fibrinolítica. Isso desencadeia o processo de coagulação, favorecendo a adesão e a agregação plaquetária, com consequente perda da função reguladora do tônus vascular.

Fatores de risco

Os fatores de risco que aumentam o aparecimento de aterosclerose podem ser classificados em modificáveis ou não modificáveis.

Entre os fatores de risco não modificáveis temos:

- sexo masculino;
- idade;
- antecedente familiar de doença coronariana.

Entre os fatores de risco modificáveis temos:

- *dislipidemia* – níveis aumentados de LDL, o colesterol de baixa densidade, e níveis diminuídos de HDL, o colesterol de alta densidade;
- hipertensão arterial;
- diabetes mellitus;
- tabagismo;
- infecção por *Chlamydia pneumoniae*;
- obesidade;
- sedentarismo;
- hipertrigliceridemia;
- fatores emergentes: homocisteinemia; aumento do fibrinogênio; aumento de proteína C reativa, etc.

O sedentarismo e a hipertrigliceridemia são fatores de risco independentes para a doença coronariana.

Os fatores protetores são nível aumentado de HDL colesterol e exercício físico.

FISIOPATOLOGIA

Conforme dito anteriormente, a SCA resulta de uma ruptura ou erosão da placa aterosclerótica que ativa a agregação plaquetária e a formação trombótica, ocluindo a luz do vaso. A severidade dos eventos clínicos após a formação de trombos depende de fatores como tamanho e extensão destes, duração do fenômeno de oclusão, presença de vasoconstrição associada e circulação colateral.

Quando ocorre a oclusão coronária por trombose, ela pode ser *intermitente*, resultando em angina instável, ou *completa*, resultando em IAM, o qual se classifica em IAM com supra do segmento ST (IAMC/ST) ou IAM sem supra do segmento ST (IAMSST).

Se o IAM será com ou sem supra do segmento ST, isso dependerá do grau e da duração da oclusão e da presença ou não de circulação colateral. As diferenças fisiopatológicas entre o IAM com e sem supra de segmento ST estão na composição do trombo arterial. No IAMC/ST, o trombo que se forma tem predomínio de fibrina e menos plaquetas, e no IAMSST e na AI o trombo é feito fundamentalmente de plaquetas com pouca fibrina. Isso explica por que a abordagem inicial de IAMSST e de AI é bem diferente da abordagem para IAMC/ST. No IAMC/ST, o tratamento rápido de reperfusão (angioplastia primária ou trombolítico) é fundamental, e em IAMSST e AI as medidas iniciais são drogas antitrombóticas poderosas como heparina de baixo peso molecular e inibidores diretos da trombina, e em alguns casos se agregam antagonistas dos receptores IIb IIIa. Todas essas medidas são tomadas para tentar inativar a placa ateromatosa com lesão (altamente ativadora de plaquetas) e transformá-la em placa estável.

- *IAMSST* – é caracterizado pela liberação anormal de marcadores cardíacos no sangue e pela observação de alterações no ECG. Esses pacientes têm menor mortalidade hospitalar e menos complicações, mas apresentam incidência maior de eventos cardíacos subsequentes como infarto, reinfarto e morte.

- *Angina instável* – é uma síndrome clínica situada entre a angina estável e o infarto do miocárdio. O ECG pode ser normal. Entre os pacientes com diagnóstico de AI, de 6% a 8% sofrem infarto não fatal ou falecem no primeiro ano após o diagnóstico.
- *IAMC/ST* – no IAM, com a ruptura da placa e consequente trombose coronária, ocorre a oclusão fixa e persistente do fluxo coronário. No ECG há correlação de supra de segmento ST nas derivações correspondentes ao território da artéria coronária culpada.

APRESENTAÇÃO CLÍNICA DAS SCAS

As dores precordiais clássicas de um IAM localizam-se na região retroesternal. São opressivas e causam sensação de peso ou de queimação com irradiação para membros superiores, pescoço, maxilar inferior, ombros, epigástrio ou dorsal, com duração superior a 30 min. O IAM pode ser acompanhado de sintomas neurovegetativos (sudorese profusa, palidez, náuseas, vômitos, etc.).

A dor precordial de angina instável apresenta as mesmas características das descritas para o IAM, porém é desencadeada por esforço físico ou emocional. Tem início gradual e duração de 5 min a 15 min. A dor desaparece com repouso e uso de nitratos.

Do ponto de vista eletrocardiográfico, as isquemias miocárdicas podem ser expressas como isquemia (alterações de segmento ST, supra ou infra), lesão (inversão de onda T) e necrose (aparecimento de onda Q) e correspondem ao grau de severidade do processo.

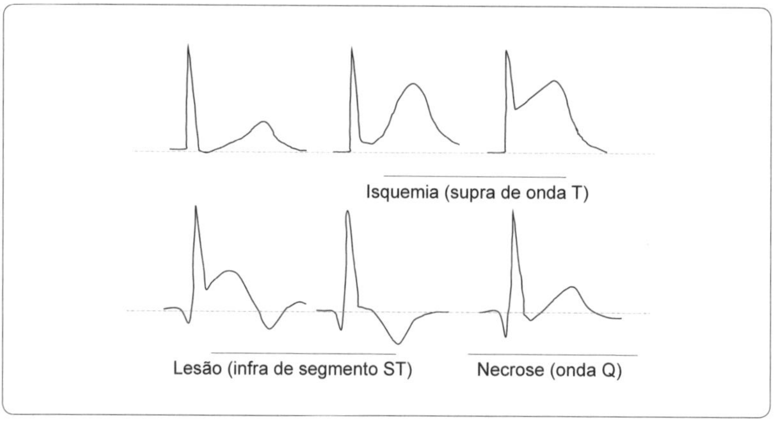

FIG. 42 – EVOLUÇÃO ELETROCARDIOGRÁFICA DE IAM.

TABELA 7 – CORRELAÇÃO ELETROCARDIOGRÁFICA COM AS PAREDES DO CORAÇÃO E ARTÉRIA CORONÁRIA CULPADA DO IAM.

DERIVAÇÃO ECG	IAM DE PAREDE	ARTÉRIA CORONÁRIA CULPADA
V1, V2	Septal	DA
V3, V4	Anterior	DA
V1-V4	Anterosseptal	DA
D1, aVL, V1-V6	Anterior extensor	DA
D1, aVL, V5, V6	Lateral	CX
D1, aVL	Lateral alto	CX
D2, D3, aVF	Inferior	CD
R proeminente em V1 + paredes inferior ou lateral	Posterior	CD ou CX
Supra V1 + parede inferior + V4R	Ventrículo direito	CD

DA: descendente anterior; CX: circunflexa; CD: coronária direita.

DIAGNÓSTICO DAS SCAS

O diagnóstico de SCA é feito por meio da correlação entre os parâmetros clínicos e eletrocardiográficos e a presença de biomarcador de necrose miocárdica (troponina). O paciente pode ter apresentação clínica de SCA com ECG de repouso normal. Por isso, em casos de suspeita de SCA devem-se realizar ECG seriados complementados com medidas de biomarcadores de necrose miocárdica.

As troponinas são proteínas do complexo de regulação miofibrilar que não estão presentes no músculo liso. A sua positividade faz o diagnóstico de IAM. Tanto a presença como a quantidade liberada dessa enzima são consideradas marcadores de pior prognóstico.

TABELA 8 – CORRELAÇÃO CLÍNICA ENTRE ECG E BIOMARCADORES DE NECROSE MIOCÁRDICA.

IAMC/ST	IAMSST	AI	ANGINA ESTÁVEL
Dor precordial típica desencadeada	Dor precordial típica	Dor precordial típica	Dor precordial típica por esforço físico
ECG com supra do segmento ST de 1 mm em pelo menos 2 derivações da mesma parede ou BRE novo	ECG com infra do segmento ST e inversão dinâmica da onda T	ECG pode ser normal	ECG pode ser normal
Elevação de biomarcadores	Elevação de biomarcadores	Não há liberação dos biomarcadores	Não há liberação dos biomarcadores
Indica oclusão total da luz do vaso	Indica suboclusão ou oclusão incompleta da luz do vaso	Indica suboclusão ou oclusão incompleta da luz do vaso	Não há oclusão total da luz do vaso

ESTRATIFICAÇÃO DE RISCO DOS PACIENTES COM IAMSST E AI

A estratificação de risco é fundamental para diferenciar aqueles que apresentam alto risco de complicações. Os pacientes com variáveis clínicas de dor precordial em repouso e de repetição, angina secundária a causas extracardíacas ou angina pós-IAM são de alto risco. Idosos (mais de 70 anos) e portadores de diabetes, vasculopatias periféricas, insuficiência cardíaca e choque cardiogênico são o subgrupo com pior prognóstico.

TRATAMENTO

Os maiores progressos no tratamento do IAM foram o advento das unidades coronárias e, posteriormente, a terapia trombolítica e a angioplastia coronária.

Dos pacientes que falecem devido a IAM, 50% morrem antes da chegada ao hospital e muitos têm como ritmo inicial a fibrilação ventricular. A FV como a primeira manifestação da cardiopatia isquêmica pode ocorrer em até 26% dos pacientes. Isso indica que as pessoas com suspeita de SCA devem ser encaminhadas o mais rápido possível ao hospital. O foco atual está no atendimento pré-hospitalar da SCA, em rápida realização e interpretação de ECG, na seleção de uma estratégia de reperfusão e na obtenção de biomarcadores de necrose miocárdica.

O tratamento dos pacientes com SCA visa:

- promover a recanalização do vaso ocluído o mais rápido possível;
- evitar reoclusão do vaso;
- diminuir o consumo de oxigênio;
- aumentar o aporte de oxigênio;
- evitar a expansão da área de infarto;
- evitar o remodelamento ventricular;
- tratar arritmias cardíacas;
- tratar a dor.

MANUSEIO DO PACIENTE NA SALA DE EMERGÊNCIA

Pacientes com suspeita de IAM devem ter prioridade no atendimento na sala de emergência:

- monitorização do ritmo cardíaco e da saturação de oxigênio;
- obtenção do acesso venoso periférico;
- monitorização dos sinais vitais;
- repouso absoluto;
- oxigênio para pacientes com dispneia, sinais de insuficiência cardíaca ou saturação de oxigênio menor que 94%;
- *antiagregante plaquetário* – ácido acetilsalicílico na dose recomendada de 160 mg a 325 mg por via oral, mastigada, ainda antes da realização do ECG;

- *vasodilatador* – nitrato sublingual para reversão de eventual espasmo e/ou para alívio da dor anginosa. Evitar o uso se pressão arterial menor que 90 mmHg ou frequência cardíaca menor que 50 bpm ou maior que 100 bpm, IAM do ventrículo direito ou em pacientes que fizeram o uso de inibidores de fosfodiesterase ou similares nas últimas 24 h;
- analgésico como sulfato de morfina endovenosa se a dor é intensa e não melhora após o nitrato. Evitar o uso em pacientes hipotensos. Dose inicial de 2 mg a 8 mg e repetidas a intervalos de 5 min a 15 min;
- *β-bloqueador* – na ausência de contraindicações, os β-bloqueadores devem ser iniciados, de preferência por via oral;
- *clopidogrel e ticagrelor* – o clopidogrel no IAM com supra de segmento ST deve ser usado combinado com o ácido acetil salicílico (AAS) e em pacientes que receberam terapia trombolítica inicial. No caso de clopidogrel, a recomendação é dose de ataque de 300 mg seguida da dose de manutenção de 75 mg ao dia. No caso do ticagrelor, dose de ataque de 180 mg seguida de 90 mg, 2 vezes ao dia;
- *anticoagulantes* – a enoxaparina deve ser administrada quando do diagnóstico do IAM com supra de segmento ST. A dose recomendada em pacientes com idade inferior a 75 anos é de 30 mg por via endovenosa em bolus seguida de 1 mg/kg de peso subcutâneo a cada 12 h até a alta hospitalar. Em pacientes com idade igual ou superior a 75 anos: não administrar o bolus e iniciar com 0,75 mg/kg subcutâneo a cada 12 h;
- *controle do estresse com benzodiazepínicos* – diazepam 5 mg a 10 mg.

Essas medidas devem ser tomadas mesmo antes da realização do ECG, exceto se este puder ser feito imediatamente. Ao mesmo tempo, devem-se providenciar exames laboratoriais – hemograma, marcadores de necrose miocárdica, eletrólitos, glicemia, coagulograma e creatinina – e RX de tórax.

Uma vez diagnosticado IAM, deve-se submeter o paciente a terapia de reperfusão o mais rápido possível. Os critérios para a indicação de terapia de reperfusão são dor sugestiva de IAM com duração mínima de 20 min, não responsiva ao nitrato sublingual, e duração máxima de 12 h. Os maiores benefícios são obtidos quando o tratamento é feito nas primeiras 6 h de dor. A terapia de reperfusão pode ser mecânica, como cateterismo cardíaco e angioplastia primária, ou farmacológica, com fibrinolíticos.

TERAPIAS DE REPERFUSÃO CORONÁRIA

Angioplastia transluminal coronária (ATC) primária

A angioplastia transluminal coronária (ATC) primária é um procedimento realizado no laboratório de hemodinâmica que visa à desobstrução da artéria coronária relacionada ao IAM sem o uso prévio de fibrinolíticos. Essa técnica, quando disponível, constitui-se na opção preferencial para a obtenção da reperfusão coronária se iniciada até 90 min (porta-balão) após a confirmação do diagnóstico do IAM, assim como para os pacientes com evidências de uma contraindicação para fibrinolíticos ou na vigência de choque cardiogênico. A principal vantagem desse método sobre a terapia fibrinolítica é a possibilidade de obter a reperfusão do vaso relacionado ao IAM sem riscos de sangramento, especialmente no sistema nervoso central.

Terapia de reperfusão farmacológica

A terapia de reperfusão farmacológica com agentes fibrinolíticos é uma estratégia muito importante, particularmente em situações nas quais não é possível realizar a ATC primária em tempo hábil. O fibrinolítico deve ser iniciado o mais precocemente possível desde que não existam contraindicações. O tempo porta-agulha, tempo este do momento de chegada ao hospital até a infusão de trombolítico, não deve ultrapassar 30 min.

O tratamento de reperfusão feito em pacientes com dor até 6 h do início dos sintomas apresenta benefícios maiores, mas pacientes com dor até 12 h podem se beneficiar ao tratamento de reperfusão. A idade não é um fator limitante para iniciar tratamento com fibrinolítico.

As principais contraindicações absolutas à terapia de reperfusão farmacológica são:

- neoplasia no sistema nervoso central;
- qualquer sangramento intracraniano;
- antecedente de acidente vascular encefálico (AVE) isquêmico em período inferior a 3 meses;

- traumatismo craniencefálico ou no rosto nos últimos 3 meses;
- qualquer lesão vascular cerebral conhecida;
- diátese hemorrágica ou sangramento ativo;
- dissecção aórtica aguda.

O melhor trombolítico atualmente utilizado é a tenecteplase (TNK--tPA), seguido de alteplase (tPA). A estreptoquinase (SK) apresenta menor eficácia em recanalizar o vaso culpado do IAM. O benefício da terapia de reperfusão é dependente do tempo: se realizada dentro das primeiras 3 h do início da dor, o resultado é melhor. Trata-se de uma medida que reduz a mortalidade a curto e a longo prazo.

Complicações com o uso de fibrinolíticos

A principal complicação relacionada ao uso de fibrinolíticos se refere a sangramentos maiores não cerebrais (complicações hemorrágicas que necessitam de transfusão), que podem ocorrer em 4% a 13% dos pacientes. O AVE como complicação secundária ao uso de fibrinolítico pode ocorrer em 0,39% dos pacientes.

Os fatores de risco mais expostos aos sangramentos não cerebrais são mulheres, idosos e pessoas com baixo peso e, no caso do AVE pós-fibrinolítico, essas mesmas condições (idosos, baixo peso, sexo feminino), além de antecedente de doença cérebro-vascular e hipertensão arterial tanto sistólica como diastólica na admissão. As reações alérgicas são infrequentes e secundárias ao uso de SK. Pode ocorrer hipotensão relacionada ao uso desse medicamento, facilmente revertida com a interrupção de sua administração e, se necessário, com a reposição de volume.

Assistência de enfermagem na infusão de fibrinolítico

Na terapia fibrinolítica, a infusão deve ser realizada na sala de emergência com paciente conectado ao monitor cardíaco, desfibrilador e materiais de emergência disponíveis.

O procedimento consiste em:

- puncionar duas veias superficiais de grosso calibre nos membros superiores (um acesso é exclusivo para fibrinolítico, e em outro acesso deve-se manter a solução fisiológica);
- preparar e aplicar fibrinolítico conforme as especificações;

- realizar ECG de 12 derivações imediatamente antes e após a realização do fibrinolítico; 60 min e 4 h após; e de 12 h em 12 h nas próximas 24 h;
- aferir a pressão arterial antes e durante a infusão de fibrinolítico.

O médico e o enfermeiro devem permanecer ao lado do paciente durante o período de infusão de fibrinolítico e estar atentos a efeitos colaterais ou arritmias.

Tratamento adicional ao de perfusão

- *Heparina* – é um inibidor indireto da trombina. Está disponível nas formas não fracionada (HNF) e de baixo peso molecular (HBPM). A *heparina não fracionada* pode ser administrada junto do ácido acetil salicílico ou em procedimento intracoronário para o tratamento da AI e em pacientes com IAMC/ST. O uso contínuo pode levar a plaquetopenia. A dose de heparina é ajustada de acordo com o valor de TTPa. A *heparina de baixo peso molecular* consiste em frações da heparina e apresenta menor taxa de trombocitopenia. O uso é subcutâneo a cada 12 h. A dose depende da presença ou não de insuficiência renal.
- *Fondaparinux* – é um pentassacarídeo sintético com menor probabilidade de induzir à trombocitopenia. É de aplicação subcutânea, uma vez ao dia.
- *Inibidores de receptores de glicoproteína IIb/IIIa* – atuam na fase inicial da agregação plaquetária e são indicados para pacientes de alto risco e com terapia de revascularização planejada. Existem dois tipos: a tirofibana pode ser administrada em pacientes com angina instável ou IAMSST de alto risco conjuntamente com o ácido acetil salicílico e a heparina de baixo peso molecular e sem a programação de terapia de revascularização. Já o abciximab não deve ser administrado em pacientes que não tenham terapia de revascularização planejada.
- *Ácido acetilsalicílico (AAS)* – inibe a agregação plaquetária de tromboxano A2 e reduz a reoclusão coronária posterior à intervenção percutânea. O uso diminui a mortalidade em pacientes com SCA. Dose de manutenção de 81 mg a 100 mg, via oral, mantida indefinidamente.

- *Clopidogrel* – é um inibidor irreversível dos receptores adenosina difosfato (ADP) das plaquetas e reduz a agregação plaquetária. Sua ação se soma à do AAS. Está indicado nas primeiras 3 h a 4 h da dor precordial adicionalmente ao tratamento com AAS e heparina antes do procedimento de ATC primária. Dose inicial de 300 mg, via oral, seguida de dose de manutenção de 75 mg/dia. Para pessoas com mais de 75 anos, 75 mg/dia.
- *Ticagrelor* – é uma opção em associação ao AAS na dupla antiagregação plaquetária em pacientes com IAMC/ST em programação de ATC primária.
- *Nitratos* – produzem dilatação de vasos de capacitância venosa e de artérias coronárias. Indicados em dor precordial de origem isquêmica e no tratamento de edema agudo de pulmão, insuficiência cardíaca, hipertensão arterial severa e isquemia persistente. O uso de nitrato não mostrou benefício na diminuição da mortalidade. Está contraindicado em casos de hipotensão arterial (PAS inferior a 90 mmHg), suspeita de infarto do ventrículo direito e pacientes que fizeram uso de inibidores de fosfodiesterase nas últimas 24 h a 48 h.
- *Morfina* – analgésico de eleição para dor torácica que não melhora com nitratos e no tratamento de congestão pulmonar. Tem efeito dilatador de vasos de capacitância venosa e diminui a pré-carga e o consumo de oxigênio.
- *β-bloqueadores* – são fármacos que reduzem o consumo de oxigênio pelo miocárdio. As ações antiarrítmicas são importantes na fase aguda do infarto do miocárdio. Na ausência de contraindicações, essa classe de medicamentos deve ser iniciada, de preferência por via oral, após a admissão do paciente (dentro das primeiras 24 h), reservando-se a via endovenosa para casos selecionados (isquemia recorrente, hipertensão arterial não controlada, etc.). É uma droga que diminui a mortalidade, a incidência de reinfarto, a possibilidade de ruptura cardíaca e arritmias cardíacas do tipo fibrilação ventricular ou arritmias supraventriculares. Está contraindicada nos casos de bradicardia (frequência cardíaca inferior a 60 bpm), hipotensão arterial (pressão sistólica inferior a 100 mmHg), BAV de 2º ou 3º grau, história de asma ou doença pulmonar obstrutiva

grave, doença vascular periférica grave e disfunção ventricular esquerda grave.

- *Inibidores da enzima conversora de angiotensina (IECA) ou bloqueadores de receptores de angiotensina AII (BRA)* – o uso dessas substâncias reduz a mortalidade em pacientes com SCA independentemente da terapia de reperfusão. São contraindicados para pacientes com PAS inferior a 100 mmHg no momento de admissão. As contraindicações absolutas para o uso de IECA são estenose bilateral da artéria renal, gravidez e antecedente de angioedema durante uso prévio desse agente. É recomendável iniciar o medicamento dentro das primeiras 24 h de evolução, normalmente após o término da terapia de recanalização miocárdica (química ou mecânica).
- *Estatina* – é um hipolipemiante importante para estabilizar a placa de ateroma. Reduz o reinfarto, angina recorrente e arritmias.
- *Antagonistas da aldosterona* – o único antagonista da aldosterona disponível no Brasil é a espironolactona, recomendada para todo paciente pós-IAMC/ST que apresente fração de ejeção inferior a 40% e insuficiência cardíaca e/ou diabetes e que já utilize doses terapêuticas de IECA ou BRA.

COMPLICAÇÕES DO IAM

- Congestão pulmonar.
- Choque cardiogênico.
- Ruptura aguda da parede livre.
- Ruptura subaguda da parede livre.
- Aneurisma ventricular.
- Comunicação interventricular.
- Insuficiência mitral aguda.
- Edema agudo de pulmão.
- Arritmias.
- Pericardite aguda.

INFARTO DO MIOCÁRDIO DO VENTRÍCULO DIREITO (VD)

O infarto do ventrículo direito (VD) pode ocorrer em até um terço dos pacientes com IAM de parede inferior, embora em somente 10% a 15% dos pacientes possam ser observadas alterações hemodinâmicas clássicas.

A avaliação sistemática da isquemia do VD deve ser realizada em todo paciente com IAM de parede inferior. Clinicamente, a isquemia do VD pode apresentar hipotensão, campos pulmonares limpos e elevação da pressão venosa jugular. No ECG, a elevação do segmento ST na derivação precordial direita V4R é o achado de maior valor. É possível ocorrer BAV em até 50% dos pacientes e fibrilação atrial em até 35%. São contraindicados os nitratos e diuréticos, por reduzirem o débito cardíaco e provocarem hipotensão grave.

Portanto, na presença de IAM da parede inferior, deve-se realizar o ECG com as derivações precordiais direitas. Nos casos de infarto de VD está contraindicado o uso de nitratos e diuréticos. A expansão volêmica e o marca-passo podem ser medidas necessárias.

ASSISTÊNCIA DE ENFERMAGEM AOS PACIENTES COM SCA

- Manter o paciente em repouso no leito.
- Mantê-lo com monitorização eletrocardiográfica contínua.
- Manter o oxímetro de pulso para avaliar a saturação de oxigênio.
- Aferir sinais vitais de horário.
- Tranquilizar o paciente e os familiares.
- Realizar ECG de 12 derivações de 12 h em 12 h nas primeiras 24 h após o procedimento de reperfusão e sempre que houver indicação.
- Efetuar a dosagem de marcadores bioquímicos de dano miocárdico no sangue.
- Providenciar a realização de ecocardiografia (ecocardiograma) para avaliar a função ventricular e da contratilidade segmentar.
- Dar especial atenção para a função intestinal e a ansiedade de pacientes pós-IAM.

Insuficiência cardíaca congestiva

A ICC é a via final comum da maioria das cardiopatias. Pode ser definida como uma situação clínica na qual a função do coração está deprimida, não havendo o atendimento às necessidades metabólicas teciduais. Ou seja, o coração é incapaz de bombear uma quantidade suficiente de sangue para suprir as demandas do organismo.

Existem quatro fatores intrínsecos que regulam a função ventricular:

- *contratilidade* (inotropismo) – é alterada por dano miocárdico secundário a alterações metabólicas (necrose ou sepse);
- *pré-carga* – é a pressão que exerce o volume de retorno venoso ao coração ao completar o enchimento ventricular (volume diastólico);
- *pós-carga* – é a força que o ventrículo deve superar para permitir a saída de sangue durante a sístole (para esvaziar o ventrículo);
- *frequência cardíaca* – tanto a taquicardia como a bradicardia atuam diretamente no débito cardíaco.

A alteração de qualquer um desses fatores intrínsecos pode se constituir na causa inicial de uma insuficiência cardíaca.

A ICC pode ser *sistólica* ou *diastólica*. Na disfunção sistólica do ventrículo esquerdo, a fração de ejeção desse ventrículo é menor que 40% e pode ou não haver sintomas. Na disfunção diastólica, a dificuldade de enchimento por alteração no relaxamento ventricular leva ao quadro de congestão pulmonar. A fração de ejeção do ventrículo esquerdo é normal.

FATORES DE RISCO

Os fatores de risco para insuficiência cardíaca são hipertensão arterial, doença valvar, cardiopatia congênita, miocardites, taquiarritmias, IAM e dislipidemia, entre outros.

MANIFESTAÇÕES CLÍNICAS

Na insuficiência cardíaca esquerda, os sinais e sintomas são derivados de congestão passiva nas veias e capilares pulmonares. Quando o coração é incapaz de bombear todo o sangue que recebe, o excesso se acumula nos pulmões e em outras partes do corpo. Na fase mais avançada da doença, ocorre o extravasamento de fluidos ao espaço alveolar, dificultando a troca gasosa e gerando sintomas como dispneia, dispneia paroxística noturna, ortopneia, tosse seca, nictúria, angina noturna e até hemoptise.

O edema é uma das manifestações mais comuns e aparece em zonas de declive, como regiões maleolar ou pré-tibiais bilaterais ou na região sacra nos pacientes acamados.

A insuficiência cardíaca direita, em geral, é secundária à insuficiência cardíaca esquerda. Tem relação com o grau de pressão e congestão venosa sistêmica. Os sintomas se apresentam em nível gastrintestinal, como anorexia, náuseas, vômitos, distensão abdominal e dor no hipocôndrio direito secundária à congestão hepática.

DIAGNÓSTICO

O diagnóstico da ICC deve ser iniciado com anamnese e exame físico minucioso, passando-se então para exames complementares:

- *ecocardiografia* – é o método diagnóstico primordial para a avaliação de alterações estruturais e funcionais do coração. Permite confirmar o diagnóstico de disfunção sistólica e/ou diastólica do ventrículo esquerdo e cardiopatias adjacentes, como valvopatias, miocardites, coronariopatias e cardiopatias congênitas, entre outras.
- *ECG* – presença de IAM, sobrecargas ventriculares ou atriais;
- *raio X de tórax simples* – avaliação de cardiomegalias e congestão pulmonar;
- *análises laboratoriais* – gasometria arterial, hemograma, bioquímica, testes de coagulação sanguínea. A dosagem de peptídeo natriurético do tipo B (BNP) pode ser útil para o diagnóstico de ICC.

TRATAMENTO

O tratamento consiste em orientações ao paciente e aos familiares associadas à abordagem farmacológica:

- *dieta hipossódica* – ainda não está bem definido o valor ideal de sódio a ser usado na dieta de pacientes com insuficiência cardíaca. Deve ser moderadamente hipossódica (de 1,5 g/dia a 3 g/dia);
- abolição do fumo e restrição da ingesta de álcool (máximo de 40 g/dia em homens e de 30 g/dia em mulheres);
- vacina pneumocócica polivalente, que deve ser administrada em dose única;
- reabilitação ou atividade física programada, para melhorar a qualidade de vida e capacidade de exercício.

Tratamento farmacológico da insuficiência cardíaca sistólica

- *IECA e BRA* – aumentam a sobrevida. Estão indicados em todos os pacientes com fração de ejeção do ventrículo esquerdo inferior a 35%, independentemente dos sintomas, em todas as fases da ICC.

- *β-bloqueadores* – como monoterapia ou associados a IECA ou BRA, reduzem a mortalidade global, a morte por ICC e a morte súbita, além de melhorar os sintomas e reduzir a reinternação por ICC.
- *Antagonistas de aldosterona* – espironolactona adicionada ao tratamento clínico reduz a mortalidade geral e a morte por ICC, bem como as hospitalizações por ICC.
- *Diuréticos* – melhoram os sintomas, mas não reduzem a mortalidade.
- *Digital* – associado a diurético e IECA, melhora os sintomas.
- *Antiagregantes plaquetários* – são indicados na insuficiência cardíaca de origem isquêmica.
- *Anticoagulantes* – estão indicados em pacientes com antecedentes de edema pulmonar ou sistêmico, fibrilação atrial ou evidência ecocardiográfica de trombo cavitário.
- *Antiarrítmicos* – o β-bloqueador é a droga de maior impacto na redução de morte súbita arrítmica em pacientes com insuficiência cardíaca. A amiodarona não apresenta benefício na prevenção primária.
- *Terapia inotrópica intravenosa* – comum para pacientes com insuficiência cardíaca internados com descompensação:
- *dobutamina* – contraindicada quando a PAS é inferior a 90 mmHg;
- *dopamina* – droga inotrópica de escolha quando a PAS é inferior a 70 mmHg ou instável;
- nitroprussiato de sódio;
- *amrinona e milrinona* – usados somente quando a pressão arterial não é um fator limitante;
- *levosimendan* – novo agente inotrópico endovenoso que tem como ação a sensibilização de cálcio.

Portanto, no tratamento da ICC, algumas drogas são fundamentais porque reduzem a mortalidade e aumentam a sobrevida, como IECA, BRA, β-bloqueadores e antagonistas de aldosterona, salvo as contraindicações. As outras drogas são importantes para melhorar os sintomas.

Métodos alternativos de tratamento nas formas graves de insuficiência cardíaca

- *Terapia de ressincronização cardíaca* – o uso de marca-passo em insuficiência cardíaca tem como objetivo a sincronização do intervalo atrioventricular. É capaz de melhorar a tolerância ao exercício e a função ventricular.

- *Transplantes cardíacos* – indicados em casos de insuficiência cardíaca terminal. A principal limitação é a falta de doadores.

Tratamento de insuficiência cardíaca diastólica

É completamente diferente do tratamento da insuficiência cardíaca sistólica e consiste em:

- antagonistas de cálcio (verapamil ou diltiazem) – têm como principal ação prolongar o período diastólico. O ideal é manter a frequência cardíaca entre 60 bpm e 90 bpm.
- muita cautela no uso de diuréticos.

Não existe evidência do efeito benéfico de IECA na insuficiência cardíaca diastólica.

ASSISTÊNCIA DE ENFERMAGEM AO PACIENTE COM INSUFICIÊNCIA CARDÍACA

Para conduzir o tratamento do paciente com insuficiência cardíaca descompensada é importante ter em mente os fatores que levaram à descompensação de insuficiência cardíaca.

Os procedimentos são:

- providenciar monitorização eletrocardiográfica;
- estabelecer acesso venoso periférico;
- estabelecer oximetria de pulso;
- administrar oxigênio suplementar;
- manter o paciente em posição semissentada (diminui o retorno venoso e melhora os sintomas);
- fazer controle rigoroso de diurese;
- verificar o peso diariamente;
- promover restrição hídrica e salina;
- fazer balanço hídrico;
- promover repouso no leito;
- providenciar exames laboratoriais: hemograma, ureia e creatinina, glicemia, gasometria arterial, eletrólitos, função hepática, enzimas cardíacas;
- efetuar RX de tórax;

- realizar ECG;
- monitorizar os sinais vitais;
- providenciar a realização de ecocardiografia.

Edema agudo de pulmão (EAP)

O EAP é uma síndrome clínica que decorre do acúmulo de fluidos nos espaços alveolares e intersticiais dos pulmões, resultando em hipoxemia, diminuição da complacência pulmonar e relação ventilação–perfusão alterada.

O quadro de EAP é considerado uma emergência médica e requer tratamento imediato para impedir que o paciente literalmente se afogue diante de nossos olhos.

EDEMA PULMONAR CARDIOGÊNICO

O tipo mais frequente de EAP é o cardiogênico, decorrente de falência ventricular esquerda. Numerosas patologias cardiovasculares predispõem ao seu aparecimento. Entre elas podemos citar a insuficiência coronária aguda, a crise hipertensiva, as arritmias cardíacas, as lesões orovalvares e o tromboembolismo pulmonar.

O acúmulo de líquido extravascular resulta em alterações progressivas da relação ventilação–perfusão com predomínio de perfusão e hipoxemia.

MANIFESTAÇÕES CLÍNICAS

- A severidade do quadro clínico depende da quantidade de líquido acumulado nos pulmões. Inicialmente pode se manifestar a traquipneia. A seguir, o quadro torna-se apreensivo, com sudorese e palidez, além de dispneia franca e ortopneia.
- Ocorre pulso rápido e filiforme.
- O paciente fica atemorizado e pode, mais tarde, relatar sensação de morte iminente.
- Ocorrem sibilos e crepitações no pulmão. No estágio posterior, podem aparecer estertores bolhosos disseminados. O paciente pode eliminar uma secreção rósea espumosa pela boca e apresentar-se às vezes confuso e obnubilado.

- A pressão arterial pode estar elevada em pacientes com crise hipertensiva ou baixa nos pacientes com quadro de IAM, estenose mitral severa ou miocardiopatia em fase avançada.

DIAGNÓSTICO

Na maioria dos pacientes, o diagnóstico de edema agudo de pulmão deve ser feito somente com a história e no exame físico. Os exames laboratoriais podem ser úteis para identificar a etiologia. Portanto, as primeiras medidas terapêuticas devem ser tomadas antes dos resultados de qualquer um dos exames.

EXAMES COMPLEMENTARES

- *ECG* – com o objetivo de avaliar a etiologia (arritmia, IAM).
- *Radiografias de tórax* – são fundamentais no diagnóstico de EAP e avaliam a presença de cardiomegalias e edema intersticial ou alveolar.
- Gasometria arterial.
- *Ecocardiografia transtorácica à beira do leito* – é um exame fundamental para o diagnóstico etiológico da cardiopatia.

TRATAMENTO

O tratamento do edema agudo de pulmão visa diminuir o retorno venoso aos pulmões e aumentar o débito cardíaco. A redução do volume sanguíneo intrapulmonar diminui o acúmulo de líquidos no espaço interstício-alveolar e melhora a relação ventilação–perfusão. É importante ressaltar que o tratamento deve ser iniciado imediatamente após o diagnóstico, sem aguardar os exames e independentemente da patologia que está levando o paciente ao EAP.

MEDIDAS GERAIS

- Colocar o paciente em posição sentada com os membros inferiores pendentes.
- Promover acesso venoso periférico.
- Efetuar monitorização cardíaca.
- Providenciar oximetria de pulso, medida útil por proporcionar um parâmetro evolutivo e ajudar a avaliar a resposta ao tratamento; pode, porém, ser imprecisa devido à má perfusão periférica.

MEDICAMENTOS DE PRIMEIRA ESCOLHA

- *Nitratos sublinguais* – na dose de 0,4 mg a 0,6 mg, repetindo a cada 5 min. Nitroglicerina endovenosa na dose de 0,3 mg/kg/min a 0,5 mg/kg/min, nos pacientes com pressão arterial sistólica superior a 90 mmHg.
- Caso a nitroglicerina falhar, pode-se usar o nitroprussiato de sódio na dose de 0,1 μg/kg/min.
- *Diuréticos de alça* – furosemida na dose de 40 mg a 80 mg por via endovenosa.
- *Morfina EV* – na dose de 3 mg seguida de 2 mg no intervalo de 1 min a 2 min, até que a ansiedade provocada pelo desconforto respiratório seja aliviada.
- *Máscara de CPAP* – o método consiste na administração de oxigênio com a pressão positiva contínua através de máscara facial. É uma medida terapêutica de eleição em casos de hipóxia severa sem resposta rápida ao tratamento. Melhora as trocas gasosas, a mecânica pulmonar e o desempenho cardíaco em paciente com EAP por insuficiência cardíaca.
- *Intubação orotraqueal* – somente é indicada nos casos em que o paciente apresente sinais de choque circulatório ou arritmias fatais que exijam cardioversão elétrica.
- *Drogas vasoativas* – dopamina e dobutamina, por exemplo.

O tratamento inicial é considerado exitoso se, passados 30 min a 60 min desde o começo da abordagem, o paciente apresentar melhora da dispneia, diurese, diminuição dos estertores pulmonares e melhora na saturação de oxigênio.

Emergências hipertensivas

- *Hipertensão arterial sistêmica (HAS)* – é uma condição clínica de natureza multifatorial caracterizada por níveis elevados e sustentados da pressão arterial. PAS igual ou superior a 140 mmHg e/ou PAD igual ou superior a 90 mmHg em medidas de consultório, validadas por medidas repetidas, em condições ideais, em pelo menos três ocasiões.

- *Crise hipertensiva* – elevação severa da pressão arterial, geralmente com uma PAD superior a 120 mmHg. Este termo inclui as seguintes situações:
  - *emergência hipertensiva* – é a situação clínica em que há hipertensão arterial e lesão de órgãos-alvo em andamento, havendo a necessidade de controle imediato da pressão arterial com o objetivo de preservar a vida ou a função de órgãos vitais (cérebro, rins e coração);
  - *urgência hipertensiva* – é a situação clínica em que existe a hipertensão arterial, embora não acompanhada de alterações que impliquem comprometimento vital imediato, portanto o tratamento pode ser feito nas 24 h a 48 h seguintes, com um anti-hipertensivo por via oral.

OBSERVAÇÃO

As crises hipertensivas ocorrem geralmente em pacientes com história conhecida de hipertensão, porém mal controlada. O aumento súbito da pressão arterial ocorre por uma elevação da resistência vascular sistêmica devido ao aumento de substâncias vasoconstritoras. O aumento súbito da pressão arterial produz uma força de cisalhamento capaz de levar à lesão das células endoteliais do órgão-alvo, com deposição de fibrina e plaquetas, hipertrofia intimal e perda da autorregulação do fluxo, provocando isquemia. A isquemia, por sua vez, ativa a liberação de substâncias vasoconstritoras, reiniciando o ciclo vicioso.

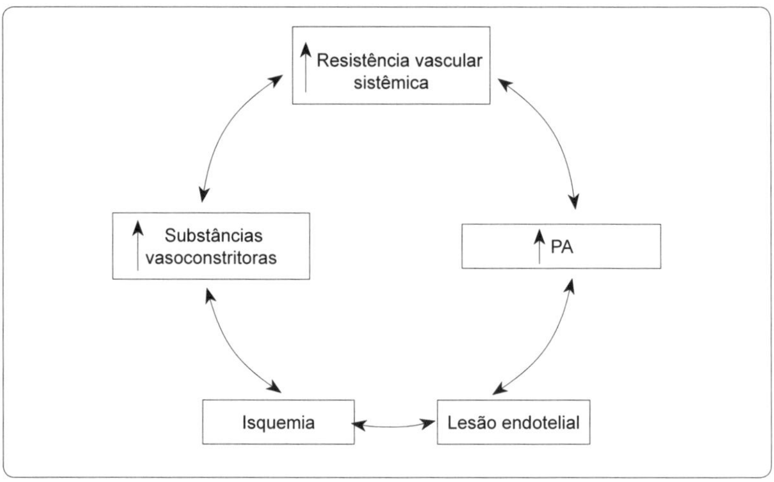

ESQUEMA 6 – O CICLO VICIOSO DA HIPERTENSÃO ARTERIAL.

Conforme dito anteriormente, a emergência hipertensiva se caracteriza por apresentar hipertensão arterial e lesão em órgão-alvo em andamento, como infarto agudo do miocárdio, edema pulmonar, encefalopatia hipertensiva, hemorragia intracraniana e dissecção aórtica. O tratamento consiste em controlar a pressão arterial, reduzindo a resistência vascular sistêmica. A redução da pressão arterial deve ser gradual. Os pacientes devem ficar internados, sempre que possível em UTI. É imprescindível que se evite a hipotensão arterial, pois pode levar a dano isquêmico dos órgãos mais comprometidos, que já apresentam lesão microvascular com perda do mecanismo de autorregulação.

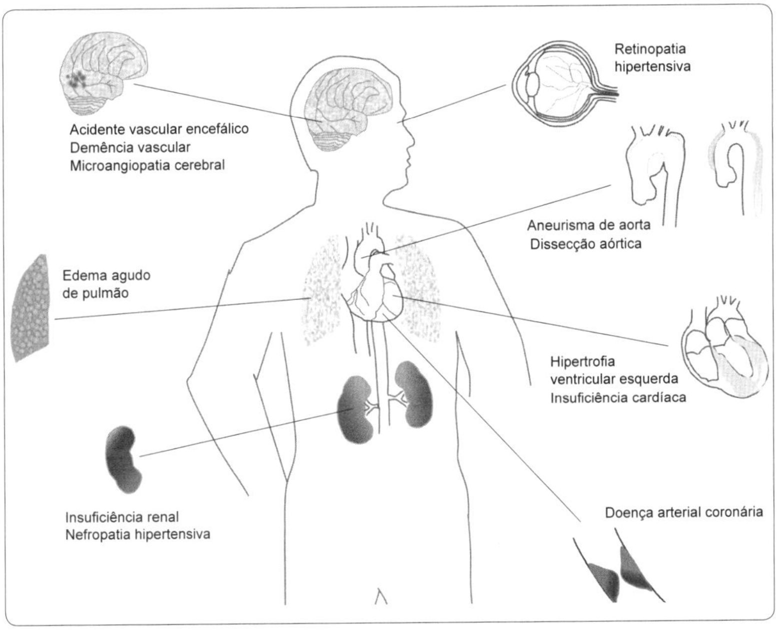

FIG. 43 – COMPLICAÇÕES DA HAS.

TRATAMENTO DE EMERGÊNCIAS HIPERTENSIVAS

Em quase todas as emergências hipertensivas, o tratamento é feito com nitroprussiato de sódio (NPS) em infusão contínua por via endovenosa. A pressão arterial deve ser controlada em um prazo máximo de 1 h a 2 h a fim de evitar lesões irreversíveis sobre o órgão-alvo. O objetivo é a redução da pressão arterial de 20% a 25% do valor inicial, tentando manter a PAD inferior a 110 mmHg. Nas emergências hipertensivas associadas a enfermidade vascular cerebral, não se deve diminuir a PAS para nível inferior a 160 mmHg ou a PAD inferior a 100 mmHg por provocar redução do fluxo cerebral com consequente repercussão isquêmica.

Quando o órgão-alvo é o coração, a nitroglicerina, por seu efeito vasodilatador arterial e venoso, é preferível. Nas situações em que o uso de nitroprussiato de sódio é contraindicado (como pré-eclâmpsia e eclâmpsia), indicam-se o labetalol e a hidralazina.

PROCEDIMENTOS RECOMENDADOS PARA A MEDIDA DA PRESSÃO ARTERIAL (SEGUNDO DIRETRIZES DA SOCIEDADE BRASILEIRA DE CARDIOLOGIA)

- Explicar o procedimento ao paciente e deixá-lo em repouso por pelo menos 5 min em ambiente calmo. O paciente deve ser instruído a não conversar durante a medida.
- Certificar-se de que o paciente NÃO:
  - está com a bexiga cheia;
  - praticou exercícios físicos há pelo menos 60 min;
  - ingeriu bebidas alcoólicas, café ou alimentos;
  - fumou nos 30 min anteriores.
- Posicionar corretamente o paciente: ele deve estar sentado, com pernas descruzadas, pés apoiados no chão e dorso recostado na cadeira, e relaxado. O braço deve estar na altura do coração (nível do ponto médio do esterno ou 4º espaço intercostal), livre de roupas, apoiado, com a palma da mão voltada para cima e o cotovelo ligeiramente fletido.

  Para realizar a medida da pressão arterial, adotar os passos a seguir.

  1. Obter a circunferência aproximadamente no meio do braço. Após a medida, selecionar o manguito de tamanho adequado ao braço.
  2. Colocar o manguito, sem deixar folgas, em 2 cm a 3 cm acima da fossa cubital.
  3. Centralizar o meio da parte compressiva do manguito sobre a artéria braquial.
  4. Estimar o nível da pressão sistólica pela palpação do pulso radial. O seu reaparecimento corresponderá à PA sistólica.

5. Palpar a artéria braquial na fossa cubital e colocar a campânula ou o diafragma do estetoscópio sem compressão excessiva.
6. Inflar rapidamente até ultrapassar 20 mmHg a 30 mmHg o nível estimado da pressão sistólica obtido pela palpação.
7. Proceder à deflação lentamente (velocidade de 2 mmHg/s).
8. Determinar a pressão sistólica pela ausculta do primeiro som (fase I de Korotkoff), que é em geral fraco, seguido de batidas regulares, e, depois, aumentar ligeiramente a velocidade de deflação.
9. Determinar a pressão diastólica no desaparecimento dos sons (fase V de Korotkoff).
10. Auscultar cerca de 20 mmHg a 30 mmHg abaixo do último som para confirmar seu desaparecimento e, depois, proceder à deflação rápida e completa.
11. Se os batimentos persistirem até o nível zero, determinar a pressão diastólica no abafamento dos sons (fase IV de Korotkoff) e anotar valores da sistólica/diastólica/zero.
12. Sugere-se esperar em torno de 1 min para nova medida.
13. Informar os valores de pressão arterial obtidos para o paciente.
14. Anotar os valores exatos, sem "arredondamentos", e o braço em que a pressão arterial foi medida.

TABELA 9 – ALGUMAS MODIFICAÇÕES NO ESTILO DE VIDA E REDUÇÃO APROXIMADA DA PAS.*

MODIFICAÇÕES NO ESTILO DE VIDA	REDUÇÃO APROXIMADA DA PAS**
Manter o peso corporal na faixa normal (índice de massa corporal entre 18,5-24,9 kg/m²)	5-20 mmHg para cada 10 kg de peso reduzido
Consumir dieta rica em frutas e vegetais e alimentos com baixa densidade calórica e baixo teor de gorduras saturadas e totais	8-14 mmHg

(cont.)

MODIFICAÇÕES NO ESTILO DE VIDA	REDUÇÃO APROXIMADA DA PAS**
Reduzir a ingestão de sódio para não mais que 2 g (5 g de sal/dia) = no máximo 3 colheres de café rasas de sal = 3 g + 2 g de sal dos próprios alimentos	2-8 mmHg
Limitar o consumo a 30 g/dia de etanol para os homens e 15 g/dia para mulheres	2-4 mmHg
Habituar-se à prática regular de atividade física aeróbica, como caminhadas, por pelo menos 30 min por dia (3 vezes por semana para prevenção e diariamente para tratamento)	4-9 mmHg

* Associar abandono do tabagismo para reduzir o risco cardiovascular.
** Pode haver efeito aditivo para algumas das medidas adotadas.

Fonte: Castro (2011, p. 135).

Dissecção aórtica

A aorta é a maior artéria do corpo humano, com diâmetro de 2 cm a 3 cm. É o principal tronco das artérias sistêmicas, com a função de transportar o sangue arterial para todo o organismo por meio de suas ramificações. Emerge do ventrículo esquerdo e tem quatro segmentos principais: a *aorta ascendente*, o *arco aórtico (crossa)*, a *aorta torácica* e a *aorta abdominal*, com seus ramos.

A dissecção aguda da aorta é um acometimento súbito em que se produz a separação brusca, longitudinal e circunferencial da parede média da aorta. A partir daí o sangue penetra na parede da aorta e separa a íntima de sua parede externa. O sangue é desviado da luz verdadeira para a luz falsa através de um ponto de ruptura da íntima. A dissecção aórtica, apesar de todos os avanços nos métodos diagnósticos e no tratamento, continua a ser uma das afecções aórticas mais letais.

A classificação de dissecção mais usada é a da Universidade de Stanford, que agrupa as dissecções segundo o envolvimento da aorta ascendente sem incluir o ponto inicial de dissecção ou a presença da extensão distal da dissecção.

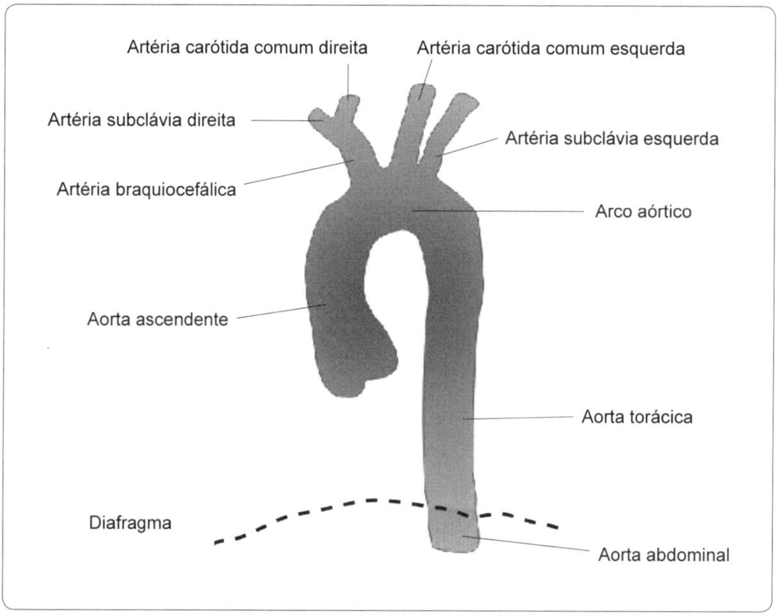

FIG. 44 – SEGMENTOS DA AORTA.

TIPOS DE DISSECÇÃO AÓRTICA

A dissecção aórtica pode ser de dois tipos: A e B. O tipo A envolve a aorta ascendente, com ou sem extensão, à crossa da aorta, e o tipo B implica o envolvimento exclusivo da aorta descendente. Dois terços das dissecções afetam a aorta ascendente (tipo A) e têm pior prognóstico. Se não diagnosticada e tratada prontamente, a evolução quase sempre é fatal. O tempo do início dos sintomas é um fator de grande importância no prognóstico. É considerada dissecção aguda quando diagnosticada antes dos 15 dias desde o início dos sintomas e crônica quando diagnosticada depois desse período. A taxa de mortalidade de dissecção tipo A sem o tratamento é extremamente alta. A maioria dos autores reporta que mais de um terço dos pacientes morre nas primeiras 24 h. Dos restantes, a metade falece nas 48 h seguintes, levando a uma porcentagem de 1,5% de mortalidade por hora nas primeiras 48 h, sobrevivendo apenas 20% em uma semana e 10% ao final de um mês.

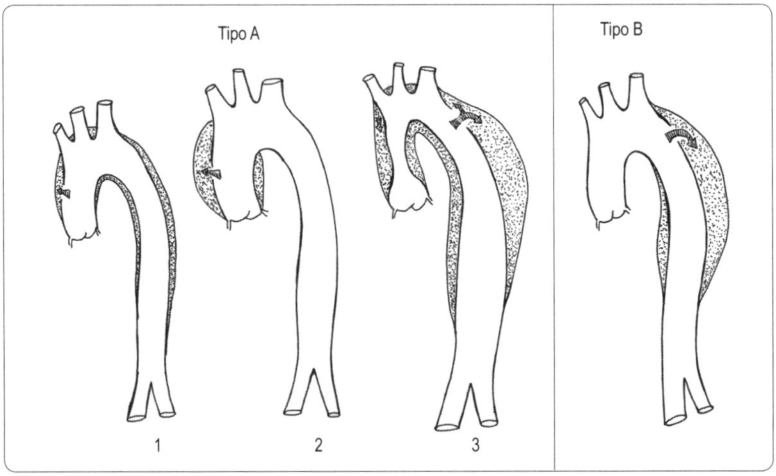

FIG. 45 – CLASSIFICAÇÃO DE STANFORD DE DISSECÇÃO AÓRTICA.

COMPROMETIMENTO DOS ÓRGÃOS SEGUNDO A LOCALIZAÇÃO DA DISSECÇÃO

Dissecção de tipo A:

- pode lesar uma artéria coronária e levar ao IAM;
- pode acometer a valva aórtica e provocar insuficiência aórtica aguda;
- pode se estender para o espaço pericárdico e provocar tamponamento pericárdico;
- pode causar derrame pleural hemorrágico;
- pode provocar dano neurológico;
- pode levar a perda de pulso de membro superior esquerdo.

Dissecção de tipo B:

- pode provocar perda de pulsos distais;
- pode levar a isquemia mesentérica;
- pode levar a isquemia renal.

FISIOPATOLOGIA E MANIFESTAÇÕES CLÍNICAS

O principal fator para o diagnóstico de dissecção é um alto grau de suspeita clínica. O paciente com suspeita diagnóstica de dissecção aórtica é considerado uma das maiores emergências cardíacas vasculares. Afeta mais indivíduos do sexo masculino, na proporção de três homens para uma mulher. No caso de pacientes com dissecção tipo A, geralmente são mais jovens e existem anormalidades congênitas do tecido conjuntivo da camada média da aorta.

Os elementos clínicos frequentemente associados a dissecção aórtica são antecedente de hipertensão arterial e dor. A dor é o sintoma mais comum: está presente em mais de 90% dos pacientes e é muito intensa desde o seu início, de caráter lancinante, início súbito, pulsátil e migratória, localizando-se mais na região interescapular e podendo irradiar-se para o abdome. A síncope ocorre em 10% dos pacientes e se deve ao envolvimento dos grandes vasos do pescoço (sinais de envolvimento do sistema nervoso central) ou a ruptura intrapericárdica (tamponamento pericárdico).

A dissecção do tipo B acomete pessoas com idade mais avançada e hipertensos. Normalmente ocorre por degeneração da musculatura lisa da camada média da aorta. A sintomatologia mais comum também é a dor irradiada para o abdome. Podem estar presentes sinais de isquemia mesentérica, periférica e renal (anúria). A história, o exame físico bem detalhado e a radiografia de tórax alertam o clínico para a possibilidade de dissecção aórtica.

Sinais clínicos observados no exame físico:

- evidências de má perfusão periférica;
- hipertensão arterial ou hipotensão arterial;
- diferença de pressão arterial nos membros superiores (devido ao comprometimento da artéria subclávia). Por essa razão, sempre deve-se aferir a pressão nos dois braços;
- ausência ou diminuição de pulso periférico. Estes são achados fundamentais para o diagnóstico de dissecção aórtica;
- abdome globoso, doloroso, com ruídos hidroaéreos diminuídos, o que pode indicar isquemia mesentérica.

MÉTODOS DIAGNÓSTICOS

O diagnóstico é confirmado por métodos de imagem. O melhor exame é aquele que se encontra mais disponível no centro onde o paciente está sendo atendido:

- *RX de tórax* – usualmente mostrando alargamento do mediastino;
- ECG (usualmente inespecífico);
- ecocardiografia transesofágica (ETE);
- tomografia computadorizada;
- ressonância magnética;
- aortografia.

A tomografia computadorizada, junto com a ETE, é um exame diagnóstico de eleição para enfermidades agudas da aorta.

A aortografia, que antes era o padrão ouro para o diagnóstico de enfermidades agudas da aorta, atualmente tem papel secundário, em decorrência do advento de métodos mais rápidos e menos invasivos. No entanto, permanece como um exame importante para fornecer informações sobre o estado das coronárias, o que é fundamental para o planejamento cirúrgico.

TRATAMENTO E ASSISTÊNCIA DE ENFERMAGEM

Por se tratar de uma enfermidade com elevada taxa de mortalidade nas primeiras horas, as medidas terapêuticas iniciais devem ser enérgicas e aplicadas simultaneamente com o desenrolar dos métodos diagnósticos.

O objetivo inicial do tratamento é reduzir a dor e a pressão arterial. A diminuição da pressão arterial deve ser a níveis mínimos compatíveis com uma adequada perfusão renal, cerebral e cardíaca (nitroprussiato de sódio, β-bloqueador). A sedoanalgesia também é um fator fundamental (morfina e fentanil).

A enfermagem deve:

- facilitar o diagnóstico rápido em ótimas condições;
- determinar repouso absoluto no leito;
- fazer monitorização eletrocardiográfica;
- providenciar acesso venoso;
- realizar controle rigoroso da pressão arterial;
- fazer o controle da frequência cardíaca;

- providenciar alívio da dor (opioides) e da ansiedade (benzodiazepínicos);
- realizar controle rigoroso da diurese.

Tratamento definitivo

- Os pacientes com indicação cirúrgica imediata são aqueles que apresentam dissecção aórtica aguda e do tipo A. A cirurgia é de grande porte, realizada em caráter de emergência e com elevada taxa de mortalidade.
- Atualmente, tem surgido *stent* endovascular para o tratamento de patologias da aorta. O procedimento, realizado em laboratório de hemodinâmica, parece ser promissor.
- O prognóstico depende essencialmente das condições clínicas com que os pacientes chegam à cirurgia, da idade e do grau de comprometimento.
- Todos os pacientes devem ter um seguimento médico de perto, pois podem ocorrer complicações tardias. As três mais importantes são nova dissecção, desenvolvimento de aneurisma de aorta e insuficiência da valva aórtica.
- Todos os pacientes com dissecção aórtica, cirúrgicos ou não, devem manter o tratamento por toda a vida com anti-hipertensivos e β-bloqueadores.

Trombose venosa profunda (TVP) e embolia pulmonar (EP)

TROMBOSE VENOSA PROFUNDA

As tromboses venosas profundas (TVPs) são a principal causa (95%) de embolia pulmonar (EP), principalmente as localizadas nos membros inferiores. Na maioria dos casos, a veia poplítea está comprometida, seguida de veia femoral e veia ilíaca.

Fisiopatologia

O trombo venoso é um depósito intravascular composto de fibrina e glóbulos vermelhos, plaquetas e leucócitos, que usualmente se formam em regiões de fluxo baixo ou anormal, como as válvulas venosas, ou em áreas de trauma direto.

Os fatores implicados na patogênese da trombose venosa são a modificação nos componentes sanguíneos, com a ativação da cascata de coagulação (hipercoagulabilidade), a lesão endotelial e a estase venosa (tríade de Virchow). Os trombos formados podem evoluir com a lise em 80% ou aumentar no tamanho e na extensão, com ou sem embolização. Quando a embolização ocorre aos pulmões (embolia pulmonar), os coágulos apresentam localização múltipla em ambos os campos pulmonares.

Fatores de risco para a TVP

- Idade (aumento exponencial depois de 50 anos).
- Imobilização prolongada.
- Cirurgias.
- História anterior de TVP.
- Neoplasias.
- Trombofilia.
- Varizes.
- Obesidade.
- Infecção.
- Trauma.
- Gravidez e puerpério.
- Anestesia com tempo superior a 30 min ou anestesia geral.
- Uso de estrógenos (anticoncepcionais orais ou reposição hormonal).
- Quimioterapia.

Manifestações clínicas

- Edema depressível em todo o membro inferior ou na panturrilha.
- Dilatação das veias superficiais.
- Dor à palpação.

Diagnóstico

A estratégia ideal para o diagnóstico de TVP em um paciente sintomático é a combinação de três fatores: a probabilidade clínica, o ultrassom de extremidades e o dímero D. Assim, temos:

- anamnese e exame físico detalhados;

- ultrassonografia nas veias femorais, poplíteas e ilíacas. O ultrassom é considerado o exame complementar de escolha para a confirmação de TVP;
- dosagem de dímero D no plasma. O dímero D é um produto de degradação do coágulo de fibrina polimerizada. O nível se encontra alterado em pacientes com quadro de TVP recente e também em outras situações clínicas, como cirurgia, traumatismos e câncer. O dímero D é um marcador com alta sensibilidade, porém de baixa especificidade. Isso significa que o valor real reside nos resultados negativos, para excluir o diagnóstico de TVP, e não serve para confirmação diagnóstica.

Tratamento

Heparina de baixo peso molecular por via subcutânea durante 5 a 7 dias, concomitante à anticoagulação oral com varfarina.

O uso de anticoagulante oral deve ser iniciado com o uso da heparina, e a associação deve ser mantida por pelo menos 5 dias. A monitorização laboratorial do nível sérico de varfarina se dá pelo índice RNI (sigla de razão normalizada internacional). O objetivo terapêutico é a manutenção do nível de RNI entre 2 e 3. Para isso, o nível plasmático de RNI deve ser verificado diariamente a partir do terceiro dia de início de tratamento, e a HBPM, descontinuada apenas quando for atingido o nível terapêutico.

Complicações

As duas principais complicações da trombose venosa profunda são a já citada embolia pulmonar e a síndrome pós-TVP. A meia elástica deve ser utilizada no tratamento de manutenção, para reduzir a frequência da síndrome pós-trombótica. Quando a TVP leva ao quadro de EP, pode provocar morte na primeira hora em 12% dos casos. Se o diagnóstico não for feito, a mortalidade poderá chegar a 30% dos pacientes, pois a EP é uma doença recorrente.

Profilaxia

Muitos serviços usam modelos clínicos para predeterminar a probabilidade de TVP a fim de indicar a profilaxia com HBPM. O mais usado é o modelo de Wells, proposto em 1997.

CARACTERÍSTICAS CLÍNICAS	ESCORE
Câncer em atividade (paciente em tratamento nos últimos 6 meses)	1
Paralisia, paresia ou imobilização recente de membros inferiores	1
Pacientes acamados > 3 dias ou grandes cirurgias com anestesia geral ou regional na últimas 12 semanas	1
Dor à palpação	1
Edema de toda a perna	1
Edema de panturrilha	1
(> 3 cm de outra perna)	
Edema depressível na perna sintomática	1
Veias superficiais colaterais	1
História prévia de TVP	1
Diagnóstico diferencial provável	-2
TVP provável – escore ≥ 2 *TVP improvável – escore < 2*	

Fonte: adaptado de Wells *et al.* (1997).

EMBOLIA PULMONAR

A EP ocorre como consequência de um trombo formado no sistema venoso profundo que se desprende e, atravessando as câmaras cardíacas direitas, obstrui a artéria pulmonar ou seus ramos.

Manifestações clínicas

As manifestações clínicas dependem, fundamentalmente, da localização e do tamanho do trombo, bem como do estado cardiorrespiratório prévio do paciente.

- *EPs pequenas (submaciças)* – dispneia, dor torácica do tipo pleurítica, taquipneia, tosse, hemoptise, taquicardia, febre, cianose.

- *EPs grandes (maciças)* – síncope, hipotensão arterial, choque, taquicardia, dispneia, cianose.

Diagnóstico

Alguns critérios diagnósticos têm sido desenvolvidos para ajudar no diagnóstico de EP. O mais amplamente utilizado é o escore de Wells.

CRITÉRIOS (ESCORE DE WELLS)	PONTOS
Suspeita de tromboembolismo venoso	3
Alternativa menos provável que EP	3
Frequência cardíaca > 100 bpm	1,5
Imobilização ou cirurgia nas 4 semanas anteriores	1,5
Tromboembolismo venoso ou EP prévios	1,5
Hemoptise	1
Malignidade	1
Interpretação do risco	
< 2 pontos: baixa probabilidade de EP	
3 a 6 pontos: risco moderado de EP	
> 6 pontos: alta probabilidade de EP	

Fonte: adaptado de Wells *et al.* (1997).

Exames complementares

- ECG.
- Radiografia de tórax.
- Gasometria arterial.
- *Dímero D* – serve para a exclusão do diagnóstico de embolia.
- *Duplex-scan venoso nos membros inferiores* – um diagnóstico de trombo em membros inferiores pode evitar a realização de exames para identificar trombos na circulação pulmonar (que são mais invasivos e de custo mais elevado).
- *Cintilografia pulmonar* – exame importante para confirmar o diagnóstico em pacientes com alta probabilidade de EP ou excluir o diagnóstico em pacientes com baixa probabilidade de EP.
- *Ecocardiografia* – exame solicitado para avaliar a função do ventrículo direito e o grau de hipertensão pulmonar. Não possui boa acurácia para a visualização de trombo em artéria pulmonar.

- *Tomografia computadorizada helicoidal* – método sensível para identificar trombos nos ramos principais, lobares e segmentares.
- *Ressonância magnética* – tem como principal vantagem a possibilidade de visualização das artérias pulmonares, sem a necessidade de contraste iodado e sem exposição à radiação.
- *Arteriografia pulmonar* – método padrão ouro para o diagnóstico de EP, na medida em que permite visualização da circulação pulmonar, após a injeção de contraste iodado.

Tratamento

- Medidas gerais:
  - reposição volêmica;
  - *suporte ventilatório* – manter saturação de oxigênio superior a 90%;
  - suporte farmacológico com agentes inotrópicos, se necessário.
- Anticoagulação com heparina não fracionada por via endovenosa em infusão contínua. Dose de ataque de 80U/kg, seguida de dose de manutenção de 18U/Kg/h que deverá ser ajustada conforme variações de TTPa (1,5 a 2 vezes o valor normal). O tempo de tratamento em geral é de 5 a 7 dias, tempo este necessário para que seja alcançado o nível de RNI terapêutico com varfarina.
- *HBPM* – a heparina de baixo peso molecular deve ser considerada em relação à heparina não fracionada no tratamento de pacientes com EP estáveis hemodinamicamente.
- *Antitrombínicos* – ximelagatrana é o primeiro antitrombínico disponível para o uso via oral, podendo ser uma opção terapêutica substitutiva promissora para varfarina.
- *Trombolíticos* – indicados para pacientes com instabilidade hemodinâmica e disfunção do ventrículo direito (EP maciça). Os agentes trombolíticos aprovados para tratamento de EP pelo Food and Drug Administration (FDA) são a estreptoquinase e o fator ativador de plasminogênio tecidual (rt-PA).
- *Cirurgia* – embolectomia está indicada nos casos de EP maciça com contraindicação para o uso de trombolítico ou para aqueles que, apesar do uso de trombolítico, permanecem instáveis hemodinamicamente.

- *Filtro de veia cava* – indicado para prevenção de EP em pacientes com contraindicação à anticoagulação oral e para aqueles que apresentem recorrência da TVP a despeito do tratamento com anticoagulante oral.

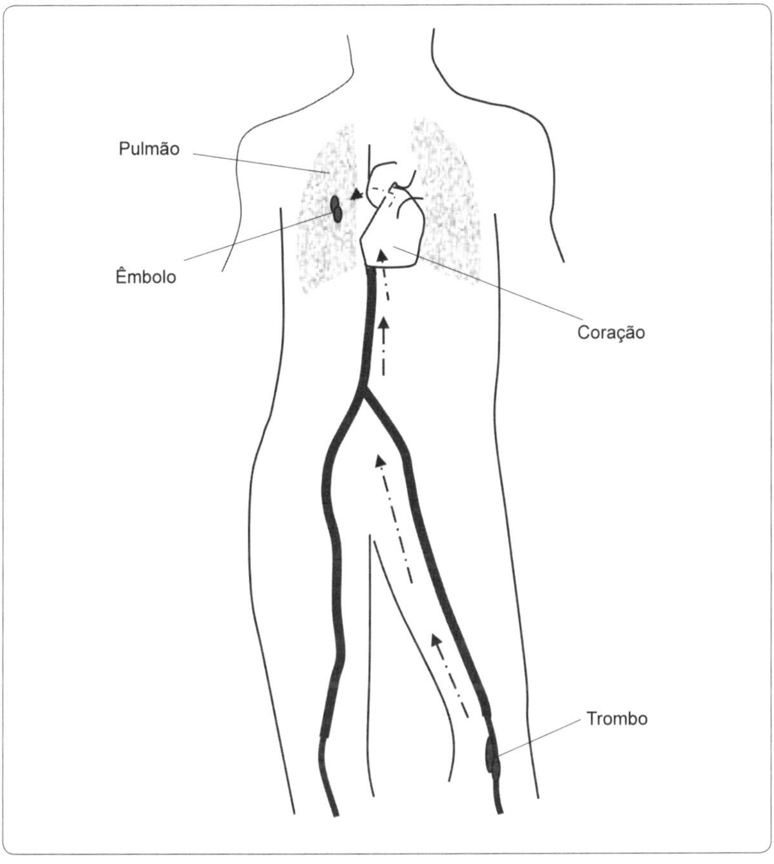

FIG. 46 – TROMBOSE VENOSA PROFUNDA LEVANDO A EMBOLIA PULMONAR.

Choque

É uma situação de colapso circulatório com intensa hipoperfusão tecidual sistêmica que provoca uma oferta inadequada de oxigênio aos tecidos para a demanda metabólica existente. É uma urgência médica e requer reconhecimento precoce e uma abordagem imediata. Se a hipóxia tecidual for prolongada, levará a uma disfunção de múltiplos órgãos.

Em uma situação de choque, o organismo lança mão de mecanismos compensatórios com vasoconstrição de artérias renais e do tubo gastrintestinal, para priorizar a distribuição de fluxo ao cérebro e ao coração.

O choque pode ser classificado em:

- choque hipovolêmico;
- *choque distributivo* – séptico, anafilático, neurogênico;
- *choque obstrutivo* – tromboembolia pulmonar, pneumotórax, tamponamento cardíaco;
- choque cardiogênico.

Independentemente do tipo de choque, ele passa tipicamente por três estágios:

- *estágio I (pré-choque)* – os pacientes podem ser assintomáticos; apresentam taquicardia e ligeira vasoconstrição periférica;
- *estágio II (choque)* – ocorrem queda de pressão arterial e hipoperfusão dos órgãos; os pacientes mostram-se inquietos e agitados; ocorrem taquicardia, dispneia, sudorese profusa, acidose metabólica, oligúria e pele fria e pegajosa.
- *estágio III (falha multiorgânica)* – há falha nos mecanismos compensadores; a pressão arterial diminui e surgem sinais de hipoperfusão dos órgãos terminais (anúria, depressão do estado mental e pele fria e pegajosa). O paciente se apresenta obnubilado e pode ir a coma. A disfunção orgânica progressiva pode ser irreversível, culminando em morte.

FISIOPATOLOGIA

Seja qual for a causa do choque, os eventos fisiopatológicos e sua sequência são semelhantes. O esquema a seguir representa a sequência desses eventos.

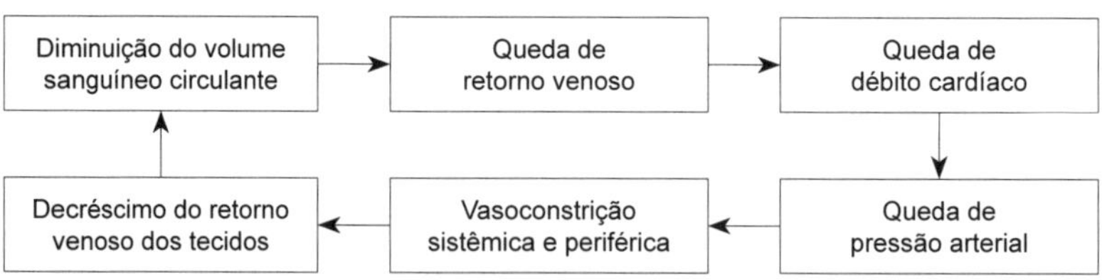

ESQUEMA 7 – FISIOPATOLOGIA DO CHOQUE.

MANIFESTAÇÕES CLÍNICAS

- *Hipotensão arterial* – ocorre na maioria dos pacientes. A hipotensão arterial pode ser absoluta (PAS inferior a 90 mmHg, PAM inferior a 60 mmHg) ou relativa (diminuição superior a 40 mmHg sobre a pressão arterial basal).
- Alteração do estado mental (alternam-se ansiedade, agitação e apatia profunda).
- Pele fria e úmida, sudorese.
- Palidez seguida de cianose.
- Respiração rápida e superficial.
- Oligúria ou anúria (diurese inferior a 0,5 mℓ/h).
- Pulso filiforme e rápido.
- Temperatura hipotérmica.
- Acidose metabólica.

TRATAMENTO GERAL DE CHOQUE

A abordagem inicial deve estar focalizada para restabelecer a perfusão tecidual. As atitudes diagnósticas e terapêuticas devem ser paralelas. Primariamente, devem-se descartar as situações que ameaçam a vida de forma iminente, como hipoglicemia, pneumotórax, arritmias, anafilaxia, infarto agudo do miocárdio, tamponamento cardíaco, hemorragias.

Medidas gerais iniciais:

- monitorizar PA, FC, ECG e saturação de oxigênio;
- obter acesso venoso periférico de grosso calibre;
- realizar sondagem vesical (controle rigoroso de diurese);
- iniciar a reposição volêmica com o objetivo de assegurar a perfusão de órgãos vitais. É a ação de primeira linha para quase todos os tipos de choque;
- fazer a medição da pressão venosa central após inserção de cateter central, importante para avaliar e classificar o choque;
- realizar tratamento de acidose metabólica (pH menor que 7,15) com bicarbonato de sódio e alterações eletrolíticas;
- aplicar drogas vasoativas. Devem ser empregadas após a reposição adequada de volume e correção de acidose metabólica (dopamina, noradrenalina, dobutamina, levosimendan, adrenalina).

CHOQUE HIPOVOLÊMICO

Instala-se em consequência da redução importante do volume sanguíneo secundária a uma hemorragia aguda, perda importante de líquido de origem gastrintestinal (vômitos, diarreia), diurese excessiva e falta de aporte hídrico. O extravasamento de líquido intersticial com formação do terceiro espaço (grandes queimados, peritonites) também pode levar ao quadro de choque hipovolêmico.

Perdas rápidas de aproximadamente 30% do volume sanguíneo já determinam um choque hipovolêmico. O volume sanguíneo reduzido torna-se insuficiente para suprir os tecidos e o equilíbrio circulatório é rompido com a queda do débito cardíaco e da pressão arterial. Em uma tentativa de compensação, o organismo lança mão de uma atividade adrenérgica, dando lugar, então, a uma vasoconstrição e a uma isquemia no leito capilar. Hemodinamicamente, apresenta-se com aumento da resistência vascular sistêmica e diminuição do débito cardíaco e da pré-carga. As consequências clínicas da hipovolemia dependem da rapidez da perda de volume e da resposta individual a essa perda. A magnitude e a duração do estado de choque – ou seja, do tempo de má perfusão tecidual – definem o prognóstico dos pacientes.

Tratamento do choque hipovolêmico

Fazer a reposição volêmica com solução salina – 2 L em bolus ou 6 mℓ/kg/min por veia periférica de grosso calibre. A reanimação volêmica inicial é mais efetiva quando realizada por meio de duas veias periféricas de grosso calibre. O ritmo de perfusão tecidual com o uso de solução salina é melhor quando comparado com o de produtos com maior viscosidade, como concentrado de hemácias.

TABELA 10 – CLASSIFICAÇÃO DO CHOQUE HIPOVOLÊMICO.

PARÂMETROS	CLASSE I	CLASSE II	CLASSE III	CLASSE IV
Perda de volemia %	< 15	15-30	30-40	> 40
Frequência cardíaca	< 100	> 100	> 120	> 140
Pressão arterial	normal	normal	baixa	baixa
Diurese (mℓ/h)	> 30	20-30	5-15	< 5
Nível de consciência	ansioso	agitado	confuso	obnubilado

CHOQUE SÉPTICO

É um estado de choque decorrente de uma resposta inflamatória do organismo aos microrganismos (bactérias, fungos, vírus, protozoários) e suas toxinas. A resposta sistêmica à infecção começa com a ativação do sistema de defesa (leucócitos e monócitos) e de células endoteliais. Ocorre vasodilatação do leito arterial e do venoso. A liberação de toxinas na circulação favorece a hipóxia celular e desencadeia arritmias cardíacas, levando à falência do miocárdio. A hipovolemia é secundária ao aumento da permeabilidade de barreira endotelial.

Tratamento do choque séptico

- Fazer a reposição volêmica.
- Ministrar fármaco vasoativo.
- Realizar antibioticoterapia direcionada com antibiograma.

CHOQUE ANAFILÁTICO

É um estado de choque secundário a uma reação anafilática grave a um antígeno. Pode apresentar edema laríngeo ou broncoespasmo, situação que ameaça a vida agudamente.

Segundo a fisiopatologia do choque anafilático, a exposição a um antígeno induz a produção de IgE, que se fixa sobre a superfície dos basófilos circulantes e sobre os mastócitos dos tecidos do trato gastrintestinal, do trato respiratório e da pele. Na primeira exposição, o organismo fica sensibilizado; na segunda exposição ao mesmo antígeno, este ativa a IgE, iniciando-se uma série de eventos bioquímicos que produzem a liberação de mediadores como histamina, prostaglandinas, fator ativador de plaquetas e componentes da cascata de coagulação. Os mediadores liberados alteram a permeabilidade capilar em níveis sistêmico e pulmonar com formação de edema intersticial e pulmonar. Ocorrem também vasodilatação generalizada, hipotensão e consequências de vasoconstrição: dor precordial, broncoespasmo, diarreia, náuseas, vômitos e dor abdominal. A ativação da cascata de coagulação pode levar ao quadro de coagulação intravascular disseminada.

Existem substâncias utilizadas como meio de contraste em exames diagnósticos, como o contraste iodado (em laboratório de hemodinâmica e tomografia computadorizada, por exemplo), que podem levar ao quadro de choque anafilático, ativando diretamente os receptores de basófilos e mastócitos sem que tenha havido exposição prévia do indivíduo.

Tratamento do choque anafilático

O tratamento inicial exige, além da reposição volêmica inicial, adrenalina subcutânea, anti-histamínicos e corticoides, além de avaliação da necessidade imediata de suporte ventilatório, como traqueotomia.

CHOQUE NEUROGÊNICO

Este tipo de choque é resultado de uma lesão ou uma disfunção do sistema nervoso simpático. Pode ser secundário ao bloqueio farmacológico do sistema nervoso simpático ou ocorrer por lesão na medula espinhal em nível acima de T6. Devido ao relaxamento dos vasos periféricos, há uma queda de pressão arterial e do retorno venoso ao coração, diminuindo o débito cardíaco. Hemodinamicamente, ocorre diminuição do débito cardíaco, da resistência vascular sistêmica, da pressão venosa central e da pressão capilar pulmonar.

Tratamento do choque neurogênico

- Realizar a reposição volêmica.
- Ministrar fármacos vasoativos.
- Controlar ou eliminar a causa desencadeante do choque.

CHOQUE OBSTRUTIVO

Em geral, este choque é decorrente de embolia pulmonar maciça. Ocasionalmente, a embolia pode ser aérea, tumoral, gordurosa ou por líquido amniótico. O tamponamento cardíaco e o pneumotórax hipertensivo são outras situações que levam ao colapso circulatório do tipo obstrutivo.

Tratamento do choque obstrutivo

O tratamento deve ser dirigido para cada caso. Em casos de tamponamento cardíaco, a pericardiocentese; nos casos de pneumotórax, a drenagem torácica.

CHOQUE CARDIOGÊNICO

É uma condição clínica de má perfusão tecidual secundária a grave disfunção cardíaca. Frequentemente, é uma condição que ameaça a vida. É determinado pela incapacidade do coração de desempenhar sua função como bomba na manutenção do débito cardíaco adequado. A causa mais frequente é o infarto agudo do miocárdio e suas complicações mecânicas. Também pode ser secundário a outras cardiopatias em diversos processos patológicos, como miocardite, cardiomiopatia hipertrófica, mixoma gigante de átrio esquerdo ou trombose atrial. O choque cardiogênico decorrente do IAM está relacionado a extensa perda de massa muscular, e a taxa de mortalidade é superior a 80%. A grande perda de massa muscular leva a hipotensão arterial e hipoperfusão de áreas miocárdicas ainda viáveis, piorando a disfunção ventricular esquerda e a hipoperfusão tecidual.

Diagnóstico do choque cardiogênico

O diagnóstico deve ser feito o mais rapidamente possível, e para isso é fundamental a realização de ecocardiografia. Esse exame, não invasivo e realizado à beira do leito, fornece informações fundamentais para o diagnóstico etiológico de choque, como tamanho do coração, funções sistólica e diastólica dos ventrículos esquerdo e direito, bem como alteração na contratilidade segmentar e as complicações mecânicas secundárias ao infarto.

Tratamento do choque cardiogênico

Medidas gerais:

- *oxigenoterapia* – manter a saturação de oxigênio maior que 90%. Poderá ser necessária ventilação mecânica não invasiva ou até a intubação orotraqueal quando essas medidas não forem eficazes;
- fazer a reposição de volume nos pacientes com hipotensão arterial sem congestão pulmonar;
- ministrar diurético e drogas vasoativas (dopamina, noradrenalina, dobutamina, levosimendan, adrenalina) para hipotensão associada a congestão pulmonar;

- ministrar bicarbonato de sódio para o tratamento de acidose metabólica (pH menor que 7,15). O bicarbonato deve ser administrado em via separada da de drogas vasoativas;
- associar vasodilatadores (nitroglicerina ou nitroprussiato de sódio) em casos de insuficiência mitral importante, desde que a PAS seja superior a 90 mmHg. São contraindicados nos casos de infarto do ventrículo direito.

Medidas específicas:

- instalar cateter de artéria pulmonar (Swan-Ganz) para guiar o tratamento com drogas vasoativas. Os parâmetros hemodinâmicos de choque cardiogênico são:
  - PAS inferior a 90 mmHg;
  - PCP superior a 18 mmHg;
  - índice cardíaco (IC) inferior a 1,8 L/min/m^2;
  - índice de resistência vascular sistêmica (IRVS) superior a 2.000 dinas/s/cm^3/m^2;
  - diferença arteriovenosa de O_2 maior que 5,5 mℓ/dL.
  - instalar *balão intraórtico* – suporte mecânico cardíaco indicado em situações nas quais não foi possível manter o débito cardíaco adequado às necessidades orgânicas;
  - realizar *reperfusão coronária* – na medida do possível, pacientes com IAM e choque cardiogênico devem ser submetidos a cateterismo cardíaco precoce e a tratamento com angioplastia ou cirurgia ainda nas primeiras horas de evolução. Quando a instituição não tem essa facilidade, o paciente deve ser submetido ao tratamento com trombolítico e transferido para serviço que possibilite a realização de cateterismo cardíaco;
  - o tratamento cirúrgico de revascularização do miocárdio deve ser o de escolha nos casos de choque cardiogênico secundário a complicações mecânicas do IAM.

DROGAS VASOATIVAS

- *Dopamina* – exerce ação direta sobre os receptores adrenérgicos e dopaminérgicos e de forma indireta, favorecendo a liberação de noradrenalina. Os efeitos variam de acordo com a dose:

- *de 2 g/kg/min a 5 g/kg/min* – ação fundamentalmente dopaminérgica. Seus efeitos são aumento de fluxo renal (ação vasodilatadora renal) e esplênica, aumento da filtração glomerular, estimulação da diurese e natriurese;
- *de 5 g/kg/min a 10 g/kg/min* – predomina o efeito ß1. Aumenta a contratilidade e o débito cardíaco;
- *de 10 g/kg/min a 20 g/kg/min* – efeitos mistos;
- *de 20 g/kg/min a 40 g/kg/min* – predomínio do efeito de ação vasoconstritora (aumento das resistências periféricas) por estimulação dos receptores α1 e, portanto, aumento da pressão arterial.

- *Noradrenalina* – tem efeito agonista direto dos receptores α1, α2 e β1, de forma que as doses baixas produzem fundamentalmente estimulação cardíaca, e as doses maiores, vasoconstrição periférica por efeito alfa. Como efeitos hemodinâmicos, aumenta a contratilidade, aumentando a pressão arterial. É um potente vasoconstritor, que aumenta as resistências vasculares em quase todos os leitos vasculares, com diminuição de fluxo sanguíneo nos rins, no fígado e nos músculos.
- *Dobutamina* – apresenta efeito seletivo sobre receptores β, com efeito predominante sobre o coração. Aumenta a contratilidade com pouco aumento da frequência cardíaca. Apresenta poucos efeitos sobre as resistências vasculares pulmonares e aumenta a diurese secundária ao aumento de débito cardíaco. Seu efeito principal, é portanto, o aumento do débito cardíaco.
- *Adrenalina* – tem efeito agonista sobre os receptores α e β, produzindo três efeitos fundamentais: inotropismo, aumento das resistências vasculares sistêmicas e broncodilatação. Indicações: é a droga de eleição nas situações de parada cardíaca por fibrilação ou taquicardia ventricular e em quadros de choque anafilático grave.
- *Levosimendan* – é um agente sensibilizador de cálcio que parece ser útil nos casos de choque cardiogênico com redução da fração de ejeção do ventrículo esquerdo e que requer suporte de catecolaminas. Melhora a contratilidade cardíaca sem aumentar o consumo de oxigênio e produz vasodilatação coronária e sistêmica. Diminui os efeitos arritmogênicos secundários a outras catecolaminas.

TABELA 11 – EFEITOS DAS PRINCIPAIS DROGAS VASOATIVAS.

	CRONOTROPISMO	INOTROPISMO	VASOCONSTRIÇÃO	VASODILATAÇÃO
Dopamina	++	++	++	-
Noradrenalina	++	++	++++	-
Dobutamina	+	++++	+	++
Levosimendan	-	++++	-	Coronária e sistêmica
Adrenalina	++++	++++	++++	+++

Endocardite infecciosa (EI)

A EI é uma infecção intracavitária causada por microrganismos (bactérias ou fungos) na superfície endocárdica (válvulas, endocárdio ventricular ou atrial), cuja lesão mais característica é a vegetação. Essas vegetações podem se localizar em uma ou mais valvas cardíacas e comprometer tecidos adjacentes, como cordas tendíneas, endocárdio mural, miocárdio e pericárdio. Podem também comprometer pacientes com cardiopatia congênita e portadores de corpos estranhos intracardíacos (como próteses valvares, eletrodos de marca-passos ou cateteres), inflamação (cardite reumática) e alterações degenerativas (valvas de idosos), bem como usuários de drogas injetáveis.

A endocardite é uma síndrome infecciosa grave, com alta taxa de morbimortalidade. O prognóstico depende de um diagnóstico e um início de tratamento rápidos e acurados, bem como reconhecimento precoce das complicações.

FISIOPATOLOGIA DA VEGETAÇÃO

O endotélio íntegro não é trombogênico, e a maioria das bactérias patogênicas não consegue se aderir a ele. Uma lesão endotelial é o fator que propicia o depósito de plaquetas e fibrinas formando vegetações estéreis. A endocardite ocorre quando se depositam microrganismos na vegetação estéril, como consequência de uma bacteremia, originando uma vegetação séptica. Portanto, a via de entrada de microrganismo para a formação de EI é a hematogênica. O grau de bacteremia é diretamente proporcional ao número de microrganismos que habitam esse local que proporcionou a entrada de bactérias na circulação sanguínea e à gravidade do traumatismo.

A entrada de bactérias para produzir a bacteremia pode se dar por infecção de trato urinário, procedimentos urológicos ou ginecológicos (enterococos e gram-negativos), mucosa oral e orofaríngea (estreptococos) e pela pele (estafilococos).

As bactérias, uma vez alojadas em vegetação estéril, multiplicam-se rapidamente. A vegetação é um meio de cultivo ideal para o crescimento de colônias microbianas. A presença de bactérias estimula a trombose; formam-se capas de fibrinas sobre as colônias, fazendo crescer o tamanho da vegetação.

As vegetações geralmente se localizam em válvulas esquerdas (mitral e aórtica). Uma vegetação grande e móvel pode se desprender e dar origem ao quadro de embolizações sistêmicas, ao cérebro, aos rins e ao baço. Uma endocardite de câmaras cardíacas direita pode embolizar-se para os pulmões ou os membros.

MANIFESTAÇÕES CLÍNICAS

- A história clínica da EI varia segundo o agente etiológico e a presença ou não de cardiopatia prévia. Pode manifestar-se como infecção aguda e rapidamente progressiva ou por quadro crônico, subfebril e com sintomas inespecíficos.
- Cerca de 90% dos pacientes apresentam febre associada a sintomas como calafrio, anorexia e perda de peso.
- O sopro cardíaco é uma apresentação comum.
- Fenômenos vasculares e hemorrágicos, atualmente, são menos comuns:
  - *petéquias* – são lesões mucocutâneas mais frequentes (conjuntival, mucosa oral e na ponta dos dedos);
  - *nódulos de Osler* – são pequenos nódulos dolorosos, geralmente nas mãos ou nos pés;
  - *lesões de Janeway* – são pequenas hemorragias nas palmas das mãos e nas plantas dos pés, produzidas por embolias sépticas;
  - esplenomegalia, infartos esplênicos.

As complicações extracardíacas mais comuns são as cerebrais. Ocorrem como consequência de embolização de vegetações em nível cerebral e incluem acidente vascular encefálico (AVE), aneurisma infeccioso, abscessos cerebrais, embolia cerebral assintomática e meningite. A presença de uma dessas complicações tem associação com pior prognóstico. As bactérias mais implicadas nesse tipo de complicação são *Staphylococcus aureus.*

DIAGNÓSTICO

Segundo a Sociedade Europeia de Cardiologia, o diagnóstico é feito com base em situações que levam a uma suspeita clínica de EI – elevada ou baixa suspeita clínica.

As condições que levam a alta suspeita clínica são:

- evidência de nova lesão valvular (insuficiência valvar);
- eventos embólicos de origem desconhecida (especialmente cerebral e renal);
- quadro de sepse de origem desconhecida;
- hematúria, glomerulonefrite e suspeita de infarto renal;
- presença de febre em pacientes portadores de próteses cardíacas ou outra condição que predisponha à EI, nova arritmia ventricular ou distúrbio de condução, primeira manifestação de ICC, hemoculturas positivas, manifestações cutâneas ou oculares, infiltrados pulmonares multifocais ou com rápida evolução, abscesso renal, esplênico ou espinhal de origem desconhecida.

O diagnóstico de EI depende de uma boa anamnese, exame físico detalhado, exames laboratoriais e alterações ecocardiográficas compatíveis com essa condição.

Quando existe febre sem os sinais anteriormente mencionados, a suspeita clínica é baixa. Em paciente com alta suspeita clínica de EI, recomenda-se avaliação ecocardiográfica urgente. A ecocardiografia transtorácica e a transesofágica são fundamentais no diagnóstico, no tratamento e no seguimento de pacientes com EI.

Existem formas diferentes de fazer diagnóstico de EI conforme diretrizes utilizadas. A American Heart Association prioriza seguir estratégias diagnósticas para a EI em razão das diferentes formas de apresentação clínica. Essa entidade baseia-se nos critérios de Duke, que associa critérios clínicos, ecocardiográficos e microbiológicos, com alta sensibilidade e especificidade.

Critérios de Duke modificados para o diagnóstico de EI

Critérios maiores:

- isolamento dos agentes típicos de EI em duas hemoculturas distintas, sem foco primário: *Streptococcus viridans*, *Streptococcus bovis*, grupo HACEK, *Staphylococcus aureus* ou bacteremia por enterococo adquirido na comunidade;
- microrganismo compatível com EI isolado em hemoculturas persistentemente positivas;
- única cultura ou sorologia positiva (IgG maior que 1:800) para *Coxiella burnetii*;
- nova regurgitação valvar (aparecimento de sopro ou mudança de sopro preexistente não é suficiente);
- ecocardiografia com evidências de endocardite (há três possíveis achados ecocardiográficos: massa intracardíaca oscilante ecogênica em sítio de lesão endocárdica, abscesso perivalvar e nova deiscência em valva prostética).

Critérios menores:

- fator predisponente para EI (uso de drogas injetáveis ou doença cardiovascular predisponente);
- febre superior a 38 °C;
- fenômenos vasculares (exceto petéquias e outras hemorragias);
- fenômenos imunológicos (presença de fator reumatoide, glomerulonefrite, nódulo de Osler ou manchas de Roth);
- hemocultura positiva que não preencha critérios maiores ou evidência sorológica de infecção ativa (exclui-se hemocultura única positiva para estafilococo coagulase-negativo ou para microrganismo que raramente cause endocardite).

São necessários para o diagnóstico:

- dois critérios maiores.

Ou:

- um critério maior e três menores.

Ou:

- cinco critérios menores.

Coleta de hemocultura

A coleta de sangue para a hemocultura pode ser feita a qualquer momento em sangue venoso ou arterial, pois a bacteremia da EI é contínua e não é preciso esperar um pico febril para realizar a coleta. São necessárias no mínimo duas amostras de sangue com 30 min de intervalo para comprovar que a bacteremia é contínua. Em casos de evolução subaguda, é recomendável coletar três amostras de hemocultura com intervalo de 1 h para cada amostra. O início de antibioticoterapia deve ocorrer após a coleta das amostras de sangue para hemocultura. Para cada punção, apenas uma coleta de sangue pode ser feita (no mínimo 10 cc de amostra, diluída 10 vezes em meio de cultura). Deve-se evitar coletar amostras de sangue de cateteres venosos centrais devido ao alto risco de falsos positivos (contaminação).

TRATAMENTO

O tratamento antibiótico deve ser direcionado pelo antibiograma. O tempo total de tratamento depende da localização da infecção. Em geral, dura de 4 a 6 semanas, por via endovenosa e em ambiente hospitalar.

Fibrilação atrial e anticoagulação

Eletrocardiograficamente, a FA é definida como uma arritmia supraventricular com QRS estreito. Nesse ritmo ocorre perda da contração atrial e o nódulo atrioventricular é bombardeado por estímulos irregulares e rápidos. Alguns desses impulsos bombardeadores alcançam seu objetivo, causando as contrações ventriculares irregulares características de fibrilação atrial.

A prevalência da FA é de 0,4% na população geral; é a arritmia sustentada que aumenta à medida que a população envelhece, dobrando a cada década de vida após os 50 anos de idade. Um dos grandes problemas desse tipo de arritmia é a formação de trombos e suas consequências. Os eventos tromboembólicos são responsáveis por aumentar as taxas de morbimortalidade, e o risco de AVE é uma das complicações mais temíveis: aumenta quase 5 vezes na presença de FA.

TIPOS DE FA

- *FA inicial* – primeira detecção, sintomática ou não, da arritmia, desde que a duração seja superior a 30 s (forma sustentada). Neste critério se incluem, ainda, casos de FA com início desconhecido e história clínica de primeiro episódio.

- *FA crônica* – recorrência da arritmia, podendo se apresentar de três formas distintas:
- *paroxística* – episódios com duração de até 7 dias. Esses episódios geralmente são autolimitados e com frequência revertem espontaneamente a ritmo sinusal;
- *persistente* – episódios com duração superior a 7 dias. Neste caso, a interrupção da FA geralmente exige cardioversão elétrica e/ou farmacológica;
- *permanente* – casos em que a fibrilação atrial está presente em todos os momentos e não pode ser revertida com medicação ou cardioversão.

DIAGNÓSTICO DE FA

O diagnóstico de FA se faz com documentação eletrocardiográfica. Existem várias condições associadas com a FA, como cardiopatia orovalvar, isquêmica ou hipertensiva, e outras condições mórbidas, como ingestão de álcool ou cafeína, hipertireoidismo, embolia pulmonar e doença pulmonar crônica.

- *Ecocardiografia* – é um exame importante e imprescindível no diagnóstico e no tratamento da FA. É capaz de avaliar a estrutura anatômica e funcional dos átrios, o septo interatrial, as valvas cardíacas e a função sistólica do ventrículo esquerdo.
- *Holter de 24 h* – é um eletrocardiograma de 24 h e contribui para a avaliação de sintomas relacionados à FA e para a documentação dos inícios e términos dos episódios de FA.
- *Estudo eletrofisiológico* – é um exame invasivo, realizado no laboratório de hemodinâmica. É útil no diagnóstico de pacientes com relato de palpitações não documentadas e no esclarecimento de FA, podendo, ainda, afastar a presença de outras arritmias.

TRATAMENTO DA FA

Os objetivos do tratamento da FA são:

- melhorar os sintomas, o que inclui controle da frequência cardíaca e reversão do ritmo ao sinusal;

- prevenir fenômenos embólicos (anticoagulação).

Durante as primeiras 48 h de hospitalização, as chances de reversão para o ritmo sinusal espontaneamente são altas. Já nos casos de FA com mais de 7 dias de duração, a reversão espontânea é pouco frequente. Os fatores clínicos preditores de que ocorra reversão espontânea da FA são ausência de doença cardíaca estrutural, idade inferior a 60 anos e duração do episódio inferior a 24 h.

CARDIOVERSÃO FARMACOLÓGICA

É mais eficaz na FA inicial com duração inferior a 7 dias ou na crônica paroxística. Os fármacos de primeira escolha para reversão da FA inicial ou da paroxística são a propafenona e a amiodarona.

- *Amiodarona* – é a droga de escolha para casos de disfunção ventricular esquerda ou FA persistente.
- *Propafenona* – é muito eficaz na reversão de FA inicial ou da paroxística tanto por via oral como por via venosa, mas tem eficácia reduzida nos casos de FA persistente.
- *Quinidina* – é um fármaco eficaz na reversão da FA, com eficácia semelhante à da amiodarona e superior à da propafenona na FA crônica persistente, mas deixou de ser usado pelo risco de pró-arritmia, como *torsades de pointes*.

CARDIOVERSÃO ELÉTRICA

Considerada mais eficiente que a cardioversão farmacológica, a CVE é o método de escolha na reversão de FA para ritmo sinusal nos idosos e/ou nas seguintes situações específicas: FA com alta resposta ventricular associada a IAM e angina ou instabilidade hemodinâmica (edema agudo de pulmão, choque, insuficiência cardíaca descompensada, hipotensão grave), disfunção ventricular grave e FA de longa duração. É realizada por meio de choque externo, com o paciente em jejum e sob anestesia geral ou sedação. O choque deve ser sincronizado com o QRS, para evitar a ocorrência de fibrilação ventricular.

ANTICOAGULAÇÃO PARA RESTAURAÇÃO DO RITMO SINUSAL

Após 48 h em FA, a estase sanguínea intra-atrial consequente à ausência de contração efetiva favorece a formação de trombos.

A anticoagulação é o melhor tratamento para evitar fenômenos tromboembólicos em pacientes com FA. O risco de fenômenos tromboembólicos pode ser avaliado pelo escore de CHA2DS2-VASc, que pontua fatores como idade, sexo, doença vascular arterial, insuficiência cardíaca, hipertensão arterial, AVE e diabetes mellitus.

Complicações

Uma das complicações mais temidas de terapia com anticoagulantes é a hemorragia intracraniana, quase sempre relacionada com níveis de RNI maiores que 3,5 a 4.

O HAS-BLED é um escore de predição de risco de fenômenos hemorrágicos durante a anticoagulação oral utilizada em pacientes com FA, que avalia variáveis como hipertensão arterial, idade, presença de AVE prévio e função renal.

A escala de HAS-BLED deve ser considerada uma ferramenta para determinar o risco de sangramento e não deve ser usada para excluir pacientes para a terapia de anticoagulação.

Anticoagulação injetável (heparina)

A heparina é uma proteína extraída do intestino de porco e tem como propriedade principal evitar a formação de trombos. No entanto, não possui a capacidade de dissolver os coágulos já formados.

Na FA, são utilizadas preferencialmente as HBPMs durante os períodos de ajuste da anticoagulação oral ou quando o uso desta deve ser interrompido durante procedimentos diagnósticos ou terapêuticos com risco de sangramento.

Anticoagulação oral (varfarina)

A varfarina é um anticoagulante da família de cumarínicos, e seu mecanismo de ação consiste em inibir os fatores de coagulação dependentes de vitamina K. O pico plasmático ocorre entre 1 h e 9 h após a ingestão, entretanto a ação eficaz é percebida somente ao final de 72 h a 96 h, devido à meia-vida dos fatores de coagulação. A atividade anticoagulante é mantida por mais 4 dias a 5 dias após a suspensão da medicação. Em decorrência dessa particularidade, é imprescindível a realização do uso combinado das duas formas de apresentação de anticoagulantes (injetável e oral) na fase inicial do tratamento até que seja atingido o nível terapêutico de varfarina no sangue. O controle é feito pela medição do valor de RNI no sangue. Esse valor de RNI no sangue deve ser apurado de 3 a 5 após o início do tratamento com varfarina. Depois do ajuste da dose ideal, o controle laboratorial subsequente é realizado em até 30 dias.

O melhor momento para a administração de anticoagulante oral é em jejum, pela manhã, evitando-se a influência do pH gástrico.

Este é um medicamento altamente eficaz na prevenção de fenômenos tromboembólicos na FA, porém existem inconvenientes como interação com alguns alimentos ou com outros medicamentos, não adesão ao tratamento por parte do paciente e risco de hemorragia. Além desses fatores, que dificultam a manutenção dos valores de RNI, devem ser acompanhados com atenção os pacientes com insuficiência cardíaca descompensada devido a edema de mucosa gástrica, pois nessa condição a absorção do fármaco fica prejudicada.

Anticoagulantes orais de nova geração

A disponibilidade de novos anticoagulantes tem mostrado avanços significativos nos últimos anos. Recentemente, os anticoagulantes orais de nova geração – dabigatrana, que é um inibidor competitivo direto da trombina, e rivaroxabana e apixabana, bloqueadores do fator Xa – foram incluídos no consenso europeu de fibrilação atrial, substituindo a varfarina e sedimentando o seu uso na prática clínica. O diferencial está no fato de esses anticoagulantes de nova geração terem pouca interação com medicamentos.

No entanto, esse tipo de medicamento apresenta duas desvantagens:

- até o momento, não há antídoto específico;
- não existem testes laboratoriais para determinação do grau de anticoagulação. Há apenas métodos qualitativos: o TTPa (presença da dabigatrana) e o TP (presença de rivaroxabana e de apixabana).

Todos esses anticoagulantes de nova geração requerem a redução da dose dependendo da função renal. A avaliação da função renal com o *clearance* de creatinina é recomendada em pacientes antes e depois do início do tratamento. O único anticoagulante de nova geração que deve ser tomado com alimentos é a rivaroxabana. Os demais não têm recomendação quanto a esse item. Diferentemente da varfarina, o efeito anticoagulante desses medicamentos de nova geração dissipa-se rapidamente após a interrupção do uso (após 12 h a 24 h da última dose). Por essa razão, prefere-se a varfarina em pacientes com suspeita de pouca adesão ao tratamento.

Noções de cirurgia cardíaca

A cirurgia cardiovascular tem sido feita para aumentar o tempo de vida e os níveis de atividade de muitos indivíduos que, caso contrário, morreriam ou passariam a ter qualidade de vida restrita.

CIRURGIA CARDÍACA ABERTA OU INTRACARDÍACA

Os procedimentos cirúrgicos para correção dos defeitos do coração são realizados na superfície ou no interior desse órgão com a utilização de máquina de circulação extracorpórea (CEC) e o uso da cardioplegia, que permitem que o coração permaneça parado por um período prolongado. Também existe uma técnica especial que possibilita a revascularização miocárdica sem o uso da técnica de CEC.

PREPARO PRÉ-OPERATÓRIO

- Idealmente, no período pré-operatório o paciente deve aprender a tossir e fazer os exercícios respiratórios que comporão o esquema do pós-operatório.
- Devem ser fornecidos detalhes acerca de equipamento, máquinas e monitores. Quanto mais informado estiver o paciente sobre o que esperar após a cirurgia, menor a probabilidade de ele ficar ansioso e amedrontado quando acordar com ruídos estranhos e a visão de aparelhos conectados a seu corpo.
- Na noite anterior da cirurgia, em geral, o paciente toma banho com sabão bacteriostático e é tricotomizado e preparado de acordo com o tipo de cirurgia a que será submetido. Na manhã do dia da cirurgia, ele recebe uma medicação pré-operatória para aliviar a ansiedade. Muitos dos procedimentos para tratar a doença

cardíaca adquirida (como as enfermidades coronárias e valvares) são feitos mediante esternotomia mediana.

- Os procedimentos como passagem do cateter vesical de demora, do cateter central e do cateter arterial e intubação orotraqueal são realizados após a indução anestésica, na sala de cirurgia.

ATRIBUIÇÕES DA ENFERMAGEM NO PREPARO DA UNIDADE E DO LEITO PARA O PACIENTE NO PÓS-OPERATÓRIO

- *Ventilador mecânico* – habitualmente, os pacientes ingressam intubados. Deve-se checar o correto funcionamento do equipamento.
- Ventilador manual bolsa-valva-máscara exclusivo para cada leito.
- Sistema de aspiração montado.
- Monitor de ECG, saturação de O_2, pressão arterial invasiva e não invasiva, PVC (verificar o correto funcionamento dos módulos de pressão).
- Gerador de marca-passo (checar baterias e funcionamento).
- Eletrocardiógrafo.
- Bombas de infusão (testadas).
- Desfibrilador.
- Carro de parada cardíaca.

O enfermeiro do centro cirúrgico informará ao enfermeiro da UTI a história clínica relevante do paciente, o tipo de intervenção intraoperatória, o uso de drogas vasoativas, o tempo de parada circulatória total e o tempo de hipotermia profunda, bem como presença de drenos, sondas, cateteres e fio de marca-passo e o BIA.

ADMISSÃO NA UTI APÓS A CIRURGIA CARDÍACA

O paciente chega à UTI normalmente intubado e anestesiado, com cateter venoso central de várias luzes, acesso venoso periférico, cateter arterial, tubo de tórax e/ou mediastinal (vêm pinçados), cabo de marca-passo bipolar percutâneo e sonda vesical de demora (pinçada). Conforme dito anteriormente, o enfermeiro do centro cirúrgico deverá acompanhar o transporte do paciente e passar o caso detalhadamente ao enfermeiro da UTI.

No primeiro momento da chegada à UTI, a enfermagem da unidade deve:

- conectar o paciente ao ventilador mecânico e avaliar a expansibilidade torácica por ausculta, bem como comprovar a localização correta do tubo orotraqueal;
- conectar os eletrodos de monitor de registro de ECG;
- conectar os transdutores de pressão e realizar a calibração para fazer as medidas;
- conectar os tubos de drenagem ao aspirador e retirar as pinças;
- conectar os cabos ao gerador de marca-passo (se necessário);
- posicionar o cateter vesical adequadamente e retirar a pinça;
- realizar todas as medidas hemodinâmicas: PVC, PAM, saturação de O_2, sinais vitais, inclusive débito por drenos e urinário;
- observar os estados dos curativos (mediastinal e do membro inferior doador).

OBSERVAÇÕES IMPORTANTES NO PÓS-OPERATÓRIO

A equipe multidisciplinar responsável por cuidados no pós-operatório de pacientes submetidos a cirurgia cardíaca deve ter informação com antecedência do paciente. É muito importante fazer a revisão das informações pré-operatórias: presença de comorbidades (DPOC, insuficiência renal, IAM prévio, etc.), medicações em uso, motivos de indicação cirúrgica, função renal, alergias, dados ecocardiográficos, eletrocardiograma.

Em todos os pacientes no momento da admissão na UTI devem ser realizados exame físico cuidadoso, direcionado, de todos os sistemas, inclusive neurológico (avaliação de pupilas, nível de sedação, déficits focais), e ausculta pulmonar, além de checagem da posição do tubo e dos parâmetros de ventilação mecânica, bem como palpação dos pulsos periféricos, inclusive dos membros com canulações.

A coleta de exames laboratoriais deve seguir a rotina de cada serviço, de acordo com a instabilidade do paciente.

- A posição inicial do paciente no leito deve ser de decúbito dorsal horizontal e com cabeceira elevada a 30°, a fim de facilitar a drenagem pleural pericárdica.
- O paciente deve ser mantido no ventilador em respiração controlada.

- Deve ser mantida a monitorização contínua, com monitorização eletrocardiográfica, oximetria de pulso, cateter arterial, cateter venoso e sondagem vesical. A análise do débito urinário é muito importante e pode refletir uma boa perfusão tecidual (1 mℓ/kg/h) ou uma má perfusão com oligúria (igual ou inferior a 0,5 mℓ/kg/h), bem como identificar uma poliúria.
- Devem ser verificados os sinais vitais de 30 min em 30 min, nas primeiras 2 h, e de 1 h em 1 h após a estabilização hemodinâmica. A medida da pressão arterial sistêmica é invasiva; no pós-operatório imediato, recomenda-se manter a pressão arterial média acima de 70 mmHg.
- Deve-se manter o dreno mediastinal desobstruído, sob aspiração contínua a vácuo (-20 cm/H_2O)
- Deve ser realizada a inspeção da cicatriz cirúrgica.
- Devem-se anotar os parâmetros de ventilação mecânica.
- Deve-se aquecer o paciente com manta térmica com o objetivo de manter a temperatura corporal em 36 °C. (A hipotermia pode levar a arritmia cardíaca, vasoconstrição e tendência a hipertensão arterial.)
- Deve ser realizado ECG de 12 derivações imediatamente após a admissão, e o resultado deve ser comparado com o ECG prévio.
- Deve-se realizar RX de tórax no leito.
- Devem-se coletar materiais para análise laboratorial: hemograma, gasometria arterial e venosa, glicemia, coagulograma, função renal. Uma avaliação a cada 6 h em pós-operatório imediato não complicado parece ser suficiente.
- Deve haver sedação e analgesia, para oferecer conforto e minimizar a dor. Em pacientes submetidos a cirurgia cardíaca, no período pós-operatório normalmente se utilizam o fentanil ou a morfina como analgesia e propofol ou dexmedetomidina como sedativo e ansiolítico.

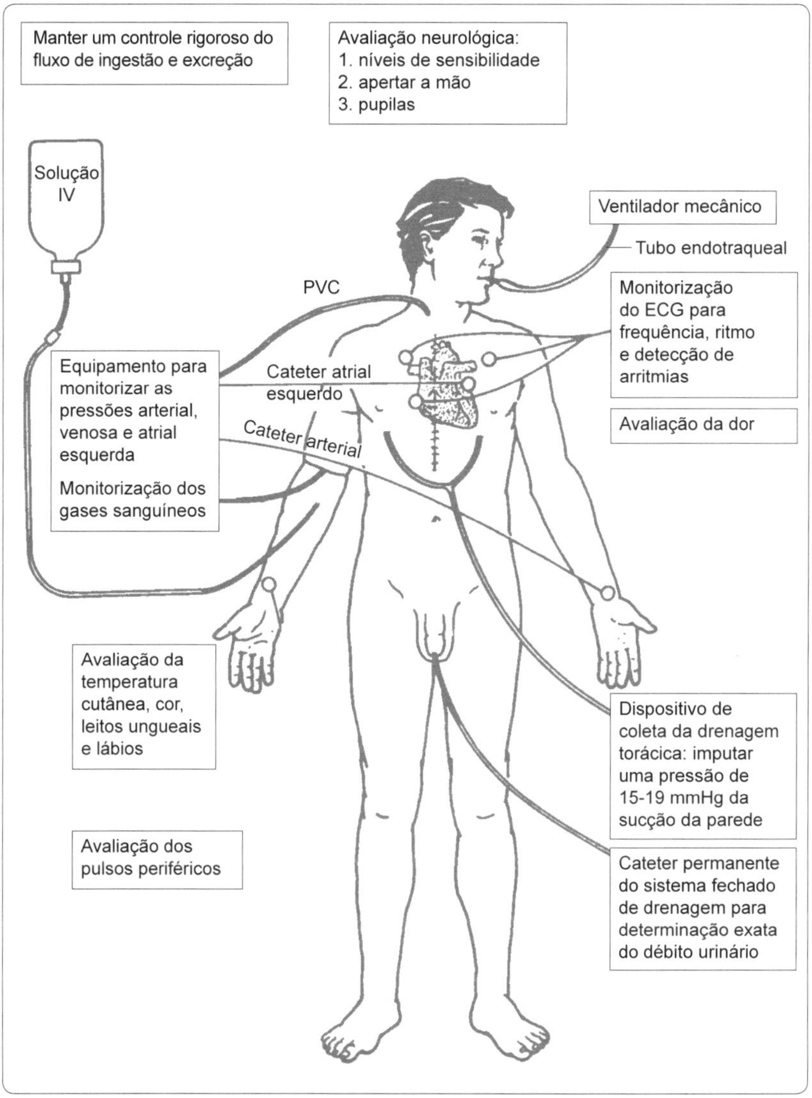

FIG. 47 – MONITORIZAÇÃO PÓS-OPERATÓRIA DO PACIENTE SUBMETIDO A CIRURGIA CARDÍACA.

COMPLICAÇÕES POSSÍVEIS APÓS A CIRURGIA CARDÍACA

O período crítico dos pacientes submetidos a cirurgia cardíaca consiste nas primeiras 24 h.

- *Instabilidade hemodinâmica* – a definição da hipótese diagnóstica deve ser rápida. Em primeiro lugar, pensar nos dados clínicos, antecedentes pessoais, dados ecocardiográficos prévios, exames laboratoriais e efeitos residuais de fármacos. A ecocardiografia exerce papel fundamental no estabelecimento de diagnóstico etiológico da instabilidade.

- *Sangramento persistente* – hemorragia que pode resultar da fragilidade tecidual, do traumatismo dos tecidos ou de um distúrbio na coagulação. Um sangramento é considerado importante quando o débito é igual ou superior a 3 mℓ/kg/h nas primeiras 3 h ou superior a 300 mℓ na primeira hora de pós-operatório.
- *Tamponamento cardíaco* – ocorre quando o sangramento não é drenado por sistema de drenagens e se acumula no saco pericárdico, o que comprime o coração e impede o enchimento adequado dos ventrículos.
- Insuficiência cardíaca.
- Infarto do miocárdio perioperatório.
- Atelectasia pulmonar.
- *Insuficiência renal* – um traumatismo das hemácias durante a circulação extracorpórea pode provocar hemólise dessas células e consequente piora da função renal.
- *Hipotensão arterial* – pode ter como causas déficit na contratilidade cardíaca, diminuição do volume cardíaco ou ventilação inadequada.
- Embolização cerebral.
- Delirium – pode resultar de ansiedade, falta de sono, maior estímulo sensitivo e desorientação com respeito à noite e ao dia, quando o paciente perde a noção de tempo.

EVOLUÇÃO PÓS-OPERATÓRIA DE CIRURGIA CARDÍACA

Passadas as primeiras 24 h de pós-operatório – período crítico, em que os pacientes devem receber atenção permanente desde a chegada à UTI –, conforme a estabilidade das condições neurológicas, hemodinâmicas e respiratórias, programam-se o desmame da ventilação mecânica e a extubação, bem como a retirada de cateter, tubos e drenos. Desde o primeiro minuto após a extubação, os pacientes devem ser encorajados a realizarem a fisioterapia respiratória. Dentro de 36 h a 48 h é possível programar a saída da UTI.

Problemas pulmonares 6

Aspectos anatômicos das vias aéreas

- O ar inspirado é filtrado, aquecido e saturado de vapor d'água antes de alcançar os alvéolos pulmonares, e parte importante desse processo acontece no nariz. A maior parte da superfície interna do nariz é revestida de epitélio ciliado contendo células globulares que secretam muco. Esse muco, por sua vez, constitui uma barreira protetora, aprisionando partículas menores de matéria, como poeira e pólen, podendo assim reter também bactérias e vírus.
- A orofaringe é parte tanto do trato respiratório como do trato digestivo, pois serve como via de passagem à traqueia e ao esôfago. O reflexo de deglutição produz o fechamento da laringe pela epiglote e ajuda a impulsionar o alimento ao esôfago. O comprometimento do reflexo de deglutição pode ocasionar aspiração de alimentos e vômitos para o interior da traqueia, a menos que os pacientes sejam mantidos em posição correta. O que ocorre é que os músculos relaxados fazem a língua cair para trás, de encontro à parede faríngea, ocluindo as vias aéreas.
- A laringe permite a fala e protege as vias aéreas na deglutição. A cartilagem tireoide protege a laringe, e abaixo dela se situa a cartilagem cricoide, em forma de anel, que circunda a laringe inferiormente às cordas vocais. As cartilagens tireoide e cricoide se unem na parte anterior pelo ligamento cricotireoide. Em uma situação de emergência, esse espaço pode ser puncionado com uma agulha de grande calibre, de modo a prover uma via aérea quando uma intubação endotraqueal for impossível.

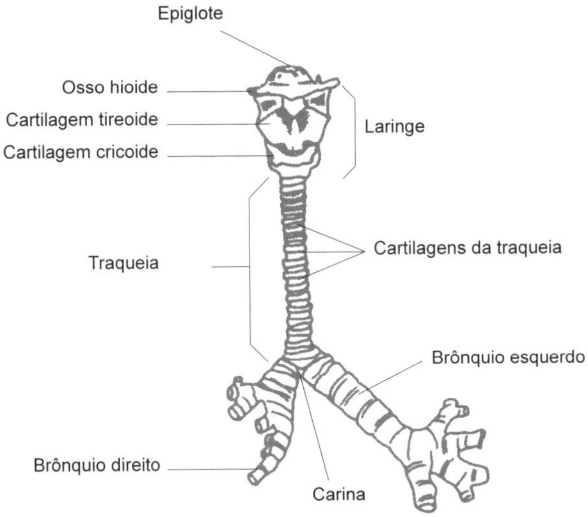

FIG. 48 – ASPECTO FRONTAL DO OSSO HIOIDE, DA TRAQUEIA E DOS BRÔNQUIOS PRINCIPAIS.

- A epiglote é uma cartilagem fina, em forma de folha, presa por ligamentos à cartilagem tireoide e ao osso hioide. Na posição aberta, ela arqueia para cima, a partir da cartilagem tireoide; na fechada, assenta sobre a abertura laríngea, evitando a entrada de matéria estranha nas vias aéreas. O fechamento da glote permite o aumento da pressão intrabdominal e intratorácica necessária a tosse, defecação ou trabalho de parto.
- A traqueia é um tubo de cerca de 11 cm de comprimento. Seu lúmen é oval. As paredes da traqueia e dos brônquios são formadas por anéis cartilaginosos em forma de C e revestidas de epitélio ciliado, o qual desempenha um papel de limpeza ao expelir a secreção mucosa e quaisquer partículas enclausuradas, lançando-as rumo à faringe, na qual podem ser deglutidas.
- Em sua extremidade inferior, a traqueia se divide nos brônquios fontes principais esquerdo e direito. O local em que ocorre essa bifurcação é denominado *carina* e está intensamente inervado pelo nervo vago, X par craniano. Uma estimulação indevida da carina (como ocorre no momento de aspiração traqueal) provoca o desencadeamento de reflexos vagais que ocasionam broncoespasmo e bradicardia.

- O brônquio direito, algo mais curto e mais largo que o esquerdo, ramifica-se a partir de sua origem traqueal em um ângulo mais agudo. Partículas estranhas, de dimensões maiores, aspiradas pelo trato respiratório tendem a entrar no brônquio direito principal, uma vez que sua configuração favorece essa passagem. O mesmo ocorre com o mecanismo da intubação seletiva.
- Os bronquíolos ramificam-se a partir dos brônquios em ramos de tamanhos cada vez menores. Os bronquíolos terminais têm aproximadamente 1 mm de diâmetro e são compostos de músculo liso. Cada bronquíolo terminal origina dois ou mais bronquíolos respiratórios; estes se dividem anteriormente em dutos alveolares, os quais conduzem o ar aos átrios dos sacos alveolares. Os bronquíolos respiratórios e os dutos alveolares desembocam nos alvéolos; os alvéolos, em sua maioria, são vistos salientando-se a partir dos sacos alveolares.
- A unidade de troca de gases é formada pelas membranas alveolares e por uma rede difusa de capilares. A área total dessa membrana é superior a 56 m^2. Cerca de 333 milhões de hemácias estão expostas a essa ampla área em qualquer momento, o que explica o tempo extremamente curto requerido para a troca de gases – cerca de 8 décimos de segundo – em uma pessoa sadia.
- O tórax é uma cavidade fechada, formada pelas costelas e pelo diafragma. O mediastino é a área que se estende do esterno às vértebras e divide o tórax em duas cavidades – a direita e a esquerda. De cada lado do tórax, uma artéria e duas veias brônquicas partem do mediastino e formam a raiz do pulmão. Essa área, o *hilo*, é a única em que o pulmão se liga a outras estruturas do corpo; nas demais, ele permanece livremente em sua metade da cavidade torácica.
- A unidade anatômica básica do pulmão é o lóbulo, que consiste em um bronquíolo respiratório, com seus dutos alveolares e alvéolos, e em vasos sanguíneos, que fazem a irrigação (artérias e veias). Um grande número de lóbulos forma um segmento pulmonar. O pulmão direito tem três lobos, e o esquerdo, dois, além de uma seção denominada *língula*, que é a porção inferior do lobo superior esquerdo. Cada pulmão é coberto por uma membrana serosa, a *pleura visceral*, que adere intimamente à superfície do pulmão e

reveste suas fissuras. O tórax tem tendência a se expandir, enquanto o pulmão tem tendência natural a se contrair devido a sua estrutura elástica. A separação do pulmão em relação à parede do tórax é prevenida pela película líquida, ao mesmo tempo, essa tendência à separação produz uma pressão que é discretamente inferior à pressão atmosférica.

- O controle da respiração pelo sistema nervoso é extremamente complexo, na medida em que envolve meios tanto autônomos quanto voluntários. Embora a respiração habitualmente ocorra sem controle consciente, é possível superar essa função autônoma mediante hiperventilação deliberada ou suspensão voluntária da respiração. Ademais, o pulmão responde não somente às necessidades respiratórias mas também a estímulos psicológicos e metabólicos.

Funções respiratórias suplementares

- *Tosse* – a tosse é um mecanismo protetor essencial destinado a remover material estranho do trato respiratório.
- *Espirro* – espirrar é uma ação reflexa destinada a limpar as passagens nasais de secreções e de partículas de matéria que aí se enredam. O ato de espirrar é sempre involuntário.
- *Suspiro* – uma respiração profunda ocasional é essencial para manter a expansão pulmonar. Quando os alvéolos não são inflados periodicamente, eles tendem a colabar, produzindo atelectasia difusa. Esta é a complicação isolada mais comum de todas as doenças sérias.

Insuficiência respiratória aguda

É uma condição frequente e que põe em risco a vida do paciente. A base fisiopatológica é a hipoxemia. Quando a insuficiência respiratória aguda se instala rapidamente, não há tempo de atuação dos mecanismos compensatórios, produzindo-se manifestações clínicas.

Fisiopatologia

A hipoxemia é a diminuição na concentração de oxigênio no sangue arterial (PaO_2). A hipóxia é a diminuição de oxigênio em nível tecidual. A presença de hipoxemia sempre leva ao quadro de hipóxia quando não tratada adequadamente, mas o inverso pode não ser verdadeiro. Existem casos de hipóxia com PaO_2 normal, como nos estados de choque, anemia severa ou obstruções arteriais.

Um quadro de insuficiência respiratória aguda produz hipóxia e hipoxemia, qualquer que seja a causa. Há uma inadequada oferta de oxigênio para os tecidos e isquemia de outros órgãos. Deve ser tratada rápida e adequadamente para evitar não só hipóxia tissular como também o círculo vicioso de um dano orgânico.

Manifestações clínicas

Dispneia, cianose, taquipneia, utilização de músculos acessórios para respiração, confusão mental, sonolência ou agitação, dor torácica e sudorese.

Laboratorialmente, uma concentração de oxigênio no sangue arterial < 60 mmHg e que pode ser acompanhada de hipercapnia ($PaCO_2$ superior a 50 mmHg) caracteriza um quadro de insuficiência respiratória aguda.

Segundo os achados na gasometria arterial, podemos classificar a insuficiência respiratória em dois tipos.

- *Tipo I (hipoxêmico)* – insuficiência respiratória por déficit de oxigenação, cujo processo fisiopatológico implicado é a inadequada troca gasosa através da barreira alvéolo-capilar (difusão), ou a inadequada correlação entre a ventilação alveolar (V) e a perfusão pulmonar (Q), ou por *shunt*. O termo *shunt* usado se deve à persistência de hipoxemia apesar da inalação de oxigênio a 100% porque os alvéolos estão ocupados por líquidos ou processos inflamatórios. Os exemplos mais comuns são a fibrose pulmonar, asma, DPOC, tromboembolismo pulmonar (TEP), enfisema pulmonar, pneumonia, EAP, pneumotórax, etc.

- *Tipo II (hipoxêmico, hipercápnico)* – insuficiência respiratória por déficit de ventilação, frequentemente de origem mecânica. O processo fisiopatológico é uma inadequada ventilação alveolar, ou seja, o oxigênio não consegue chegar eficazmente ao alvéolo, produzindo hipóxia associada a uma incapacidade para "lavar" o monóxido de carbono (hipercapnia). Nesses pacientes, devem-se investigar alterações no sistema nervoso central ou no periférico, no sistema muscular (fadiga muscular, miastenia grave, polineuropatia) e na caixa torácica (cifoescoliose, trauma torácico), bem como pneumotórax e derrame pleural, entre outras alterações.

O quociente entre a pressão parcial de oxigênio e a fração inspirada de oxigênio (PaO_2/FiO_2) é um parâmetro útil para avaliar o grau de comprometimento pulmonar e investigar possíveis patologias pulmonares, bem como avaliar as distintas modalidades de ventilação mecânica. Esse parâmetro é usado para a avaliação evolutiva dos pacientes. O valor normal é maior que 400. Em caso de valor menor que 300, deve-se suspeitar de lesão pulmonar aguda; em valor menor que 200, deve-se suspeitar de SDRA.

Tratamento

O objetivo principal do tratamento de uma insuficiência respiratória aguda é a normalização da PaO_2 para evitar hipóxia tecidual.

Indicações de intubação traqueal em pacientes com insuficiência respiratória aguda:

- deterioração sensorial (Glasgow menor que 9);
- obstrução da via aérea superior (edema de glote);
- grandes queimaduras com comprometimento de via aérea;
- traumatismo craniencefálico (TCE) grave;
- hipóxia refratária a altas concentrações de oxigênio.

Em pacientes conscientes e com via aérea permeável, o tratamento inicial é a oxigenoterapia com máscaras faciais (Venturi), capaz de fornecer oxigênio de forma constante até FiO_2 = 40%. Para maior necessidade de oxigênio, as máscaras com reservatório de oxigênio são capazes de fornecer oxigênio até 80% a 85% de FiO_2. O passo seguinte, em caso de não reversão da hipóxia, é a ventilação mecânica (não invasiva ou invasiva). Paciente com DPOC ou EAP tem maior benefício com ventilação mecânica nao invasiva, bem como pacientes com pneumonia por *Pneumocystis carinii*.

Além disso, deve-se:

- monitorizar a oximetria;
- monitorizar o ECG;
- monitorizar sinais vitais;
- assegurar via de acesso venoso.

Paralelamente a essas atividades, deve-se procurar o fator desencadeante e iniciar o tratamento, interrogando pacientes ou familiares para a orientação diagnóstica.

Doença pulmonar crônica

Doença pulmonar obstrutiva crônica

A DPOC é uma enfermidade respiratória previsível e tratável que se caracteriza pelo desenvolvimento progressivo de limitação do fluxo aéreo durante a expiração e que não é totalmente reversível. Está associada a uma resposta inflamatória anormal dos pulmões à inalação de partículas ou gases tóxicos, causada principalmente pelo tabagismo.

O processo inflamatório crônico pode produzir alterações dos brônquios (bronquite crônica), dos bronquíolos (bronquiolite obstrutiva) e do parênquima pulmonar (enfisema pulmonar). A predominância dessa alteração é variável em cada indivíduo e tem relação com os sintomas apresentados.

- A bronquite crônica é definida em bases clínicas pela presença constante das secreções brônquicas ou por aumentos recorrentes destas. A expectoração deve estar presente em pelo menos 3 meses por ano, em 2 anos sucessivos, estando afastadas outras causas capazes de produzir expectoração crônica.
- O enfisema é definido anatomicamente como alargamento anormal e permanente dos espaços aéreos distais ao bronquíolo terminal, acompanhado de destruição de suas paredes, sem fibrose óbvia.

- A asma, que no passado já foi admitida como participante da DPOC, hoje é constituída como uma doença inflamatória.
- A incidência de DPOC é maior nos homens que nas mulheres e aumenta acentuadamente com a idade. No Brasil, 32% da população é fumante. Destes, 15% desenvolvem DPOC, o que se constitui em um grande impacto econômico. A DPOC leva a incapacidade, perda de produtividade e piora da qualidade de vida, agravando-se com a progressão da doença.

FATORES PREDISPONENTES

- História de exposição ao fumo (principal causa de DPOC).
- História de cozinhar em fogo a lenha.
- Exposição ocupacional.
- História familiar de deficiência de α1-antitripsina.

No exame físico do paciente com DPOC grave, notam-se tórax com hiperinsuflação (aumento do diâmetro anteroposterior), dificuldade na expiração, sibilos expiratórios, dispneia, taquipneia, respiração com lábios semicerrados, utilização dos músculos acessórios do pescoço e cianose.

MANIFESTAÇÕES CLÍNICAS

- *Tosse* – geralmente produtiva. Pode ser a única manifestação.
- *Dispneia ao esforço* – sintoma associado a pior prognóstico, maior incapacidade e maior perda da função pulmonar ao longo do tempo.
- Expectoração.
- Sibilos pulmonares.
- Expiração prolongada.
- Dor do tipo opressivo no peito.
- Fadiga (comum nos casos graves).
- Debilidade muscular (comum nos casos graves).
- Edema periférico (comum nos casos graves).
- Hemoptise (comum nos casos graves).

DIAGNÓSTICO

- *Espirometria* – o ponto fundamental para o diagnóstico da DPOC é a presença de obstrução do fluxo expiratório forçado, e o exame capaz de quantificar essa obstrução é a espirometria. A relação entre volume expiratório forçado no primeiro segundo com a capacidade vital forçada (VEF1/CVF) inferior a 90% e VEF1 pós-broncodilatador inferior a 80% (o que significa que a obstrução não é reversível completamente) faz o diagnóstico de DPOC. Um valor de VEF1 normal exclui o diagnóstico de DPOC.

- RX de tórax em posição posteroanterior e de perfil.
- Gasometria arterial.
- Baciloscopia e cultivo para bacilo da tuberculose.
- Hemograma, ECG, ecocardiografia quando há suspeita de hipertensão pulmonar e *cor pulmonale* (geralmente, nas fases avançadas).
- *α1-antitripsina* – para indivíduos jovens (menos de 50 anos) com DPOC, sem fatores de risco conhecido ou com história de DPOC na família.

TRATAMENTO

- Abolir o ato de fumar.
- Controlar a contaminação industrial ou doméstica.
- Realizar vacinação contra *Influenza* anual.
- Realizar vacinação contra *Pneumococo* a cada 5 anos.
- Realizar espirometria anual para controle evolutivo da doença.
- Fazer a reabilitação pulmonar.
- Ter oxigênio domiciliar para casos graves (essa medida melhora a sobrevida e a qualidade de vida dos pacientes).

COMPLICAÇÕES

- Insuficiência respiratória.
- Cor pulmonale.
- Hipertensão pulmonar.

São contraindicados, para pacientes com DPOC, sedativos, hipnóticos e narcóticos, bem como antitussígenos.

DPOC agudizada

Pacientes com DPOC podem ter períodos de exacerbação do quadro, levando a internação hospitalar. Uma das causas mais frequentes de exacerbação aguda da DPOC é a infecção respiratória. Os pacientes apresentam dispneia mais acentuada associada a tosse produtiva com alteração no aspecto e/ou na quantidade de secreção eliminada. Dor tipo opressivo no peito, febre, mal-estar e confusão mental também podem estar presentes.

Outras causas da exacerbação da DPOC são pneumonia, insuficiência cardíaca, TEP, pneumotórax, câncer de pulmão e deterioração da própria doença de base. Alguns fatores extrapulmonares, como alterações cardíacas e uso de sedativos e outras drogas, também podem levar ao quadro de exacerbação aguda. Na maioria dos casos de infecção respiratória como fator desencadeante de exacerbação da DPOC, os pacientes não apresentam quadros típicos como febre, leucocitose e alteração radiológica. Portanto, a alteração na quantidade e no aspecto da secreção eliminada (que passa de mucoide a purulenta) já é indicativo para iniciar a antibioticoterapia precocemente.

Tratamento dos casos de exacerbações agudas da DPOC

- Antibioticoterapia.
- Broncodilatadores:
  - β2-agonista de curta duração a cada 20 min até 3 doses e, em seguida, de 4 h em 4 h até a estabilização;
  - brometo de ipratrópio a cada 4 h; xantinas a critério do médico;
  - *corticosteroides* – hidrocortisona ou metilprednisolona endovenosas por até 72 h, seguidas de prednisona.
- *Oxigenoterapia* – manter a saturação de oxigênio entre 90% e 92%.
- Ventilação mecânica não invasiva.
- Ventilação mecânica invasiva.
- Fisioterapia respiratória.

Asma

A asma é uma doença inflamatória crônica, caracterizada pela reatividade aumentada das vias aéreas inferiores a vários estímulos imunológicos. A principal característica fisiopatogênica da asma é a inflamação brônquica resultante da interação entre células inflamatórias e células estruturais das vias aéreas.

A consequente contração da musculatura lisa brônquica, o edema de mucosa e o aumento da secreção mucosa promovem uma obstrução reversível do fluxo de ar.

SINTOMAS

- Dispneia.
- Respiração ruidosa (inspiratória e expiratória).
- Uso de músculos respiratórios acessórios.
- Agitação.
- Cianose.

DIAGNÓSTICO CLÍNICO

É indicativa de asma a presença de um ou mais dos seguintes sintomas:

- dispneia e tosse crônica, particularmente à noite e pela manhã, ao despertar;
- episódios recorrentes de sibilância, desconforto torácico, sintomas episódicos, melhora espontânea ou pelo uso de medicações específicas para asma (broncodilatadores, anti-inflamatórios esteroides);
- três ou mais episódios de sibilância no último ano;
- variabilidade sazonal dos sintomas;
- história familiar positiva para asma ou atopia;
- diagnósticos alternativos excluídos.

DIAGNÓSTICO FUNCIONAL

Espirometria é o método de escolha para estabelecer o diagnóstico de asma: VEF1 inferior a 80% e VEF1/CVF inferior a 75%. Obstrução do fluxo aéreo que desaparece ou melhora significativamente após o uso de broncodilatador caracteriza o quadro de asma.

Pacientes com asma que precisam ser internados em UTI são pacientes com características clínicas graves. A exacerbação do quadro frequentemente se deve a uma infecção pulmonar. Esses pacientes necessitam receber monitorização satisfatória, pois podem progredir para fadiga e insuficiência respiratória.

TRATAMENTO DA CRISE

A causa da morte por crise de asma é a asfixia na quase totalidade dos casos. Os objetivos do tratamento são a reversão rápida do broncoespasmo e a prevenção da insuficiência respiratória. É muito importante saber identificar os pacientes asmáticos com risco de morte:

- pacientes com crise prévia e que necessitaram de ventilação mecânica ou internação em UTI;
- pacientes com três ou mais visitas à emergência ou duas ou mais hospitalizações por asma nos últimos 12 meses;
- pacientes com uso frequente de corticosteroide sistêmico;
- pacientes que usam dois ou mais frascos de aerossol dosimetrado de broncodilatador por mês;
- pacientes com problemas psicossociais;
- pacientes com presença de comorbidades;
- pacientes com asma lábil;
- pacientes em que haja má percepção do grau de obstrução.

O algoritmo de tratamento da crise de asma determina uma administração sequencial de drogas e a necessidade de avaliação continuada da resposta clínica:

- inalação com β2-agonista: a cada 10 min a 30 min na primeira hora ou β2-agonista de curta duração administrado por aerossol dosimetrado acoplado a espaçador;
- brometo de ipratrópio associado ao item anterior, em doses repetidas, nas crises moderadas a graves;
- oxigênio administrado por cânula nasal a 2 L/min ou por máscara facial (mantida a $SatO_2$ superior a 92%);
- corticosteroides sistêmicos, que reduzem a inflamação e diminuem o risco de crise fatal, por via endovenosa ou oral (o efeito é equivalente);
- sulfato de magnésio por via endovenosa, como tratamento adjuvante em casos graves, refratários à terapêutica com β2-agonista de curta duração (dose: 1 g a 2 g em 20 min).

A aminofilina não tem indicação como tratamento inicial. Indica-se para casos muito graves, como tratamento adjuvante em pacientes internados.

É de fundamental importância a educação do paciente, de familiares e de cuidadores sobre o manejo da asma. Essa medida simples permite impacto positivo na mudança de comportamento frente à doença, o que reduz o número de hospitalizações, o absenteísmo no trabalho e na escola e os episódios de asma noturna. Devem ser educados a saber os fatores precipitantes de asma (e como evitá-los), reconhecer os sintomas, conhecer os medicamentos e participar ativamente do tratamento.

Síndrome do desconforto respiratório agudo (SDRA)

É uma alteração aguda da estrutura e da função pulmonar secundária a uma resposta inflamatória exacerbada, alterando a permeabilidade capilar pulmonar e levando a um quadro de edema pulmonar bilateral e difuso. É uma síndrome grave, com alta taxa de mortalidade (30% a 40%).

Os fatores predisponentes são:

- septicemia;
- choque de qualquer etiologia;
- processos infecciosos pulmonares;
- traumatismo torácico;
- traumatismo cerebral;
- pancreatite aguda;
- politransfusões;
- aspiração de suco gástrico.

A probabilidade de desenvolver a SDRA cresce à medida que mais fatores predisponentes se fazem presentes.

As características clínicas que a distinguem de outras patologias pulmonares são:

- hipóxia severa resistente à oxigenoterapia;
- diminuição da complacência pulmonar;
- infiltrados pulmonares bilaterais e difusos no RX de tórax;
- relação PaO_2/FiO_2 inferior ou igual a 200.

MANIFESTAÇÕES CLÍNICAS

- Dispneia progressiva.
- Taquipneia.

- Retração intercostal.
- Cianose.
- Tosse.

TRATAMENTO

- Manter suporte adequado de oxigênio aos tecidos com a menor FiO_2 possível ao mesmo tempo que a causa subjacente é corrigida.
- Promover ventilação mecânica, que deve ser regulada com pressão positiva, menor PEEP possível, fluxo de O_2 necessário para manter a PaO_2 superior a 60 mmHg ou $SatO_2$ superior a 90%. Usar volumes de fluxos baixos (5 mℓ/kg a 7 mℓ/kg) para evitar a hipercapnia permissiva.
- Realizar alimentação enteral, estimulando-se a oferta da maior parte das calorias em forma de lipídios.

Pneumonia

Pneumonias são doenças inflamatórias agudas de causa infecciosa que acometem os espaços aéreos, causadas por vírus, bactérias ou fungos. A pneumonia pode ser *adquirida na comunidade* (PAC) ou *no hospital* (PAH).

PNEUMONIA ADQUIRIDA NA COMUNIDADE (PAC)

Classifica-se como PAC a pneumonia adquirida fora do ambiente hospitalar ou de unidades específicas de atenção à saúde ou, ainda, que se manifeste em até 48 h da admissão na unidade assistencial.

Diagnóstico

O diagnóstico é feito com base em achados clínicos e exames físico e radiológico:

- tosse e um ou mais dos seguintes sintomas: expectoração, falta de ar, dor torácica;
- achados focais no exame físico do tórax;
- manifestações sistêmicas (confusão mental, cefaleia, sudorese, calafrios, mialgias e temperatura superior a 37,8 °C);

- radiografia do tórax, que é o método diagnóstico de imagem de escolha para o diagnóstico de PAC, posteroanterior e de perfil.

A tomografia computadorizada deve ser realizada em caso de dúvidas diagnósticas, para detecção de complicações e na suspeita de neoplasias. O RX de tórax deve ser repetido após 6 meses do início dos sintomas em fumantes com mais de 50 anos, pelo risco de carcinoma brônquico, e na persistência dos sintomas ou achados anormais no exame físico.

O CURB-65 é um escore de gravidade da doença proposto pela British Thoracic Society e baseia-se em variáveis representativas da doença aguda na PAC. Cada variável representa 1 ponto, e o escore total tem 5 pontos.

Os parâmetros são:

- confusão mental;
- ureia;
- frequência respiratória;
- pressão arterial;
- idade superior a 65 anos.

Segundo esse escore, pacientes com escore maior que 3 apresentam taxa de mortalidade alta (22%), e os de escore 4 a 5 devem ser avaliados para internação em UTI. A maior limitação do CURB-65 é a não inclusão das doenças associadas que podem acrescentar maior risco, como alcoolismo, insuficiência cardíaca, insuficiência hepática e neoplasias. O uso do escore CURB-65 é recomendado para auxiliar na decisão do local de tratamento.

A Sociedade Brasileira de Pneumologia trabalha com critérios maiores e menores. Os pacientes com um critério maior ou com dois critérios menores devem ser internados em UTI.

Os critérios maiores são:

- evolução com choque séptico, requerendo drogas vasoativas;
- insuficiência respiratória aguda, com indicação de ventilação mecânica.

Estes são os critérios menores:

- hipotensão arterial;
- relação PaO_2/FiO_2 inferior a 250;
- presença de infiltrados multilobulares.

Tratamento de PAC grave

- *Antibioticoterapia* – normalmente é empírica conforme a estratificação por nível de gravidade, pois não é possível definir o agente etiológico no momento da decisão terapêutica.
- *Infusão volêmica* – deve ser iniciada prontamente em pacientes sépticos graves e hipotensos (cristaloides ou coloides).
- *Corticosteroide sistêmico* – indicado quando, apesar de reposição volêmica adequada, o paciente mantém hipotensão arterial e dependência de drogas vasoativas.
- Ventilação mecânica não invasiva para casos com hipoxemia ou insuficiência respiratória aguda.
- Pode ser necessária a intubação orotraqueal com ventilação mecânica (PaO_2/FiO_2 inferior a 150 e infiltrado alveolar bilateral). Deve ser utilizada com volumes correntes em baixos níveis, de 6 cm^3/kg.

PNEUMONIA ADQUIRIDA NO HOSPITAL (PAH)

É aquela que ocorre a partir de 48 h da admissão hospitalar. Pode ser classificada quanto ao tempo decorrido desde a admissão até o aparecimento:

- *precoce* – é a que ocorre até o quarto dia de internação;
- *tardia* – é a que se inicia após o quinto dia de internação.

Vias de penetração no pulmão:

- aspiração endógena da flora presente nas secreções orofaríngeas;
- inalação de partículas infectantes;
- disposição hematogênica de foco extrapulmonar;
- penetração exógena ao tecido pulmonar no trauma, na cirurgia ou por disseminação de tecido infectado contíguo.

Os maiores determinantes para o desenvolvimento de infecção, após o acesso ao pulmão, são o tamanho do microrganismo, sua virulência e a capacidade do organismo de removê-lo, inativá-lo ou matá-lo.

Pacientes idosos (mais de 60 anos), com DPOC, doenças neurológicas, obesidade, alcoolismo, traumas, cirurgias torácica ou abdominal alta são mais propensos a adquirir PAH. A simples medida de lavagem correta das mãos e desinfecção pode reduzir a chance desse tipo de pneumonia. A intubação traqueal e a ventilação mecânica invasiva também aumentam o risco de pneumonia entre 6 e 21 vezes, portanto deve ser encorajado o uso de ventilação mecânica não invasiva em pacientes com exacerbação da DPOC e/ou EAP cardiogênica e em pacientes imunossuprimidos com infiltrados pulmonares.

O ponto fundamental é a prevenção da PAH, pela adoção de medidas simples como vigilância efetiva de pacientes de risco, formação e educação permanente dos profissionais de saúde, adoção de técnicas de isolamento adequadas e de práticas efetivas de controle como a já citada lavagem das mãos.

Algumas estratégias universalmente recomendadas são:

- programa para prescrição racional de antimicrobianos;
- retirada o mais precocemente possível de dispositivos invasivos;
- preferência pela intubação orotraqueal à nasotraqueal (reduz a incidência de sinusite adquirida no hospital).
- remoção de todos os dispositivos que favoreçam os episódios aspirativos, assim que as condições clínicas do paciente permitam;
- manutenção do paciente em posição semissentada (30° a 45°), especialmente se estiver recebendo alimentação enteral;
- adoção da nutrição enteral em vez da parenteral;
- ser evitado o uso de sedação profunda e constante;
- ser evitada distensão gástrica;
- realização de exercícios resistivos inspiratórios nos pacientes pós-operatórios.

Tratamento

- Administrar antimicrobianos conforme o agente etiológico.
- Manter boa ventilação e oxigenoterapia.
- Realizar fisioterapia respiratória.
- Manter boa hidratação.

Problemas renais

7

Aspectos anatômicos do sistema urinário

O sistema urinário é constituído por rins, ureteres, bexiga e uretra. Tem por função participar da eliminação dos produtos finais do metabolismo e do controle dos equilíbrios hídrico, salino e ácido-básico.

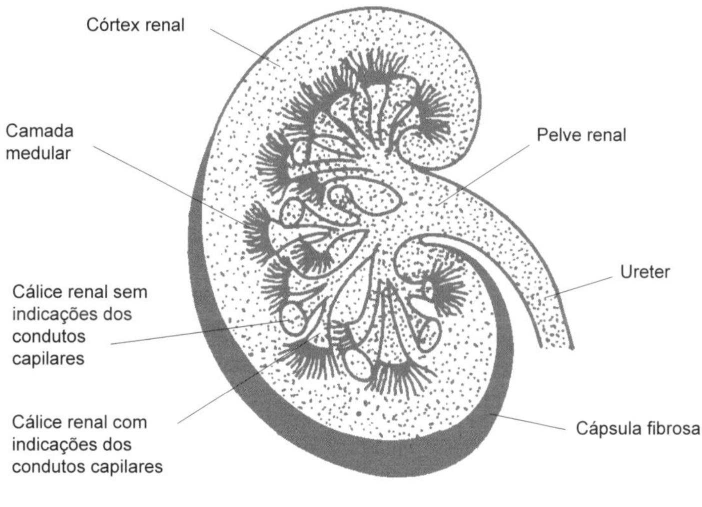

FIG. 49 – DESENHO ESQUEMÁTICO DO RIM.

Os rins, dispostos em par, encontram-se no espaço retroperitoneal, à esquerda e à direita da coluna vertebral. Em posição vertical, cada rim mostra uma reentrância na borda medial, chamada de *hilo renal,* pela qual entram e saem os vasos, os nervos e a pelve renal. Na parte superior de cada rim localiza-se a glândula suprarrenal.

A unidade anatômica e funcional do rim é o *néfron*. Os dois rins juntos contêm cerca de 2.400.000 néfrons, e cada um deles tem a capacidade de formar urina. O néfron é basicamente constituído de *glomérulos* e *túbulos renais*. A função específica dos glomérulos é filtrar o líquido. Os glomérulos são novelos capilares originados de artérias aferentes e envoltos por uma cápsula de paredes duplas, a *cápsula de Bowman*.

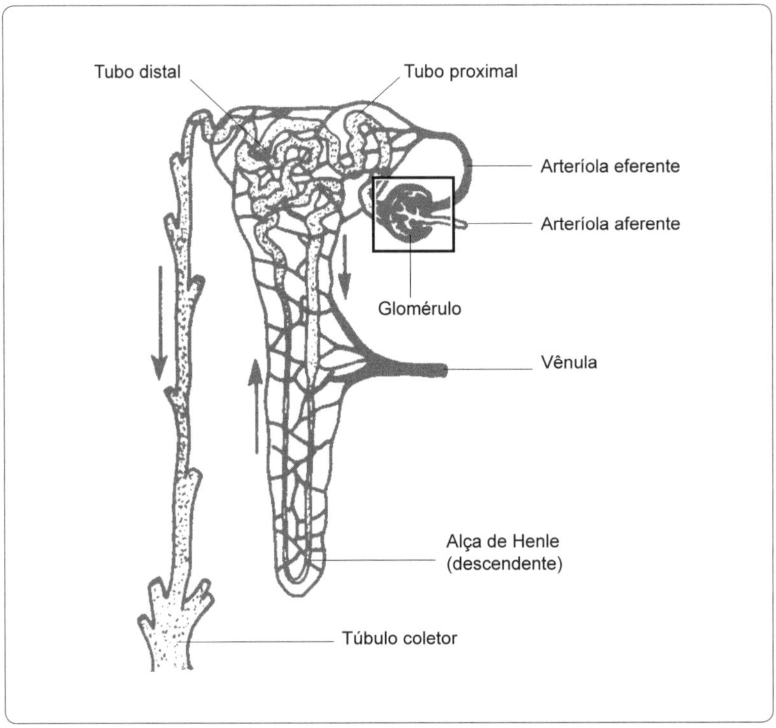

FIG. 50 – ESQUEMA DE UM NÉFRON COM O GLOMÉRULO, O TÚBULO RENAL.

Os túbulos renais são tubos longos, contorcidos, que se originam na cápsula de Bowman e seguem após a alça de Henle até o túbulo coletor. A função dos túbulos renais é transformar o líquido filtrado em urina em seu caminho para a pelve renal.

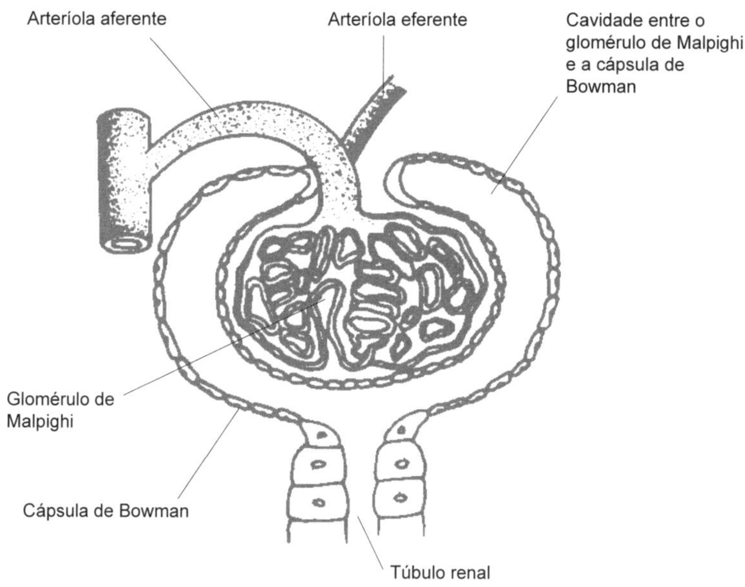

FIG. 51 – ESQUEMA DE UM GLOMÉRULO ENVOLTO PELA CÁPSULA DE BOWMAN.

Fisiologia

Os néfrons secretam a urina por dois mecanismos: filtração glomerular e reabsorção e secreção nos túbulos renais.

Filtração glomerular

Os glomérulos filtram o sangue arterial das arteríolas aferentes, originando a urina primária existente na cápsula de Bowman. Essa urina primária se assemelha ao plasma sanguíneo, mas sem proteínas e outras substâncias de grande peso molecular. A filtração ocorre pela diferença de pressão entre os capilares e a cápsula de Bowman.

Existem dois fatores que modificam a formação da urina:

- alteração do volume sanguíneo, porque a urina é derivada do sangue;
- alteração da pressão arterial, que irá interferir não só na propulsão do sangue pelos capilares como também na diferença de pressão entre o capilar arterial e a cápsula de Bowman.

Por essa razão, pacientes desidratados ou com hemorragia em grande quantidade produzem pouca urina, bem como pacientes em estado de choque ou com insuficiência cardíaca. A lesão renal neste caso é pré-renal; a produção de urina está prejudicada em nível glomerular, por diminuição na pressão de filtração glomerular ou no volume sanguíneo, diminuindo a taxa de filtração glomerular.

Reabsorção e secreção nos túbulos renais

A urina primária passa da cápsula de Bowman para os túbulos renais, em que haverá uma reabsorção seletiva de água, sais e outros elementos. A capacidade secretora dos túbulos é executada por suas células epiteliais, que passam algumas excretas de sangue para a urina. Este produto final passa para os condutos papilares, e destes, para os cálices renais, acumulando-se na pelve renal, da qual é conduzido para os ureteres de forma ininterrupta. Há dois hormônios que aumentam ou diminuem a reabsorção tubular:

- *hormônio antidiurético* – formado na hipófise, aumenta a reabsorção da água dos túbulos renais para a circulação sanguínea;
- *aldosterona* – secretada pela suprarrenal, estimula a reabsorção de água e sódio e a eliminação de potássio.

As artérias renais, além de participarem da formação da urina, devem irrigar o tecido renal. O capilar arterial eferente, ao sair do glomérulo, possui sangue arterial que irá irrigar o tecido renal através de outra rede de capilares que se estende pelo néfron e termina como vênula.

Insuficiência renal aguda

Consiste em uma síndrome caracterizada por grave declínio da função renal, de ocorrência súbita, frequentemente reversível, que provoca o acúmulo de volemia e de material nitrogenado no sangue.

A insuficiência renal aguda pode ser classificada em pré-renal, pós-renal e renal.

- *Pré-renal* – redução da perfusão renal (glomerular). A insuficiência renal aguda pré-renal decorre de uma redução abrupta da perfusão renal, que determina queda da pressão hidrostática transmembranosa do capilar glomerular e, consequentemente, diminuição ou parada total da ultrafiltração glomerular. É encontrada em todas as situações clínicas acompanhadas de redução do fluxo renal. Exemplos: pacientes com baixo débito cardíaco, hipovolemia, choque, excesso de diuréticos. É a causa mais comum de insuficiência renal aguda.
- *Pós-renal* – vias excretoras extrarrenais (obstrutiva). A insuficiência renal pós-renal decorre de uma instalação abrupta de obstáculo ao trânsito da urina já elaborada, com o aumento da pressão retrógrada, que, atingindo o espaço de Bowman, determina a diminuição da filtração glomerular. Exemplos: hematoma, fibrose retroperitoneal, calculose, tumores invasivos.
- *Renal* – parênquima renal (tubular renal). Decorre de alterações morfofuncionais, no parênquima renal, de instalação rápida, em nível de túbulos renais, que determinam o quadro de insuficiência renal parenquimatosa ou necrose tubular aguda (NTA), como consequência de: drogas nefrotóxicas, como antibióticos, aminoglicosídeos ou quimioterápico cisplatina, contrastes radiográficos; rabdomiólise; choque, sepse.

Na insuficiência renal por NTA, o volume urinário é variável, podendo oscilar de oligoanúria até níveis normais de diurese. Os pacientes que não apresentam alteração no volume urinário (não oligúrica) têm melhor prognóstico. Os que apresentam insuficiência renal por NTA e oligúria percorrem duas fases: a fase oligúrica e a fase poliúrica. A duração média de fase oligúrica é de 10 dias, seguida por uma fase poliúrica e recuperação gradual da função renal.

Diagnóstico

- História clínica.
- Exame físico.
- Exames laboratoriais: urina tipo I, ureia, creatinina, gasometria venosa, eletrólitos, ultrassonografia renal.

Tratamento

O ponto mais importante é a prevenção da disfunção renal: manter a volemia adequada e ter prudência na utilização de drogas e agentes nefrotóxicos. O tratamento deve ser orientado para minimizar e corrigir os distúrbios metabólicos:

- fazer controle de volemia;
- fazer controle dos distúrbios metabólicos;
- dar suporte nutricional adequado;
- limitar o aporte de potássio e otimizar os aportes calórico e proteico;
- implementar métodos dialíticos que permitam uma substituição efetiva da função renal enquanto se aguarda a recuperação dos rins.

Os critérios para indicação de métodos dialíticos de imediato são:

- hipercalemia severa ou acidose metabólica;
- sobrecarga de volume;
- uremia, pericardite, sangramento, coma ou convulsões.

Assistência de enfermagem

- Fazer controle rigoroso de diurese.
- Verificar o peso diariamente.
- Manter documentação rigorosa do balanço hídrico.
- Dar assistência no momento da diálise conforme cada método dialítico.

Pacientes com disfunção renal aguda ou crônica podem necessitar de terapias de substituição renal de forma temporária ou definitiva.

Problemas endócrinos

8

Diabetes mellitus

A diabetes é uma síndrome que se caracteriza por hiperglicemia crônica resultante da deficiência da atividade insulínica, quer por déficit absoluto ou relativo da produção de insulina pelo pâncreas, quer por resistência dos tecidos periféricos à ação desse hormônio (ausência de resposta à insulina). A falta relativa ou absoluta de insulina leva à hiperglicemia e a um distúrbio no metabolismo de carboidratos, lipídios e proteínas. Pode comprometer indivíduos de qualquer faixa etária, classe social ou localização geográfica. Possui evolução crônica e requer controle metabólico adequado. As complicações da diabetes dependem do grau de controle metabólico obtido. Uma glicemia mais elevada promove maior risco para complicações, e um controle glicêmico mais rigoroso cursa com menos complicações crônicas. A hiperglicemia crônica da diabetes está associada a complicações em diferentes órgãos, especialmente nas retinas, nos rins e no coração, além de complicações vasculares e neuropatias periféricas. Tais complicações são a causa mais importante de incapacidade e morbimortalidade desses pacientes.

TABELA 12 – VALORES GLICÊMICOS E RISCO DE COMPLICAÇÕES.

	GLICEMIA JEJUM	GLICEMIA 2 H	RISCO AUMENTADO PARA COMPLICAÇÕES
Diabetes	> 126 mg/dL	> 200 mg/dL	Retinopatia, nefropatia, doença cardiovascular
Tolerância diminuída à glicose	< 126 mg/dL	140-199 mg/dL	Diabetes e doença cardiovascular

(cont.)

	GLICEMIA JEJUM	GLICEMIA 2 H	RISCO AUMENTADO PARA COMPLICAÇÕES
Intolerante de jejum	101-125 mg/dL	< 140 mg/dL	
Normal	< 100 mg/dL	< 140 mg/dL	

Classificação da diabetes

Foi modificada em 1997 e inclui quatro classes clínicas:

- *diabetes tipo 1 ou imunomediada* – neste tipo de diabetes, ocorre uma destruição de células β, usualmente, levando à deficiência absoluta de insulina. Os indivíduos geralmente são magros e podem estar predispostos a cetoacidose diabética;
- *diabetes tipo 2* – é responsável por cerca de 90% a 95% de todos os casos de diabetes. São pacientes que têm resistência à ação de insulina acompanhada por deficiência relativa de insulina. A maioria dos casos apresenta predisposição a obesidade central, e a obesidade por si leva a um certo grau de resistência à insulina. Os fatores de risco para desenvolver a diabetes tipo II podem ser classificados em modificáveis e não modificáveis. Entre os não modificáveis estão os fatores genéticos e idade (quanto maior a idade, maior a frequência da diabetes). Recém-nascidos com baixo peso ao nascer (menos que 2,5 kg) ou muito grandes (peso igual ou superior a 4 kg) podem desenvolver diabetes tipo II no futuro. Dentre os fatores de risco modificáveis estão a obesidade, o sedentarismo e as dietas ricas em lipídios, carboidratos e ácidos graxos saturados e pobres em ácidos graxos insaturados e fibras. Raramente ocorre cetoacidose diabética como complicação, mas podem ocorrer complicações tanto em nível macrovascular como em nível microvascular;
- *diabetes gestacional* – é definida como qualquer grau de intolerância à glicose com início ou a primeira detecção durante a gravidez. Aproximadamente 40% das pacientes requerem administração de insulina durante essa fase. A maioria das mulheres recupera a tolerância à glicose para níveis normais depois do parto. No entanto,

quem teve diabetes gestacional apresenta um risco aumentado de desenvolver diabetes em etapas posteriores da vida (cerca de 30% a 60%);

- *outros tipos específicos de diabetes* – incluem os efeitos genéticos das células β, os defeitos genéticos na ação da insulina, endocrinopatias, doenças do pâncreas exócrino, diabetes quimicamente induzida ou induzida por drogas, etc. Esse tipo de diabetes requer administração de insulina para o tratamento.

Todos os diabéticos devem receber recomendações nutricionais e de atividade física. O risco de complicações está associado ao estado de hiperglicêmico prévio. O ideal é manter os níveis de hemoglobina glicosilada (HbA1c) inferiores a 7. Qualquer redução nos níveis de HbA1c promove diminuição nos riscos de complicações microvasculares, de morte associada à diabetes e de morte por qualquer causa. Dentre as classes de agentes redutores da glicose sanguínea por via oral, as *sulfonilureias*, as *metforminas* e a *acarbose* são efetivas na redução das complicações vasculares ao longo do tempo.

A prevalência de doença arterial coronária em pacientes com diabetes é alta. As complicações cardiovasculares representam a maior causa de morbidade e mortalidade. Atualmente, aos pacientes diabéticos classificados como portadores de alto risco para evento cardiovascular (história familiar de doença arterial coronária, tabagismo, hipertensão, obesidade, albuminúria e/ou colesterol total maior que 200 mg/dL), recomenda-se o uso de AAS como prevenção primária da doença arterial coronária. A dose recomendada é de 100 mg por via oral.

Considerações gerais no tratamento da diabetes

A diabetes é uma enfermidade progressiva, e o tratamento com hipoglicemiantes orais deve ser ajustado permanentemente. Todos os pacientes e familiares de diabéticos devem receber orientações para modificar o estilo de vida:

- *evitar o sedentarismo* – realizar atividade aeróbica de no mínimo 30 min, 5 dias por semana (caminhada);

- *manter dieta balanceada* – com 50% a 60% de carboidratos, 20% a 30% de lipídios (menos de 7% de ácidos graxos saturados), 10% a 20% de proteínas (mínimo 1g/kg de peso ideal por dia);
- ingerir fibras (de 20 g/dia a 30g/dia);
- *limitar o consumo de sal* – até 5 g para diabéticos e até 3 g se houver hipertensão associada;
- limitar o consumo de álcool;
- abolir o cigarro.

Complicações agudas

As complicações agudas da diabetes podem ocorrer por *cetoacidose diabética* e por *estado hiperosmolar hiperglicêmico (não cetótico)*, incluindo o coma. Ambas se acompanham de deficiência absoluta ou relativa de insulina, depleção do volume intravascular e anormalidades do equilíbrio ácido-básico graves.

CETOACIDOSE DIABÉTICA

Esta complicação aguda da diabetes é originada por um déficit de insulina que leva a hiperglicemia e acidose derivadas da hiperoxidação de ácidos graxos e da produção de corpos cetônicos. Ocorre principalmente em portadores de diabetes mellitus insulinodependentes. Pode, no entanto, acometer os portadores de diabetes mellitus não insulinodependentes – são pessoas que apresentam diabetes tipo I com manifestações imunitárias pobres e que podem ser tratadas com hipoglicemiantes orais.

A cetoacidose diabética desenvolve-se em uma situação na qual há um déficit necessariamente grave de insulina e um excesso consequente de hormônios ditos contrarreguladores, que são o glucagon, as catecolaminas, o cortisol e o hormônio do crescimento. Caracteriza-se pela presença de hiperglicemia, produção excessiva de corpos cetônicos e acidose. É uma das complicações mais sérias da diabetes. A taxa de mortalidade varia de 4,8% a 9%.

Etiologia

Quase sempre, quando há descompensação de cetoacidose diabética, existe um fator precipitante. A principal causa é a não adesão ao tratamento, e a segunda causa são as infecções (vias urinárias, doença inflamatória pélvica e pneumonia).

Manifestações clínicas

- Classicamente, o quadro clínico da cetoacidose diabética é precedido de um dia ou mais de poliúria ou polidipsia associadas a fadiga importante, náuseas e vômitos.
- Desidratação, hipovolemia e suas consequências, como taquicardia e hipotensão; o paciente pode estar quente e com rubor.
- Hálito cetônico (cheiro de maçã).
- *Respiração de Kussmaul* – hiperventilação característica consistente em respirações profundas e lentas (somente ocorre quando o pH está entre 7 e 7,2).
- Alteração no nível de consciência e até do coma.

Diagnóstico

Em geral, o diagnóstico da cetoacidose diabética pode ser rapidamente estabelecido com base nos sintomas de apresentação e em testes laboratoriais simples. A constatação de hiperglicemia, desidratação clínica e respiração de Kussmaul é altamente sugestiva do quadro.

Exames laboratoriais:

- glicemia;
- teste urinário com fita reagente para cetona, que tem alta sensibilidade (95%) para detectar a cetoacidose diabética. O teste é útil quando o resultado é negativo, afastando o diagnóstico. Ou seja, paciente com hiperglicemia sem cetose não tem cetoacidose diabética;
- gasometria arterial;
- hemograma;
- ionograma (hipopotassemia);
- ureia e creatinina;
- urinálise de rotina.

Tratamento

Os três componentes importantes na terapia da cetoacidose diabética são a insulinoterapia, a correção dos distúrbios hidroeletrolíticos e o tratamento da doença precipitante.

- *Promover a insulinoterapia* – a insulina de ação rápida é a de escolha no tratamento inicial. A via de administração (se subcutânea, endovenosa ou intramuscular) não parece ter diferença significativa. Pode-se usar a via subcutânea, na dose de ataque de 0,3 U/kg, seguida de dose de manutenção de 0,1 U/kg/h até o controle de pH igual ou inferior a 7,3 e bicarbonato igual ou inferior a 18 mEq/L.
- *Fazer a reposição de fluidos e eletrólitos* – a reposição de volume é tão importante quanto a administração de insulina. O objetivo principal da reposição de fluidos é manter uma perfusão orgânica adequada e, secundariamente, manter a diurese abundante. Deve-se iniciar com soro fisiológico a 0,9%: 1.000 mℓ nos primeiros 30 min a 60 min, seguidos de 1.000 mℓ na segunda hora. Após a primeira fase, o tratamento é individualizado. Quando a glicemia atinge valores de 250 mg/dL, inicia-se o soro glicosado a 5% (125 mℓ/h), mantendo-se uma glicemia entre 200 mg/dL e 250 mg/dL.
- *Fazer a reposição de potássio* – durante a cetoacidose diabética, há uma perda importante de potássio, em grande parte devido ao movimento desse íon ao espaço extracelular secundário a acidose e ao catabolismo proteico, associada a uma situação de hiperaldosteronismo e diurese osmótica. Muitos pacientes com cetoacidose diabética apresentam níveis de potássio normais ou altos na fase inicial, mas conforme se começa o tratamento com reposição de fluidos e de insulina há uma diminuição importante desses valores. Dessa forma, a reposição de potássio é fundamental no tratamento da cetoacidose diabética, e são necessárias grandes quantidades durante a emergência diabética. A dose deve ser individualizada.
- *Repor bicarbonato* – não há indicação do uso endovenoso de bicarbonato no tratamento da cetoacidose diabética, pois não melhora a evolução da doença e prolonga a internação hospitalar. Está indicado somente em situações de acidose severa (pH menor que 6,9),

pacientes instáveis hemodinamicamente com pH menor que 7,1 e pacientes com alteração eletrocardiográfica de hiperpotassemia. A dose de bicarbonato é de 1 mEq/kg, via endovenosa, em infusão rápida (em 10 min a 15 min), com realização de gasometria a cada 30 min a 60 min para programar as reposições posteriores. Com o uso de bicarbonato, os níveis séricos de potássio podem cair de forma importante, portanto é preciso estar atento à reposição concomitante desse eletrólito.

Assistência de enfermagem

- *Fazer a monitorização laboratorial* – glicemia de 2 h em 2 h; ionogramas a cada 4 h. A cada 6 h, solicitar ureia, creatinina, corpos cetônicos e gasometria venosa. A maioria dos pacientes estará quase compensada ao final de 6 h a 8 h, de tratamento correto.
- Dosar a glicemia capilar de hora em hora.
- Fazer a cateterização de veia central é muito útil para garantir um acesso venoso adequado e possibilita aferir a PVC.
- Considerar que pacientes com rebaixamento de nível de consciência podem necessitar de intubação endotraqueal e ventilação mecânica.
- Providenciar passagem de sonda nasogástrica e aspiração contínua, por apresentarem íleo paralítico.
- Passar sonda vesical de demora para controle rigoroso de diurese e monitorizar a cetonúria.
- Realizar a monitorização eletrocardiográfica contínua.
- Aferir sinais vitais de hora em hora.
- Comunicar o médico se a glicemia estiver em torno de 250 mg/dL.
- Trocar a solução de insulina a cada 6 h a 8 h.

Complicações

- Edema cerebral.
- Hipoglicemia.
- Hipotensão e choque.
- Hipocalemia.
- Insuficiência renal.

COMA DIABÉTICO HIPEROSMOLAR NÃO CETÓTICO

É a descompensação mais severa da diabetes e caracteriza-se por déficit relativo de insulina e resistência insulínica, levando a hiperglicemia importante, diurese osmótica, desidratação e um estado de hiperosmolaridade secundária. Neste tipo de coma há ausência de acidose e de cetonúria e presença de hipernatremia. Trata-se caracteristicamente de pacientes mais idosos, com doença básica concomitante, como infecção, IAM e AVE, entre outras. Habitualmente existem fatores desencadeantes para a descompensação, e a infecção é a principal causa.

Quanto às complicações, as mais importantes são a hipotensão arterial e o edema cerebral.

O prognóstico do coma diabético é ruim: a mortalidade oscila entre 20% a 50%. Metade dos óbitos é causada pela doença subjacente que precipitou o coma hiperosmolar, e a outra metade, pelos efeitos da desidratação.

Manifestações clínicas

O quadro clínico se desenvolve em dias ou semanas com diminuição progressiva de ingestão de líquidos e rebaixamento do nível de consciência. Pode ocorrer como a primeira manifestação em um indivíduo sem história prévia de diabetes. Os sinais são:

- taquicardia;
- hipotensão;
- choque;
- alteração do nível de consciência;
- hipotonia muscular;
- convulsão;
- coma;
- tromboembolismo devido ao quadro de hiperviscosidade sanguínea.

Diagnóstico

As condições imprescindíveis para o diagnóstico de coma diabético hiperosmolar não cetótico são *hiperosmolaridade* e *ausência de cetose*.

A hiperglicemia frequentemente é superior a 600 mg/dL, podendo ultrapassar 1.000 mg/dL.

Exames laboratoriais:

- glicemia;
- ureia e creatinina, sódio e potássio;
- osmolaridade sérica;
- glicosúria;
- culturas de sangue, urina e secreções.

Tratamento

A base do tratamento do coma hiperosmolar consiste na reposição de volume. O déficit de água é maior do que naquele com cetoacidose diabética, e há menor quantidade de insulina. Devem-se administrar soluções salinas (1.000 mℓ/h durante as primeiras 3 h). É necessário um acesso venoso central para monitorização da pressão venosa central e para minimizar o risco de hiperexpansão. O esquema de tratamento para o coma diabético hiperosmolar não cetótico é semelhante ao recomendado para a cetoacidose diabética. Como se trata de pacientes com idade mais avançada, deve-se levar em consideração a possibilidade de cardiopatia subjacente, sendo importante realizar ecocardiografia para ser feita avaliação morfofuncional do coração.

Assistência de enfermagem

- Fazer a monitorização cardíaca.
- Verificar os sinais vitais de hora em hora.
- Avaliar o nível de consciência.
- Fazer o controle rigoroso da diurese (pode ser necessária a sondagem vesical).
- Aferir a PVC de hora em hora.
- Dosar a glicemia capilar de hora em hora.
- Providenciar acesso venoso para reposição hídrica adequada e de insulina.
- Comunicar o médico se a glicemia for de 250 mg/dL.
- Trocar a solução de insulina a cada 6 h a 8 h.

HIPOGLICEMIA

Trata-se de uma emergência médica, pois o cérebro depende de glicose como fonte primária de energia. O paciente apresenta glicemia baixa (inferior a 40 mg/dL) e pode não apresentar sinais e sintomas de hipoglicemia.

Sinais e sintomas

- Ansiedade, nervosismo, irritabilidade.
- Tremor, fraqueza, cansaço.
- Sudorese, palidez cutânea.
- Fome.
- Cefaleia.
- Alterações visuais e parestesias.
- Convulsão.
- Hipertermia ou hipotermia.

CAUSAS (NOS PACIENTES GRAVES)

- Excesso de administração de insulina exógena.
- Álcool.
- Drogas (sulfonilureias, propranolol, etc.).
- Nutrição parenteral total.
- Tratamento de hiperpotassemia com insulina.
- Grandes queimados.
- Sepse.
- Insuficiência renal.

Diagnóstico

O diagnóstico de hipoglicemia deveria ser considerado em todos os pacientes internados que apresentam sintomas de neuroglicopenia ou de ativação adrenérgica. Devem-se fazer anamnese e exame físico cuidadoso com o fim de identificar a causa específica desencadeante de hipoglicemia. A identificação e o tratamento rápidos são fundamentais para prevenir a morbidade e a mortalidade associadas a este estado.

Tratamento

O tratamento se dá por infusão endovenosa de glicose hipertônica (25 mℓ a 50 mℓ de glicose hipertônica a 50%, seguidos de infusão de glicose a 10% até ser obtida hiperglicemia leve ou persistente). Após a reversão do quadro, deve-se pesquisar e corrigir a causa da hipoglicemia.

CRISE TIREOTÓXICA

Também denominada *tempestade tireoidea* ou *tireotoxicose descompensada*, é uma exacerbação do hipertireoidismo que coloca em risco a vida do paciente (a mortalidade pode chegar a 30%). A crise pode ser causada pelo excesso de função tireoidiana, tanto por doença adquirida como por ingestão exógena do hormônio tireoidiano. A crise é frequentemente provocada por doenças não tireoidianas, como processos infecciosos, trabalho de parto, IAM e cirurgias. Usualmente, a forma mais frequente de hipertireoidismo que pode se complicar com a crise tireotóxica é a doença de Graves.

Sinais e sintomas

- Intolerância ao calor.
- Perda de peso.
- Debilidade muscular.
- Fadiga.
- Febre (38 °C a 41 °C).
- *Cardiovasculares* – taquiarritmias como taquicardia supraventricular, fibrilação atrial de alta resposta ventricular, muitas vezes franca insuficiência cardíaca e até choque.
- *Do SNC* – labilidade emocional, agitação, ansiedade, confusão mental e até quadro psicótico agudo.
- *Gastrintestinais* – diarreia, dor abdominal, vômitos, hepatomegalia dolorosa e icterícia.
- Aumento da tireoide, sudorese intensa, exoftalmia e linfadenopatia.

Diagnóstico

O diagnóstico é basicamente clínico (história clínica e exame físico). É preciso iniciar o tratamento específico assim que haja suspeita diagnóstica, enquanto não saem os resultados dos exames laboratoriais (T4 e TSH). Um paciente em crise tireotóxica sem tratamento específico pode evoluir para colapso cardiocirculatório e até morte em 48 h a 72 h.

Exames laboratoriais:

- dosagens de T3 e T4 totais, T4 livre e TSH ultrassensível;
- hemograma, glicemia, função hepática, cálcio;
- cultura de secreções pulmonares, de sangue e de urina;
- RX de tórax.

Alterações dos exames laboratoriais:

- TSH suprimido;
- T4L elevada;
- hiperglicemia;
- hipercalcemia;
- níveis aumentados de fosfatase alcalina;
- leucocitose;
- aumento dos níveis de transaminases hepáticas.

Tratamento

Pacientes com crise tireotóxica apresentam hipermetabolismo. O excesso de produção de calor leva a desidratação e instabilidade hemodinâmica. Assim, deve-se em primeiro lugar providenciar um acesso venoso adequado para ser iniciada a reposição hidroeletrolítica e nutricional. Além disso:

- realizar medidas para baixar a temperatura com resfriamento da superfície;
- providenciar sonda nasogástrica, cateter central e vesical segundo a necessidade;
- sedar o paciente, se necessário.

O tratamento medicamentoso deve ser composto de:

- *bloqueador da síntese do hormônio da tireoide* – inicia-se com metimazol ou propiltiouracil (PTU). A vida média do PTU é curta, enquanto o metimazol pode ser usado uma vez ao dia. O PTU é considerado a melhor droga, por inibir a conversão periférica de T4 para T3. Não está disponível para uso parenteral, de modo que deve ser administrado por via oral ou por tubo nasogástrico;

- *bloqueador da liberação de hormônio da tireoide já sintetizada* – a administração de iodo deve ser iniciada 1 h após a primeira dose de PTU, porque, se usado antes, pode levar a um excesso de carga de iodo sem ter sido bloqueada a primeira síntese, complicando ainda mais o hipertireoidismo;
- *evitar a conversão de T4 a T3 nos tecidos periféricos* – PTU, corticosteroides (dexametasona) e β-bloqueadores: propranolol ou metoprolol;
- controlar os sintomas adrenérgicos.

Coma mixedematoso

É uma forma grave de descompensação que ocorre em pacientes com hipotireoidismo severo de longa data, não tratado. Apesar de raro, continua sendo extremamente letal e tido como suspeita em todo paciente comatoso sem causa definida, especialmente se há hipotermia. Os principais fatores precipitantes são infecção (principalmente a pulmonar e a urinária), IAM e AVE, além de medicamentos depressores do sistema nervoso central (como tranquilizantes ou narcóticos), hipoglicemia e traumatismos graves.

O prognóstico pode se tornar ruim em razão de alguns fatores, como idade avançada, hipotermia refratária, bradicardia e associação com IAM.

SINAIS E SINTOMAS

- Hipotermia extrema (menos de 35 °C).
- Bradicardia (FC inferior a 44 bpm).
- Hipotensão arterial.
- Pele fria, edema não depressível.
- Anemia.
- Acidose metabólica e respiratória.

- Depressão do nível de consciência (desorientação, bradipsiquismo, convulsões e até coma).
- Hiporreflexia.

DIAGNÓSTICO

O diagnóstico é basicamente clínico, em decorrência da demora no resultado dos exames laboratoriais:

- *dosagens hormonais* – TSH e T4 livre, cortisol;
- bioquímica, glicemia, colesterol, CPK (níveis frequentemente superiores a 500);
- RX de tórax, para avaliar a condição clínica do paciente e tentar especificar a causa precipitante;
- gasometria arterial;
- hemocultivos;
- urina tipo I, urocultura;
- *ecocardiografia transtorácica* – pode evidenciar derrame pericárdico, cardiomegalias e disfunção ventricular esquerda.
- *ECG de 12 derivações* – pode mostrar baixa voltagem difusa, bradicardia sinusal, PR prolongado.

TRATAMENTO

- Fazer a reposição hormonal de T4, preferivelmente por via endovenosa. Caso não tenha a EV disponível, iniciar por via oral; se necessário, passar sonda nasogástrica. Dose de ataque: 500 µg; dose de manutenção: 100 µg a 175 µg por dia.
- Ministrar hidrocortisona por via endovenosa, na dose de 100 mg a cada 6 h a 8 h até a melhora clínica ou a exclusão de insuficiência adrenal.
- Caso o paciente esteja em choque, deve ser tratado principalmente com expansores plasmáticos. Evitar agentes adrenérgicos.
- Prestar atenção à hipoglicemia.
- Manter ventilação adequada.
- Promover o aquecimento passivo. A temperatura começa a se elevar após 24 h de tratamento, atingindo 36 °C no terceiro dia. Portanto, não há necessidade de elevar a temperatura do paciente de forma abrupta, bastando usar cobertores e não deixar o recinto esfriar.

Com o tratamento adequado, a temperatura melhora dentro de poucos dias.

- Pesquisar e tratar os fatores desencadeantes, como infecção.
- Evitar a utilização de sedativos ou narcóticos, pois podem provocar narcose por CO_2.

A reposição de T4 por via oral possui potência e durabilidade adequadas: 80% da dose é absorvida se ingerida em jejum, 30 min antes da primeira refeição. A ingestão com alimento pode provocar importante diminuição na absorção, portanto é preciso ter atenção com pacientes que recebem dieta por via enteral.

ASSISTÊNCIA DE ENFERMAGEM

- Fazer monitorização eletrocardiográfica contínua.
- Realizar monitorização contínua de temperatura (de preferência com termômetro interno).
- Verificar os sinais vitais de hora em hora.
- Administrar todas as drogas por via endovenosa.
- Promover assistência ventilatória.
- Fazer avaliação neurológica.
- Avaliar a glicemia capilar constantemente.

9 Problemas gastrintestinais – hemorragias digestivas alta e baixa

Hemorragia digestiva alta (HDA)

Manifesta-se com sangramento do tubo digestivo alto (acima da junção duodenojejunal).

Considera-se em hemorragia digestiva grave o paciente que apresenta sangramento gastrintestinal documentado (hematêmese, melena) seguido de choque ou hipotensão ortostática, diminuição do nível de hematócrito ou necessidade de transfusão de no mínimo duas bolsas de concentrado de hemácias. O paciente deve ser transferido a uma UTI e receber atenção da equipe multidisciplinar (endoscopista, intensivista, etc.).

> **OBSERVAÇÃO**
> A hemorragia digestiva é considerada leve quando a pressão arterial é superior a 100 mmHg, e a FC, inferior a 100 bpm sem a hipotensão ortostática. Esses pacientes devem ser internados, mas não necessariamente em UTI.

Critérios clínicos de alto risco

- Idade superior a 60 anos;
- Choque, instabilidade hemodinâmica, hipotensão postural.
- Comorbidades associadas (cardiorrespiratória, renal, hepática, coagulopatia).
- Uso de medicamentos como anticoagulantes e anti-inflamatórios não esteroidais (AINEs).
- Hematêmese volumosa.

- Enterorragia volumosa.
- Melena persistente.
- Hemorragia em pacientes internados.
- Ressangramento em pacientes já tratados endoscopicamente.
- Necessidade de transfusão sanguínea;
- Aspirado nasogástrico com sangue vivo.

Causas

- *Medicamentosa* – AAS, corticosteroides, analgésicos e anti-inflamatórios não hormonais.
- Úlcera péptica.
- Gastrite, esofagite, duodenite.
- Neoplasias gástricas.
- Varizes esofágicas.

Manifestações clínicas

- Hematêmese.
- Melena (fezes enegrecidas, sanguinolentas e de odor fétido – sangue digerido).
- Vômitos com aspecto de borra de café.

É muito importante saber o tempo de queixa, bem como avaliar afecções de base como cardiopatias, hepatopatias ou distúrbios na coagulação e o uso concomitante de anticoagulantes orais ou corticosteroides.

Exames laboratoriais

- Hemoglobina, hematócrito, plaquetas, coagulograma.
- Tipagem sanguínea.

Tratamento

- *Acesso venoso de grosso calibre* – fazer a reposição volêmica com coloides, sangue e derivados. Manter a hemoglobina superior a 10 g/dL. Os pacientes, mesmo os com hemorragia digestiva inicialmente leve, mas com características clínicas de hemorragia persistente ou endoscópica com alto grau de risco de recidiva, devem ser transferidos a uma UTI.

- *Sondagem vesical* – realizar controle rigoroso de diurese. Caso o volume urinário seja menor que 0,5 mℓ/kg/h, isso indica grave hipovolemia.
- *Endoscopia digestiva alta* – para diagnóstico urgente, tratamento com escleroterapia local e estimativa do risco de recidiva. Antes de ser cogitada a realização da endoscopia digestiva, devem-se efetuar as medidas para a estabilização hemodinâmica. O momento para a realização da endoscopia ainda é controverso. Pacientes hemodinamicamente instáveis apesar de reposição volêmica, com manutenção da taquicardia, em choque e com sinais de hemorragia ativa devem ser submetidos ao exame endoscópico de emergência. Para pacientes de alto risco também se recomenda a realização de endoscopia digestiva imediata ou em até 6 h.

A terapia endoscópica se baseia na *classificação de Forrest*, que tem como objetivo fazer a descrição dos achados na endoscopia digestiva nos pacientes com hemorragia digestiva relacionada com as patologias ulcerativas (úlceras pépticas gastroduodenais hemorrágicas).

TABELA 13 – CLASSIFICAÇÃO DE FORREST: CORRELAÇÃO DE ACHADO ENDOSCÓPICO COM A TAXA DE RECIDIVA DE SANGRAMENTO E A CHANCE DE MORTE CASO NÃO HAJA TRATAMENTO.

CLASSIFICAÇÃO	ACHADO ENDOSCÓPICO	RECIDIVA	% DE MORTALIDADE (SEM TRATAMENTO)
Hemorragia ativa			
Ia	Hemorragia ativa em jato	55%	11
Ib	Hemorragia ativa em gotejamento	55%	11
Hemorragia recente			
IIa	Vaso visível não hemorrágico	43%	11
IIb	Coágulo aderido	22%	7
IIc	Mácula plana	7%	3

(cont.)

CLASSIFICAÇÃO	ACHADO ENDOSCÓPICO	RECIDIVA	% DE MORTALIDADE (SEM TRATAMENTO)
Ausência de sinais de sangramento			
III	Base de fibrina	2%	2

Fonte: adaptado de Cortés (2010).

Para pacientes com Forrest tipo Ia, Ib e IIa, independentemente do estado clínico, indica-se a terapia endoscópica. Pacientes com alto risco de recidiva (Forrest Ia, Ib, IIa e IIb) devem ficar internados por pelo menos 72 h, pois quase 70% das recidivas ocorrem nesse período.

Os métodos de tratamento endoscópico da hemorragia digestiva alta são:

- injeção:
  - adrenalina com ou sem solução hipertônica;
  - álcool absoluto;
  - oleato de monoetanolamina a 5%;
  - polidocanol a 1%;
  - adesivo de fibrina;
  - cianoacrilato;
- térmico:
  - eletrocoagulação monopolar;
  - eletrocoagulação bipolar (BICAP);
  - bisturi de plasma de argônio;
  - *heater probe*;
- mecânico:
  - hemoclip;
- laser:
  - Nd-YAG;
  - argônio;
- combinado.

Para reduzir a chance de sangramento, pode ser aplicado *tratamento coadjuvante*. Dentre essas medidas, realizadas em associação com o tratamento endoscópico, estão:

- prescrição dos inibidores da secreção ácida (antagonista de H_2 ou inibidores da bomba de prótons), para reduzir o índice de ressangramento precoce;
- pesquisa de *Helicobacter pylori* no momento da endoscopia pelo teste da urease ou pela histologia, pois a sua erradicação reduz o índice de ressangramento a longo prazo.

O *tratamento cirúrgico* está indicado para pacientes que persistam com sangramento apesar dos tratamentos endoscópicos.

Hemorragia digestiva alta varicosa

As varizes hemorrágicas desenvolvem-se após um período longo de hipertensão portal geralmente relacionada com cirrose hepática. A localização principal é a parte inferior do esôfago, mas podem se situar no estômago ou no duodeno. A complicação mais importante é a hemorragia abundante, que tem implicações prognósticas: cerca de 50% dos pacientes morrem após 6 semanas do primeiro evento hemorrágico. As opções terapêuticas da fase aguda da hemorragia são farmacológica, endoscópica, com sonda tipo Sengstaken-Blakemore, com radiologia intervencionista ou cirúrgica.

TRATAMENTO

- Fazer a reposição volêmica rápida (coloides, sangue e derivados).
- *Garantir a via aérea pérvia* – pode ser necessária intubação endotraqueal para facilitar o procedimento de endoscopia e a inserção de sonda tipo Sengstaken-Blakemore.

O *tratamento farmacológico* específico, em associação com métodos endoscópicos ou isoladamente, consiste em:

- vasopressina;
- octreotida;
- trinitrato de gliceril.

No *tratamento endoscópico* podem ser utilizadas a escleroterapia ou a ligadura elástica.

O *tratamento com sonda tipo Sengstaken-Blakemore* (ver anexos) consiste em produzir tamponamento com balão. É um método hemostático temporário, utilizado para ajudar na estabilização clínica e programar a terapêutica definitiva.

A *terapia com radiologia intervencionista* por embolização ou TIPS (de *transjugular intrahepatic portosystemic shunt*) está indicada caso haja falha da terapia endoscópica.

O *procedimento cirúrgico* está indicado apenas nos casos de persistência da hemorragia após tamponamento com sonda tipo Sengstaken (por 2 a 3 dias).

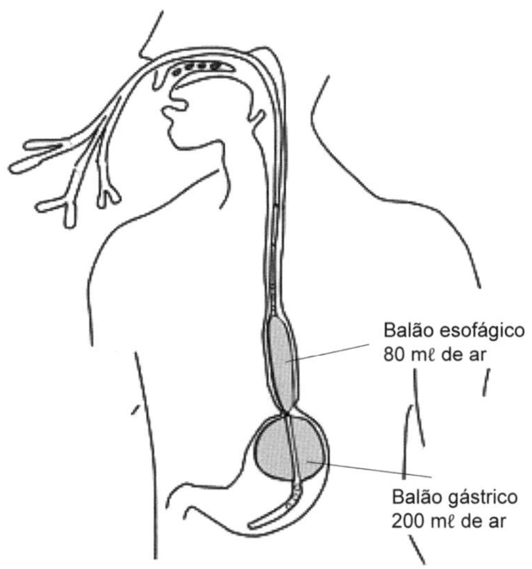

FIG. 52 – SONDA TIPO SENGSTAKEN-BLAKEMORE NO ESÔFAGO.

Hemorragia digestiva baixa (HDB)

É o sangramento do tubo digestivo baixo, consequente a lesão situada distalmente ao ângulo de Treitz (flexura duodenojejunal). É mais comum em indivíduos idosos. Habitualmente é de menos intensidade e ocorre com menor frequência que a hemorragia digestiva alta. Cessa espontaneamente em 48 h em cerca de 90% dos casos. A doença diverticular é a causa mais comum.

TABELA 14 – CAUSAS DE HDB CONFORME O GRUPO ETÁRIO.

ADOLESCENTES E ADULTOS JOVENS	ADULTOS APÓS OS 60 ANOS
Divertículo de Meckel	Divertículos
Doença inflamatória intestinal	Ectasia vascular
Pólipos	Pólipos
	Neoplasia

Diagnóstico

Deve-se passar a sondagem nasogástrica diagnóstica. A saída de líquido bilioso e sem sangue tem alto valor preditivo negativo, afastando a origem gástrica ou a duodenal como foco primário de sangramento. Após exclusão da origem do sangramento em trato gastrintestinal alto, devem ser pesquisadas a localização e a causa do sangramento:

- *anuloscopia* – a sua realização é fundamental para o diagnóstico de afecções orificiais;
- *colonoscopia* – é o procedimento diagnóstico de escolha, além de permitir a remoção de pólipos sangrantes e a hemostasia de lesões sangrantes;
- *angiografia digital* – permite identificar com precisão o local de sangramento;
- *cintilografia* – é um método não invasivo de determinar a origem da hemorragia digestiva, com auxílio de um marcador radioativo (99-tecnécio).

Tratamento

No episódio agudo de HDB, a prioridade está na estabilização clínica, com reposição volêmica e transfusão de sangue.

Passado o episódio agudo, realiza-se a colonoscopia ou a angiografia para localizar e tratar o vaso culpado por meio de embolização seletiva.

Se o sangramento persistir, apesar dessas medidas, o tratamento cirúrgico poderá ser necessário.

Pancreatite

Pâncreas é uma glândula que se localiza atrás do estômago e junto ao duodeno, cuja função é secretar enzimas digestivas para o intestino delgado. Essas enzimas ajudam na digestão de gorduras, proteínas e carboidratos dos alimentos. Também é responsável por liberar os hormônios insulina e glucagon na corrente sanguínea.

A pancreatite consiste em uma inflamação do pâncreas e dos tecidos retroperitoneais circundantes. Normalmente, as enzimas digestivas se tornam ativas somente no intestino delgado, em que é iniciado o processo de digestão dos alimentos. A pancreatite ocorre quando essas enzimas se tornam ativas dentro do pâncreas, dando início ao processo de autodigestão. A princípio, qualquer pancreatite é potencialmente grave. Os pacientes, mesmo nos casos leves, devem ser vigiados nas primeiras 72 h.

De acordo com o tempo de evolução, a pancreatite pode ser classificada em *aguda* ou *crônica*.

É considerada aguda quando ocorre subitamente e dura por um curto período de tempo. Em geral, melhora rapidamente.

A crônica ocorre quando as enzimas digestivas atacam e destroem o pâncreas e os tecidos adjacentes, causando cicatriz e dor e levando a uma destruição gradativa do pâncreas. Em cerca de 85% a 90% dos casos a doença tem componente apenas inflamatório e apresenta-se apenas com mínima disfunção orgânica e baixa taxa de mortalidade (inferior a 2%), e a recuperação é completa. Em aproximadamente 10% dos casos ocorre, além da inflamação, necrose no parênquima pancreático e nos tecidos adjacentes, o que pode evoluir com infecções e alterações locorregionais graves, levando a repercussões hemodinâmicas também graves. Ocorre disfunção de múltiplos órgãos e sistemas (choque, insuficiência respiratória, insuficiência renal ou hemorragia digestiva). Também podem ocorrer complicações sistêmicas, como coagulação intravascular disseminada ou alterações metabólicas graves, como a hipocalcemia. A taxa de mortalidade nessas circunstâncias varia de 20% a 70%.

Com base na apresentação clínica, na avaliação laboratorial e no exame tomográfico nos primeiros 2 dias da admissão do paciente, classifica-se a doença em leve ou grave.

As formas leves respondem bem à reposição de líquidos e eletrólitos, e o tratamento pode ser feito nas enfermarias. O quadro se resolve em uma semana aproximadamente. As formas graves, devido à falência de órgãos e sistemas, não respondem às medidas iniciais. O tratamento deve ser realizado em UTI, em razão da monitorização contínua e dos procedimentos. O tratamento pode durar de semanas a meses.

A causa mais comum de pancreatite aguda é a calculose biliar, e da crônica, o uso abusivo de álcool. Essas duas causas representam cerca de 80% dos casos. Outros fatores menos frequentes, como hipertrigliceridemia, hipercalcemia, pós-operatório de cirurgia abdominal, vírus (caxumba), drogas e tumores pancreáticos, devem ser considerados. Em 10% das vezes, a causa é idiopática.

Características clínicas

- Dor na parte superior do abdome, de início súbito, em faixa e de forte intensidade, irradiando para o dorso.
- Concentrações elevadas de amilase plasmática (mais de 3 nℓ) e de lipase pancreática.
- Amilasúria e presença de amilase no líquido pleural.
- Náuseas e vômitos.

Diagnóstico

Além dos exames bioquímicos, realizam-se métodos de imagem:

- RX simples de abdome;
- ultrassonografia de abdome;
- tomografia computadorizada de abdome com contraste oral e venoso, que é o exame padrão ouro para o diagnóstico de pancreatite. A tomografia permite estratificar o grau de severidade com base na avaliação da extensão de necrose pancreática e no aparecimento de complicações peripancreáticas.

Critérios prognósticos

Existem vários critérios prognósticos de pancreatite aguda: escala de Ranson e os escores de Atlanta, APACHE (de *Acute Physiology and Chronic Health Evaluation*), de Glasgow, de Banks, de Agarwal e Pitchumoni. Embora nenhum seja considerado o ideal, esses escores constituem uma ferramenta para diagnosticar as pancreatites graves. De todos, o APACHE se mostra o mais exato e permite quantificar a gravidade da enfermidade por meio de 34 variáveis fisiológicas. O APACHE II é uma versão simplificada e se baseia no índice de 12 variáveis fisiológicas, dados clínicos e laboratoriais, idade e presença de enfermidade crônica: insuficiência cardíaca crônica, insuficiência renal crônica, DPOC, cirrose hepática e imunossupressão. São critérios que permitem a discriminação rápida entre a pancreatite aguda leve e a grave e fornecem a previsão da gravidade e das complicações 48 h após a admissão. Um escore igual ou superior a 8 é considerado grave, e o paciente deve ser internado em UTI.

Após 48 h de evolução, a presença de três ou mais dos seguintes critérios é indicativa de mau prognóstico:

- idade superior a 55 anos;
- leucocitose superior a 15.000/m^3;
- glicemia maior que 180 mg/dL;
- ureia maior que 100 mg/dL;
- PaO_2 inferior a 60 mmHg;
- calcemia inferior a 8 mg/dL;
- lactato desidrogenase sérico (DLH) superior a 600 U/L;
- albuminemia inferior a 3,2 g/dL.

Tratamento

Não há tratamento específico para o processo inflamatório que impeça a progressão da doença. Assim, o tratamento, na fase inicial, é clínico, sintomático e de suporte:

- controlar a dor (evitar morfina, preferir meperidina);
- fazer a reposição líquida e a monitorização da PVC e da diurese;

- *promover o repouso glandular* – jejum por via oral, até que as náuseas, os vômitos e a dor abdominal desapareçam;
- instalar cateter na artéria pulmonar em casos de instabilidade hemodinâmica;
- promover a assistência respiratória;
- fazer a antibioticoterapia, que é avaliada caso a caso. É feita de forma profilática nos casos graves, porque na maioria dos casos de necrose pancreática ocorre infecção;
- corrigir a hipocalcemia e a hiperglicemia, assim como os desvios de pH, de acordo com as alterações da normalidade;
- *realizar dieta parenteral* – caso o paciente apresente íleo paralítico por mais de 5 dias;
- *realizar alimentação oral* – pode ser iniciada quando há melhora do quadro doloroso e o paciente apresenta fome e ruídos hidroaéreos.

A cirurgia é indicada para resolver algumas condições associadas. Está indicada nos casos que apresentem necrose pancreática infectada e complicação peripancreática. Em geral, ocorre após 2 semanas, quando o paciente está mais estável e é possível a identificação do limite entre o tecido necrótico e o normal.

Antes de deixar o hospital, o paciente deve ser orientado a não consumir bebida alcoólica e não fazer grandes refeições.

Problemas neurológicos

10

As funções do organismo são reguladas por dois grandes sistemas de controle: o *sistema nervoso* e o *sistema endócrino*.

Sistema nervoso central

O homem só pode atuar sobre o meio ambiente e ter inter-relação com este utilizando seus músculos. Isso é válido tanto para as atividades manuais como para a comunicação, o pensamento ou a emoção.

Para que isso aconteça, é necessário que seu sistema nervoso esteja íntegro. O conhecimento da estrutura do sistema nervoso central é fundamental para a compreensão dos diversos quadros clínicos resultantes de lesões e processos patológicos que podem acometê-lo.

O SNC corresponde ao encéfalo e à medula espinhal, e o sistema nervoso periférico é formado por raízes espinhais e nervos que captam, interpretam e transformam estímulos, promovendo respostas que serão eficazes, ou não, dependendo de seu estado fisiológico.

O cérebro é dividido nos hemisférios direito e esquerdo, compostos por lobos, os quais recebem seus nomes de acordo com suas localizações:

- no lobo frontal situa-se a área motora, e nos demais lobos estão as áreas sensitivas;
- o *cerebelo*, situado na região posterior do cérebro, coordena a harmonia dos movimentos e mantém o equilíbrio do corpo;
- o *córtex* é uma substância cinzenta que se dispõe em camada fina na superfície do cérebro. A ele chegam os impulsos provenientes de todas as vias de sensibilidade para se tornarem conscientes e serem interpretados. Dele também saem os impulsos nervosos

que iniciam e comandam os movimentos voluntários. A ele estão relacionados os fenômenos psíquicos.

O SNC é dividido em *somático* e *visceral*. O sistema nervoso somático relaciona o organismo com o meio, sendo por isso denominado também *sistema nervoso da vida de relação*. Na área sensorial somática há orientação espacial bem nítida para a recepção de sinais neurais provenientes das distintas áreas corporais. Cada lado do córtex recebe informações sensoriais emitidas exclusivamente pelo lado oposto do corpo.

Funções do sistema nervoso central

A principal função do SNC é processar a informação que chega, de maneira que se produza a resposta motora apropriada. Cada parte do cérebro tem áreas com funções específicas. Uma lesão cerebral leva a danos irreparáveis (morte celular) com sequelas permanentes. Os nervos que conduzem os estímulos recebidos do meio ambiente até os centros nervosos são denominados *sensitivos*, e os que transmitem ordens provenientes dos centros nervosos para o organismo dar respostas ao estímulo são chamados *motores*.

As *funções motoras* do SNC são controlar atividades como a contração dos músculos esqueléticos e dos músculos lisos e a secreção das glândulas endócrinas e exócrinas em várias partes do corpo. Os músculos e as glândulas são denominados *efetores* por executarem funções comandadas pelos estímulos nervosos.

A *função sensorial* consiste em converter as várias formas de estímulos externos, como calor, tato, odor, sabor, etc., em impulsos nervosos nos neurônios. No entanto, essas informações sensoriais são selecionadas. Por exemplo, não percebemos as partes do corpo que estão em contato com as roupas ou alguns ruídos existentes no meio ambiente, a menos que tenham intensidade suficiente para estimular as terminações nervosas.

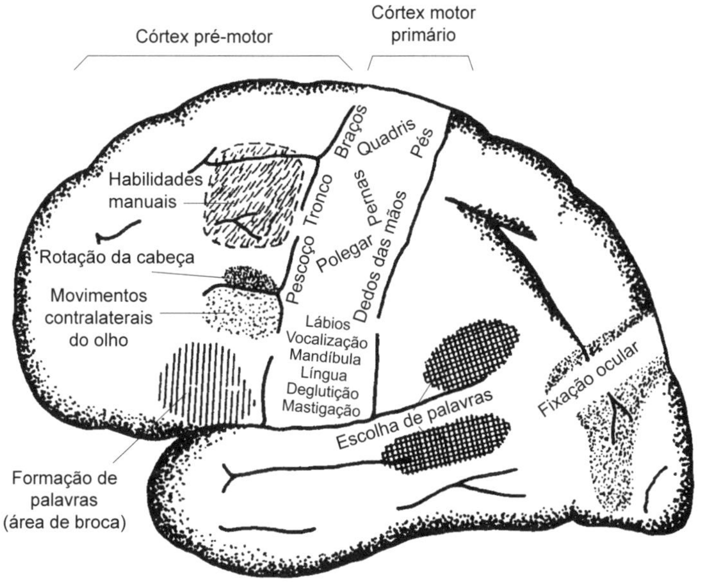

FIG. 53 – REPRESENTAÇÃO DOS DIFERENTES MÚSCULOS DO CORPO NO CÓRTEX MOTOR E LOCALIZAÇÃO DE OUTRAS ÁREAS CORTICAIS RESPONSÁVEIS POR CERTOS TIPOS DE MOVIMENTOS MOTORES.

Irrigação cerebral

Os troncos principais da irrigação cerebral são os carotídeos comuns e os vertebrais. Esses dois troncos dão origem ao polígono de Willis, e daí partem as três artérias nutridoras do encéfalo: as artérias cerebrais anterior, média e posterior.

Circulação cerebral

O cérebro não acumula débitos metabólicos e necessita ser suprido continuamente por uma circulação eficaz que lhe leve grande volume de O_2 e substratos.

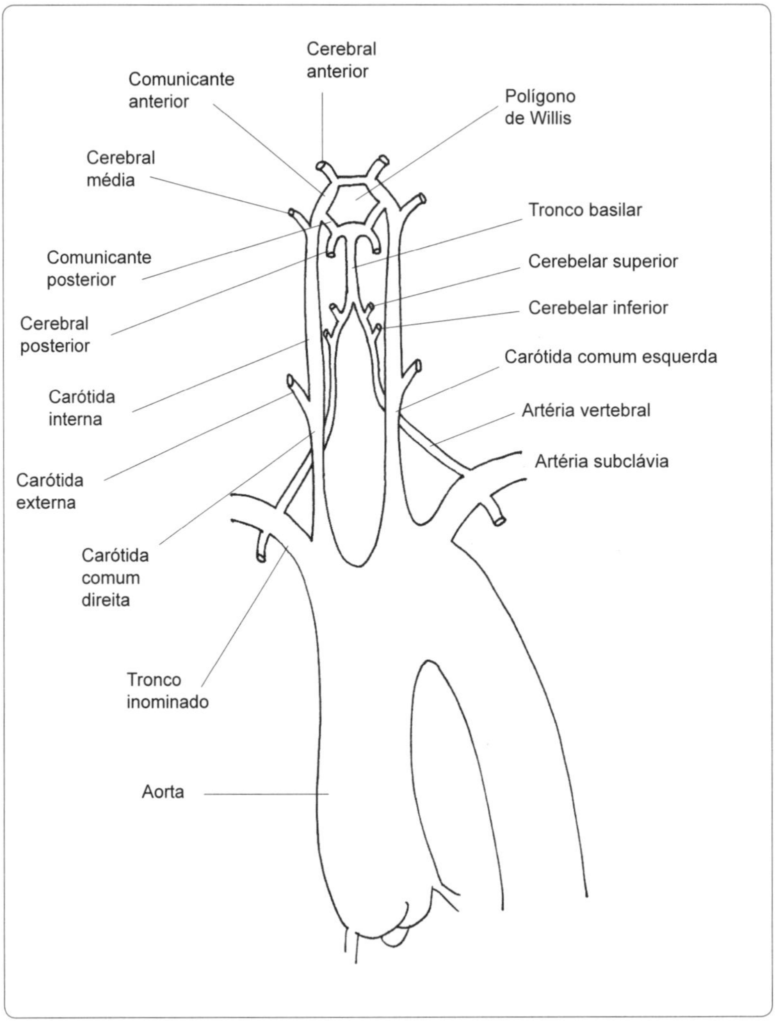

FIG. 54 – IRRIGAÇÃO CEREBRAL.

Existem três fatores metabólicos diferentes exercendo efeitos sobre o fluxo sanguíneo cerebral:

- concentração de CO_2^-;
- concentração de íons H^+;
- concentração de O_2^-.

Um indivíduo que se apresenta em estado crítico, com consequente hipóxia e/ou acidose respiratória, necessita de maior fluxo sanguíneo no cérebro. Como o fluxo é encerrado em caixa rígida, uma das complicações mais sérias da hemodinâmica cerebral anormal é a formação de edema. O acúmulo de líquidos do edema, por sua vez, comprime os vasos sanguíneos com eventual redução do fluxo sanguíneo e destruição de tecido cerebral.

Avaliação geral de enfermagem

A avaliação da enfermagem no que se refere a todos os sistemas corporais pode ser de grande auxílio no estabelecimento do diagnóstico de muitas alterações neurológicas. Começa com a observação cuidadosa do comportamento ordinário do paciente e prossegue com testes específicos que ajudam a definir o distúrbio anatômico.

O exame neurológico inclui:

- o estado mental do paciente (avaliação do nível de consciência, que pode variar de estado vigil, sonolência, torpor até coma; vocabulário; memória, etc.);
- os nervos cranianos;
- a fala;
- o estado sensorial (tato, dor, temperatura);
- o estado motor (marcha, posição de pé, força muscular, tônus muscular, reflexos, movimentos involuntários);
- as respostas quanto a oligúria e incontinência;
- os episódios eméticos, com descrição completa de quando e como ocorreram;
- o tom de voz, que pode transparecer irritabilidade, apreensão e raiva;
- distúrbios de visão, audição, fala, olfação, gustação, tato, pressão ou dor que podem ser produzidos durante a manipulação do paciente, indicando possível novo desenvolvimento em seu estado neurológico.

Acidente vascular encefálico

O AVE continua sendo uma das causas mais importantes de morte e incapacidade em toda a América Latina. Trata-se de um déficit neurológico causado por transtorno do sistema de irrigação cerebral. Os distúrbios vasculares encefálicos podem ser decorrentes de hemorragia, trombose, embolia, déficit de fluxo sanguíneo de origem cardíaca e espasmo de artéria cerebral. Seja qual for a etiologia, as consequências para o tecido nervoso são graves e desajustam o homem da sociedade.

Os fatores de risco para AVE podem ser classificados em modificáveis e não modificáveis.

Os fatores modificáveis são:

- hipertensão arterial;
- diabetes;
- tabagismo;
- obesidade;
- dislipidemia;
- síndrome metabólica;
- arritmias cardíacas;
- doença arterial coronária (DAC);
- contraceptivos orais;
- drogas psicoativas.

Os não modificáveis são:

- idade superior a 60 anos;
- sexo masculino;
- raça negra;
- fatores genéticos.

Existem ainda novos fatores de risco, como a identificação de placas de ateroma em arco aórtico, aneurisma de septo interatrial, forame oval permeável, enxaqueca e fluxo lento em cavidades cardíacas, entre outros.

O AVE pode ser classificado em:

- *acidente vascular isquêmico* – quando ocorre oclusão de um vaso sanguíneo que irriga determinada região encefálica. Corresponde a cerca de 83% das ocorrências. A oclusão do vaso pode ter origem criptogênica (30%), embólica (25%), de enfermidade de pequenos vasos (25%) e trombótica (20%);
- *acidente vascular do tipo hemorrágico* – representa o restante dos 17% e ocorre devido à ruptura de um vaso sanguíneo com consequente sangramento para a superfície do encéfalo –

hemorragia subaracnoidea (40%) –, cuja causa mais frequente é a ruptura de um aneurisma cerebral; ou para dentro do parênquima encefálico – hemorragia parenquimatosa (60%) –, cuja causa mais frequente é a hipertensão arterial.

Acidente isquêmico transitório

O acidente vascular encefálico pode ter quadro clínico de caráter evolutivo, oscilando de ataque isquêmico transitório para AVE concluído. No AIT, ocorre episódio reversível de déficit neurológico focal secundário à oclusão transitória de uma artéria. Os sinais e sintomas são semelhantes aos do AVE e transitórios: duram apenas minutos ou horas, e há recuperação completa, sem sequelas. No entanto, o AIT representa um risco elevado para um novo evento isquêmico (5% no primeiro mês, 12% no primeiro ano e aumento de 5% por ano). Portanto, a identificação da causa provável do AIT e a instituição de tratamento adequado podem reduzir o risco de evolução para AVE. O AAS é eficaz na prevenção de AVE.

Manifestações clínicas

Existe uma escala de avaliação de Cincinnati estabelecida em 1999 para o reconhecimento precoce do evento cerebral o mais rápido possível. O objetivo do rápido reconhecimento e do atendimento do AVE é diminuir os danos ocasionados e maximizar a recuperação do paciente. Se o atendimento for realizado corretamente nas primeiras 3 h, o paciente terá prognóstico muito mais favorável (tempo é cérebro).

Esta escala avalia três aspectos principais:

- *face – assimetria facial* – pedir para o paciente abrir um sorriso;
- *membros inferiores – queda de um braço* – pedir para o paciente estender os dois braços para a frente, com os olhos fechados. Considera-se anormal se os dois braços não mantêm a mesma altura;
- *fala – disartria* – fala incompreensível.

Considera-se grande a possibilidade de tratar de um paciente com AVE caso um dos três parâmetros avaliados se apresente anormal. É muito importante determinar a hora exata de início dos sintomas. Esses pacientes devem ter prioridade no atendimento. A contagem do primeiro minuto de evento é o momento de início dos sintomas.

As ações descritas a seguir devem ser realizadas em menos de 10 min:

- providenciar acesso venoso periférico;
- colher exames laboratoriais iniciais: glicemia, tempo de coagulação, eletrólitos, hemograma;
- aferir sinais vitais;
- estabelecer suporte cardiovascular;
- realizar exame neurológico completo, incluindo a avaliação por escala de coma de Glasgow;
- solicitar tomografia de crânio, que deve ser realizada em 25 min e interpretada em até 45 min, para descartar eventos hemorrágicos;
- realizar ECG.

Os medicamentos para manter a pressão arterial inferior a 185 × 110 mmHg são labetalol 10 mg a 20 mg via endovenosa em 1 min a 2 min e nicardipina 5 mg/h via endovenosa. Também podem ser usados nitroprussiato de sódio, hidralazina ou enalapril.

A tomografia de crânio sem contraste frequentemente é normal dentro das primeiras horas após infarto cerebral. As lesões isquêmicas podem levar de 12 h a 72 h para se tornarem visíveis na tomografia. Por isso, uma tomografia normal na fase inicial do quadro não descarta a hipótese de AVE isquêmico, é realizada para descartar a presença de AVE do tipo hemorrágico e de AVE antigo.

CRITÉRIOS DE INCLUSÃO PARA TROMBÓLISE COM FATOR ATIVADOR DE PLASMINOGÊNIO – ALTEPLASE (rTPA) AOS PACIENTES COM AVE (PROTOCOLO DE 3 H)
Diagnóstico de AVE isquêmico causando déficit neurológico
Início dos sintomas < 3 h antes de iniciar o tratamento
Idade ≥ 18 anos
CRITÉRIOS DE EXCLUSÃO
Absolutos
Traumatismo craniano ou um AVE nos 3 meses prévios

Sintomas que sugerem uma hemorragia subaracnoidea Punção arterial em local não compressível nos últimos 7 dias História prévia de hemorragia intracraniana PAS < 185 mmHg, PAD > 110 mmHg Evidência de sangramento ativo Diátese hemorrágica aguda, plaquetas < 100.000/mm^3, heparina nas últimas 48 h com TTPa prolongado, uso de anticoagulante oral com RNI > 1,7 ou TP > 15 s, glicemia < 50 mg/dL Tomografia de crânio com infartos multilobares (hipodensidade > 1/3 do hemisfério cerebral)
Relativos Sintomas menores de AVE, que regridem rapidamente (espontaneamente) Convulsão com deficiências neurológicas pós-ictais Cirurgia grande ou traumatismo grave nos últimos 14 dias Hemorragia gastrintestinal ou do trato urinário recente (21 dias) IAM recente (3 meses anteriores)
CRITÉRIOS DE INCLUSÃO PARA TROMBÓLISE COM rTPA (ENTRE 3 H A 4,5 H)
Diagnóstico de AVE com déficit neurológico Início dos sintomas entre 3 h a 4,5 h antes do tratamento
CRITÉRIOS DE EXCLUSÃO
Idade > 80 anos Uso de anticoagulantes orais, independentemente do RNI História de DM e AVE isquêmico prévios

A equipe terá condições de tomar decisão para administrar fibrinolítico se:

- o paciente não apresentar contraindicação para o tratamento com fibrinolítico;
- a tomografia de crânio não apresentar áreas de hemorragia nem áreas de isquemia (caso haja áreas de isquemia, provavelmente o AVE é antigo e não é mais elegível ao tratamento fibrinolítico), bem como AVE isquêmico grande (há risco aumentado de hemorragia);
- a pressão arterial do paciente for inferior a 185 × 110 mmHg;

- não tiver havido recuperação do estado neurológico (se houve, tratou-se de um AIT).

O procedimento deve ser explicado ao paciente, que precisará assinar o TCLE. A trombólise de eleição é o rTPA, que deverá ser aplicado em menos de 3 h do início dos sintomas (tempo é cérebro).

A principal complicação é a hemorragia intracerebral, que ocorre entre 4,6% a 6,4% dos casos. Outras complicações que podem ocorrer são a hipotensão arterial, a hemorragia sistêmica e o angioedema.

Prevenção secundária de novos eventos

O AVE constitui a segunda principal causa de morbimortalidade no Brasil, perdendo apenas para doenças cardíacas isquêmicas. O principal mecanismo envolvido na fisiopatologia do AVE são a trombose arterial e os eventos cardioembólicos. Uma parcela importante de pacientes que sobrevivem ao primeiro evento apresentam recorrência do AVE; assim, o uso da antiagregação plaquetária (AAS) como prevenção secundária de novos eventos torna-se a peça fundamental no manejo dos pacientes.

Traumatismo craniencefálico

O traumatismo craniencefálico é uma importante causa de morbimortalidade e incapacidade em todo o mundo. Afeta mais os indivíduos do sexo masculino e jovens (de 15 a 30 anos), o que gera um problema de saúde pública.

No TCE, as lesões são provocadas pelo impacto e pelo movimento de aceleração–desaceleração do cérebro dentro da caixa craniana. Quando há um impacto no crânio, o osso tende a afundar no local afetado e há uma dilatação para fora na área vizinha. Quando esse impacto vence a elasticidade óssea, há uma fratura, que se inicia na área de dilatação externa e se dirige para o ponto de impacto. Em virtude de um golpe sobre a cabeça, há forças de compressão no local da pancada e movimentação do encéfalo em relação ao crânio, provocando pressão negativa no polo oposto ao da pancada, capaz de causar lesões cerebrais por contragolpe. O trauma craniano pode causar múltiplas lesões nas diversas estruturas, que podem ser primárias ou secundárias.

Lesões primárias

São as lesões que ocorrem no exato momento do trauma – o grau de comprometimento da lesão depende da magnitude do impacto, da direção e do local do impacto – e se devem ao efeito biomecânico, ou seja, ocorrem pelo impacto do trauma ou por mecanismo de aceleração e desaceleração. Existem lesões focais, como a contusão cerebral, com a inércia dirigida diretamente ao cérebro, e lesões axonais difusas, devido às forças de estiramento, cisalhamento e rotação.

Lesões secundárias

São as lesões que se instalam logo (ou algum tempo) após o trauma, desenvolvendo-se como consequência de lesão primária, com sangramento, edema, hiperemia e trombose. Ocorrem vários processos metabólicos, moleculares, inflamatórios e vasculares iniciados no momento do impacto e que atuam de forma sinérgica, produzindo lesões secundárias. A lesão secundária inclui hematoma intracraniano, epidural ou subdural, edema cerebral, hipóxia e/ou hipoperfusão cerebral, aumento de neurotoxinas e radicais livres e aumento da pressão intracraniana.

Um paciente com TCE, em geral politraumatizado, apresenta vários problemas que devem ser tratados de maneira eficiente para que haja recuperação com um mínimo possível de sequelas.

Fatores que levam a piores resultados

- Hipotermia na chegada.
- Hipotensão nas primeiras 48 h.
- Idade.
- Lesão com alta energia de impacto.
- Tamanho e reatividade da pupila.
- Uso de anticoagulantes.

- Padrão de alteração na tomografia cerebral.
- Atraso na transferência para a UTI.
- Atraso na monitorização da pressão intracraniana.

Tratamento

O TCE representa a causa mais comum de hipertensão intracraniana (HIC). Ela constitui importante medida fisiológica no TCE grave, e a ocorrência de níveis persistentemente elevados está associada a prognóstico desfavorável. A pressão intracraniana (PIC) normal deve ser inferior a 15 mmHg em repouso.

Medidas iniciais gerais:

- manter controle rigoroso de temperatura corporal;
- controlar a glicemia;
- manter o paciente em decúbito elevado e alinhado;
- promover assistência ventilatória;
- combater a falência circulatória;
- controlar a dor e a agitação psicomotora (sedoanalgesia);
- realizar o controle hemodinâmico (manter a PAS igual ou superior a 120 mmHg).

A tomografia cerebral deve ser realizada depois da estabilização clínica do paciente.

Um bom sedativo para o paciente com TCE é aquele que apresenta início de ação rápido e rápida recuperação (ação curta), capaz de reduzir a pressão intracraniana e o consumo metabólico. Exemplo: propofol. Para pacientes que necessitam de sedação mais prolongada, podem-se utilizar benzodiazepínicos. Ambos podem induzir a hipotensão arterial, principalmente na fase de indução.

Hipertensão intracraniana

A caixa craniana é formada por um compartimento fechado e rígido e pelo espaço subaracnoideo, parcialmente distensível.

Os compartimentos de volume existentes na cavidade intracraniana são cérebro, líquido cefalorraquidiano e sangue intravascular. A qualquer aumento no volume intracraniano (hemorragia, tumor ou hidrocefalia), há um correspondente aumento da pressão intracraniana. Assim, o aumento da pressão intracraniana comprime as veias e as artérias, diminuindo a perfusão cerebral e levando à hipóxia cerebral. A hipóxia, por sua vez, leva a acidose e consequentes vasodilatação e edema cerebral, comprimindo mais ainda as estruturas intracranianas, fechando um círculo vicioso. A velocidade da elevação da pressão intracraniana provavelmente influencia seu efeito lesivo. A HIC, quando persistente sobretudo acima de 50 mmHg, é quase invariavelmente fatal.

O aumento da pressão intracraniana é a principal causa intracraniana de lesão secundária a um TCE e o mais importante fator de morbimortalidade. Existem várias medidas para controlar a pressão intracraniana, mas não há medidas com evidência científica classe I.

As principais medidas descritas, dentre outras, são:

- *drenagem ventricular* – medida clássica para reduzir a pressão intracraniana. A redução é imediata;
- *hiperventilação* – produz efeito vasoconstritor cerebral e diminui o fluxo sanguíneo cerebral;
- soluções hiperosmolares (manitol);
- relaxantes musculares, barbitúricos;
- craniotomia descompressiva;
- hipotermia.

A monitorização da pressão intracraniana é indicada para pacientes com possibilidade de desenvolver HIC. É importante para evitar os efeitos lesivos da compressão das estruturas intracranianas. A monitorização é obtida mediante a colocação de um transdutor intracraniano posicionado na cavidade ventricular, no espaço subaracnoideo ou no espaço extradural. Seja qual for o método empregado, devem-se realizar os testes de calibração e potência frequentemente.

Objetivos da monitorização da pressão intracraniana são:

- quantificar a pressão intracraniana (valor normal inferior a 15 mmHg);
- avaliar a resposta às medidas terapêuticas;
- possibilitar o cálculo da pressão de perfusão cerebral (PPC).

A PPC é a diferença entre a pressão arterial média e a pressão intracraniana:

$$PPC = PAM - PIC$$

O valor normal da PPC se situa entre 60 mmHg e 70 mmHg.

O cálculo da PAM é feito da seguinte maneira:

$$PAM = \frac{PAS + 2PAD}{3}$$

FATORES ETIOLÓGICOS

Pelo fato de a caixa craniana ser rígida, qualquer aumento de tamanho do conteúdo craniano produz os sintomas da HIC.

Os fatores são:

- *processos expansivos que aumentam a pressão intracraniana* – aumento do volume, edema cerebral ou obstrução dos espaços liquóricos (hematomas e tumores);
- edemas colaterais locais, tumores malignos ricamente vascularizados, hipóxia local, alterações metabólicas do encéfalo, como reação patológica do cérebro previamente lesado;
- hidrocefalias internas do tipo oclusivo causadas por tumores, processos infecciosos, obstruções e aderências de origem congênita;
- processos tóxicos, como álcool, abscessos, encefalite e insuficiência renal.

SINTOMATOLOGIA RELACIONADA COM A HIC

- Vertigem.
- Cefaleia persistente.
- Vômitos em jato, frequentemente sem náuseas.
- Convulsões.
- *Transtornos cardiorrespiratórios* – bradicardia, hipertensão sistólica e diastólica e alterações respiratórias (respiração de Cheyne-Stokes, parada respiratória).
- *Alterações psíquicas* – bradipsiquismo, perturbações da consciência, apatia, distúrbios do comportamento e de memória.
- Edema de papila na fundoscopia.

MÉTODOS DIAGNÓSTICOS

- Tomografia computadorizada de crânio, com ou sem contraste.
- RX simples de crânio.
- Estudo angiográfico encefálico.
- *Monitorização da pressão intracraniana* – serve para diagnóstico e no seguimento da HIC.
- Punção liquórica com medida de pressão.

TRATAMENTO

A causa da HIC deve ser diagnosticada e tratada o mais rapidamente possível. O tratamento visa diminuir o edema cerebral e assegurar boa irrigação e oxigenação. O primeiro princípio do tratamento consiste em remover as massas facilmente acessíveis que aumentam o volume intracraniano.

CUIDADOS DE ENFERMAGEM

A equipe de enfermagem desempenha um papel fundamental no tratamento da HIC. Para cuidar de um paciente com disfunção neurológica em UTI, é preciso compreender a fisiologia da HIC e estar apto a detectar as alterações. O objetivo dos cuidados de enfermagem é reduzir a PIC com rapidez, para prevenir uma lesão cerebral irreversível:

- manter o paciente em decúbito elevado a 30° com a cabeça em posição neutra, alinhada ao tórax;
- realizar avaliação constante do nível de consciência (escala de coma de Glasgow) de 2 h em 2 h;
- utilizar um sistema de monitorização da PIC, quando disponível;
- administrar medicamentos conforme prescrição, para reduzir a PIC;
- *controlar a temperatura do paciente* – evitar elevações da temperatura, pois a febre incrementa o metabolismo do cérebro e a velocidade de formação de edema cerebral;
- avaliar o padrão respiratório;
- evitar determinadas posições e atividades que causem elevação da PIC. Evitar especialmente o decúbito ventral, a flexão do pescoço, a flexão extrema do quadril, as contrações musculares isométricas e a tosse, entre outros fatores que possam causar elevação da pressão intracraniana;

- preparar-se para uma intervenção cirúrgica se a condição do paciente piorar;
- fazer registro de observação neurológica, a fim de proporcionar avaliação contínua do paciente, para que uma alteração em suas condições possa ser observada imediatamente. Todas as alterações devem ser comparadas e avaliadas segundo o estado inicial do paciente.

Epilepsias

As epilepsias consistem em um conjunto de sinais e sintomas resultantes de descargas neuronais anormais, com início e fim abruptos e tendência à repetição. Caracterizam-se por distúrbios da consciência, acompanhados ou não de abalos musculares involuntários.

Estado de mal epiléptico

O estado de mal epiléptico é caracterizado por duração prolongada da crise convulsiva (superior a 30 min) ou quando esta ocorre em intervalos curtos e repetidos, sem recuperação do nível de consciência. Trata-se de uma emergência neurológica com alta taxa de mortalidade (de 3% a 27%), e é essencial a realização de diagnóstico imediato e tratamento agressivo para diminuir a possibilidade de lesão neuronal e sequelas.

ETIOLOGIA DO ESTADO DE MAL EPILÉPTICO

O estado de mal epiléptico pode ocorrer em indivíduos sem história prévia de crises epilépticas. A principal causa é a suspensão abrupta das drogas antiepilépticas. Além disso:

- lesões estruturais no encéfalo (AVE, TCE, tumores cranianos);
- alterações metabólicas (hiper ou hipoglicemia, alteração nos níveis de cálcio, sódio, magnésio, fósforo, ureia, creatinina);
- intoxicações exógenas;
- complicação aguda de uma encefalopatia severa (meningites, encefalites, abscessos).

Em alguns casos, não se consegue estabelecer a etiologia.

DIAGNÓSTICO

É clínico e eletroencefalográfico. O eletroencefalograma é fundamental para o diagnóstico e o seguimento do estado de mal epiléptico.

Exames laboratoriais:

- hemograma, sódio, potássio, cálcio, fósforo e magnésio;
- ureia e creatinina;
- gasometria arterial;
- glicemia;
- provas de função hepática e renal;
- urina tipo I;
- provas de atividade inflamatória;
- nível sérico da droga antiepiléptica em uso, toxicologia.

Exames complementares devem ser feitos para elucidar as causas da epilepsia.

MEDIDAS GERAIS E ESPECÍFICAS

- Manter vias aéreas desobstruídas e assegurar o suporte ventilatório adequado.
- Durante a fase clônica, inserir a cânula de Guedel entre os dentes, prevenindo a mordedura e a laceração na língua.
- Realizar aspiração brônquica constantemente.
- Providenciar acesso venoso calibroso e realizar exames laboratoriais.
- Aferir sinais vitais, especialmente a pressão arterial e a temperatura.
- Fazer a monitorização cardíaca.
- Aferir a glicemia capilar. Caso não seja possível realizar a aferição de imediato, recomenda-se fazer a infusão endovenosa de 40 mℓ a 60 mℓ de glicose a 50%, mesmo em pacientes com história de diabetes. O objetivo é interromper lesões neuronais decorrentes de hipoglicemia e interromper o estado de mal epiléptico. A hiperglicemia poderá ser facilmente corrigida após a checagem de exames laboratoriais. Simultaneamente à infusão de glicose, deve-se administrar tiamina na dose de 100 mg a 250 mg por via endovenosa em pacientes com história de etilismo.
- Fazer controle rigoroso de diurese.

- As drogas antiepilépticas mais eficientes na fase aguda são os benzodiazepínicos, como lorazepam e diazepam. A fenitoína deve ser instituída a seguir, mesmo nos casos de crises controladas, porque os benzodiazepínicos têm meia-vida curta e há probabilidade de recidiva das crises. Os principais efeitos colaterais são hipotensão arterial e arritmias cardíacas.

COMPLICAÇÕES

As complicações são graves e, se não diagnosticadas e combatidas adequadamente, poderão constituir um fator agravante e contribuir para o aumento da lesão cerebral:

- *acidose metabólica grave* – deve ser corrigida com bicarbonato de sódio;
- *hipotensão arterial* – se necessário, instalar drogas vasopressoras;
- *hipertermia* – combater com antitérmicos e compressas de gelo;
- *hipoglicemia*;
- *pneumonia aspirativa* – combater com antibióticos de largo espectro;
- *edema cerebral* – não há estudos comprovando a eficácia de esteroides ou manitol, mas essa medida poderia ser considerada por um período de 24 h nos casos em que os exames de imagem comprovem um edema cerebral significativo.

Coma

A normalidade do estado de consciência depende da integridade dos hemisférios cerebrais e das vias cerebrais superiores. Estar consciente é o estado de completa percepção de si e do meio circundante, o que corresponde, na prática neurológica, ao estado de alerta com responsividade a vários estímulos.

O coma designa a situação em que as respostas psíquicas e motoras estão completamente abolidas ou reduzidas a reflexos motores rudimentares.

Entre a normalidade e o coma existem estados de restrição da consciência, menos graves, de limites imprecisos, denominados:

- *letargia e obnubilação* – o paciente mostra-se inativo, sonolento, indiferente, mas capaz de responder a estímulos, embora com atraso e de modo incompleto;
- *estupor* – o paciente mostra-se acordado, quando rigorosa e continuamente estimulado.

Etiologia

- *Lesões intracranianas* – trauma, AVE, abscessos, encefalite, tumor.
- *Causas metabólicas e orgânicas* – hiper e hipoglicemia, hiper e hipocalemia, hiper e hiponatremia, hipermagnesemia, hiper e hipotermia, hipercapnia, encefalopatia hepática, uremia, encefalopatia hipertensiva.
- *Intoxicações exógenas* – barbitúricos, coma alcoólico, cocaína, opiáceos, benzodiazepínicos.
- *Causas infecciosas* – sepse, endocardite infecciosa.
- Desordens psiquiátricas.

Classificação clínica do coma (intensidade)

Corresponde a progressão e prova do nível de consciência e das funções motoras e vegetativas, definidas em graus.

- *Grau I (torpor ou estupor)* – manifesta-se apenas por depressão da consciência. O paciente torna-se temporariamente alerta diante de estímulos, abre os olhos e é capaz de dar respostas verbais simples ou motoras, na ausência de afasia ou hemiplegia.
- *Grau II (coma superficial)* – o alerta não é possível e os padrões motores de respostas aos estímulos dolorosos são incompletos. A fase voluntária da deglutição está abolida. Os reflexos corneanos, fotomotores e vestibulares estão presentes, e as funções autonômicas encontram-se preservadas.
- *Grau III (coma profundo)* – completa abolição da consciência. As respostas motoras e os estímulos dolorosos estão ausentes ou, se presentes, são do tipo descerebração ou descorticação. Os reflexos corneanos, fotomotores e espinhais são hipoativos ou abolidos.

Frequentemente há distúrbios autonômicos das funções respiratórias, cardiocirculatórias e de termorregulação.

- *Grau IV* (*coma* dépassé) – as funções vegetativas não se mantêm, havendo necessidade de recorrer ao uso de aparelhos e drogas para se manterem as funções circulatórias e respiratórias: ausência de respiração espontânea, ausência de reflexos superficiais e profundos, ausência de movimentos espontâneos ou secundários em resposta a estímulo, eletroencefalograma (EEG) isoelétrico (morte cerebral). Salvo em alguns comas por intoxicação, em geral este estágio é irreversível.

Exame físico geral

- *Pele* – sinais de trauma, marcas de injeções, sinais de vasodilatação periférica (intoxicação barbitúrica), palidez cutânea (hemorragias internas e uremia), icterícia e insuficiência hepática.
- *Hipertermia* – pode sugerir coma de etiologia infecciosa ou comprometimento das regiões hipotalâmicas.
- *Cabeça* – observar fraturas, lacerações, afundamentos cranianos; manchas equimóticas retroauriculares, equimose bipalpebral, otorragia e hemorragia nasal sugerem fratura da base do crânio.
- *Hálito* – o hálito do paciente pode dar uma pista para o diagnóstico. Odor de vinho: coma etílico; odor de maçã: coma diabético; odor de ureia: coma urêmico, dentre outros fatores.
- *Pescoço* – rigidez de nuca geralmente traduz irritação meníngea.
- *Tórax, abdome, pelve* e *extremidades* – devem ser examinados de modo usual.

Exame neurológico

Um bom exame neurológico é fundamental para o diagnóstico. Devem-se observar o nível de consciência, a resposta pupilar, o fundo do olho, os movimentos oculares, o padrão respiratório e as respostas motoras.

GRAU DE CONSCIÊNCIA

A profundidade do coma se avalia aplicando ao paciente estímulos (verbais, táteis e dolorosos) e classifica-se segundo a melhor resposta obtida durante a exploração utilizando a escala de coma de Glasgow. É definido como estado de coma quando, nessa escala de avaliação, o escore é igual ou inferior a 8 pontos.

ESCALA DE COMA DE GLASGOW

ABERTURA OCULAR	NOTA
Espontânea	4
Ao comando	3
Ao estímulo doloroso	2
Sem resposta	1
MELHOR RESPOSTA VERBAL	
Orientada	5
Conversação confusa	4
Palavras inapropriadas	3
Sons incompreensíveis	2
Sem resposta	1
MELHOR RESPOSTA MOTORA	
Obedece a ordens	6
Localiza o estímulo	5
Resposta de retirada	4
Resposta de flexão anormal	3
Resposta extensora	2
Sem resposta	1

Existe uma correlação prognóstica dessa escala com a taxa de mortalidade dos pacientes: quanto menor a pontuação, maior a taxa de mortalidade.

PONTUAÇÃO NA ESCALA	TAXA DE MORTALIDADE (%)
3	80
4	46
5	46
6	26
7	4-6
8	6-13
9-14	5-7
15	2

AVALIAÇÃO DAS PUPILAS

É um item fundamental na exploração de pacientes com transtorno de consciência. Deve-se realizar a observação de tamanho, da posição, da forma e da reatividade à luz.

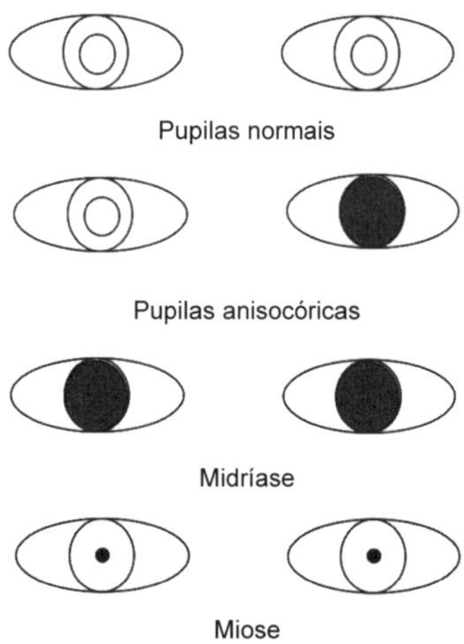

FIG. 55 – VARIAÇÕES DE PUPILA.

AVALIAÇÃO DO FUNDO DE OLHO

Útil para identificar edema de papila (sinal de hipertensão intracraniana), hemorragias retinianas (hemorragias subaracnoideas) ou retinopatias hipertensivas (encefalopatias hipertensivas).

MOVIMENTOS OCULARES EXTRÍNSECOS

Devem ser avaliados pela inspeção, pelo comando verbal, pela manobra da cabeça de boneca e pelos testes de estimulação calórica.

PADRÃO RESPIRATÓRIO

A observação do padrão respiratório pode ser útil no diagnóstico e no prognóstico:

- *Kussmaul* – é uma respiração rápida e profunda, classicamente associada à acidose metabólica (coma diabético e urêmico), ao comprometimento pulmonar agudo (pneumonia, edema intersticial pulmonar) e à septicemia;
- *Cheyne-Stokes* – é uma respiração caracterizada por períodos de hiperventilação com diminuição progressiva da amplitude até a apneia. Após curto período, as respirações vão crescendo até nova hiperventilação. Esse comportamento respiratório quase sempre revela a existência de hipertensão endocraniana ou lesão central;
- *hiperventilação* – vista frequentemente em comas metabólicos acompanhados por acidose;
- *hiperventilação neurogênica central* – respirações profundas, irregulares e rápidas, com fase expiratória forçada. Ocorre nos comas mais profundos e corresponde a lesões mesencefálicas ou pontinas;
- *apnêustica* – respiração com espasmos inspiratórios prolongados, seguidos de apneia, ligada a lesões do tronco cerebral em nível pontino;
- *atáxica de Biot* – respiração em ritmo caótico, com movimentos imprevisíveis e anárquicos. Implica comprometimento dos centros bulbares e precede a apneia;
- *depressão respiratória* – frequência e amplitudes reduzidas, ineficientes; causada por depressão dos centros bulbares, geralmente por drogas depressoras do SNC.

RESPOSTAS MOTORAS

Na avaliação do sistema motor, devem-se avaliar os movimentos espontâneos e a postura adotada por extremidades antes e depois dos estímulos:

- hemiplegias ou paresias;
- assimetria da mímica facial;
- sensibilidade;
- mioclonias (tremores de feixes musculares);
- crises convulsivas focais e generalizadas.

Exames complementares

Rotina:

- deve-se iniciar a avaliação de um paciente em coma descartando causas metabólicas, como diabetes, hipoglicemia, coma urêmico, encefalopatia hepática, com hemograma completo, eletrólitos, ureia, creatinina, glicemia, cálcio, fósforo, eletrocardiograma, RX de tórax.

Exames especiais:

- em todas as classes de estado de coma sem diagnóstico evidente, devem ser realizadas análises toxicológicas no sangue e na urina (álcool, barbitúricos, benzodiazepínicos, antidepressivos tricíclicos, opiáceos);
- em pacientes com suspeita de causa neurológica do coma, indica-se a realização da tomografia de crânio ou a ressonância magnética;
- em pacientes com suspeita de meningite, deve-se realizar a punção do líquido cefalorraquidiano;
- em pacientes com suspeita de traumatismo de crânio, realiza-se RX simples de crânio.

Tratamento

O estado de coma deve ser encarado como emergência médica. O paciente encontrado em estado comatoso exige que medidas terapêuticas sejam tomadas ao mesmo tempo que as informações clínicas vão sendo obtidas. As medidas específicas dependem da etiologia do processo.

- *Oxigenação* – comprovar a permeabilidade das vias aéreas e avaliar a necessidade de intubação e ventilação mecânica.
- *Manter as condições hemodinâmicas estáveis* – monitorização contínua do ritmo e da frequência cardíaca e da pressão arterial.
- Coletar exames laboratoriais.
- Em pacientes com história de alcoolismo crônico ou desnutrição e em coma, deve-se administrar inicialmente a tiamina por via endovenosa, seguida de glicose a 50%.
- Realizar lavagem gástrica em caso de suspeita de intoxicação exógena.

- Realizar sondagem vesical para medir o débito urinário.
- Tratar prontamente as variações de temperatura (hiper ou hipotermias).
- Prevenir as úlceras de decúbito.
- Fazer avaliação neurológica constante utilizando a escala de coma de Glasgow.
- Fazer registro de observação neurológica.
- Conversar com familiares, para avaliar as condições iniciais do paciente.
- Manter o posicionamento anatômico do paciente com o uso de coxins.
- Realizar cuidados oculares, para evitar úlceras de córnea.
- Colocar meias elásticas ou compressor sequencial de membros inferiores como profilaxia de TVP.

Esclerose múltipla

Trata-se de doença de baixa incidência em nosso meio. Consiste no comprometimento da substância branca do SNC, tendo como característica frequente a evolução por surtos. A causa ainda é obscura.

O quadro clínico inicial é variável, com perda aguda da visão unilateral e escotomas no campo visual. Às vezes, os sintomas podem ser leves e passar despercebidos; outras vezes, pode haver falta de equilíbrio, distúrbios da marcha, diplopia, vertigens, hemi ou paraplegias, distúrbios esfincterianos e surdez.

Como já foi dito, a esclerose múltipla é uma afecção que evolui por surtos, apresentando formas clínicas variadas. Para fins de tratamento, devem ser consideradas as seguintes clínicas:

- durante a fase aguda, tenta-se abreviar o período de manifestação clínica;
- na fase de estabilidade ou remissão, melhoram-se as condições neurológicas, tornando a deficiência residual menor e menos limitadora às atividades habituais do paciente;

- na forma progressiva, interrompe-se essa tendência e, nos períodos de exacerbação e remissão, tenta-se tornar a recidiva o mais espaçada possível.

Tratamento e conduta de enfermagem

O tratamento tenta impedir a desmielinização, reforçar a remielinização e melhorar a função neurológica comprometida. Na fase aguda ou de exacerbações é indicada a imunossupressão. As formas progressivas e aquelas nas quais os períodos de exacerbação e remissão se agravam devem ser tratadas de modo mais agressivo. No período de estabilidade indica-se tratamento sintomático. A labilidade emocional e a depressão podem ser melhoradas com o uso de antidepressivos tricíclicos.

O objetivo é manter o paciente tão ativo e funcional quanto possível, para que leve uma vida útil e tenha os sintomas aliviados e apoio contínuo. Assim, o paciente deve:

- fortalecer os músculos e prevenir e tratar a espasticidade muscular, pois ela interfere na função normal:
  - fazer exercícios de estiramento muscular de todo o corpo, diariamente;
  - evitar fadiga muscular;
  - evitar as contraturas musculares e a perda de força muscular por falta de uso;
  - ser orientado a dormir em decúbito ventral;
  - ser aconselhado a fazer caminhadas;
  - fazer relaxamentos musculares;
  - evitar a pressão sobre a pele e a imobilidade;
- ser auxiliado a superar os efeitos da descoordenação causados pela disfunção motora;
- ser auxiliado nos casos de distúrbios vesicais (a disfunção da bexiga pode levar à insuficiência renal progressiva);
- ser colocado em um programa intestinal, caso apresente incontinência dos intestinos;

- ser tratado com a terapêutica apropriada durante os períodos de exacerbação (os efeitos residuais da doença podem aumentar com cada exacerbação);
- ser ajudado nos casos de alterações ópticas e da fala;
- ser treinado nas atividades do cotidiano, para se manter o mais independente possível.

Tétano 11

A estimulação do sistema nervoso autônomo (SNA) provoca sudorese profusa, taquicardia, hipertermia, hipertensão flutuante, arritmias cardíacas e íleo paralítico. Não há alteração do estado mental. A febre pode surgir após atividade muscular intensa ou como resultado de infecção superposta.

Exames laboratoriais

Não existe nenhuma prova laboratorial capaz de comprovar com segurança e regularidade a existência da doença.

Tratamento

A doença é autolimitada, de modo que o tratamento é de apoio. A morte por tétano é causada em geral por insuficiência respiratória aguda, durante um paroxismo contratural, ou pela intercorrência de complicações respiratórias. O tratamento possibilita a recuperação completa, mesmo nos casos muito graves:

- *remover a fonte de toxina* – limpar cirurgicamente ferimento contaminado;
- promover imunização passiva com imunoglobulina do tétano;
- instituir medidas de manutenção das funções: intubação endotraqueal, sedação, relaxantes musculares, se necessário;
- *promover o suporte nutricional* – na fase aguda do tétano, utiliza-se preferencialmente a nutrição parenteral;
- *prevenir recidivas* – como a doença não confere imunidade, os pacientes devem ser imunizados antes da alta hospitalar com toxoides antitetânicos.

Cuidados gerais

É preciso ter sempre em mente que esses pacientes são extremamente sensíveis a qualquer estímulo, apresentando atividade muscular intensa involuntária.

- O ideal seria que, em todos os casos, os pacientes fossem internados em uma UTI. Deve-se mantê-los em ambiente silencioso, escuro, isolado e ventilado, com cuidados para que não seja produzida nenhuma classe de estímulo.
- Passar sonda vesical de demora.
- Realizar aspiração frequente das vias aéreas.
- Higienizar a pele do paciente.
- Fazer mudança de decúbito.
- Fornecer apoio psicológico ao paciente.

Miastenia grave 12

Esta é uma doença autoimune associada com receptores de acetilcolina. A miastenia grave provoca fraqueza muscular indolor, acomete qualquer grupo muscular de forma assimétrica, piora após exercício e se deteriora durante infecção ou estresse. O primeiro sinal clássico é a ptose palpebral, em geral no fim do dia.

Os pacientes são classificados em quatro grupos.

- *Grupo I* – pacientes que apresentam apenas comprometimento ocular.
- *Grupo II* – pacientes com miastenia truncal e dos membros generalizada, de grau leve e moderado.
- *Grupo III* – pacientes com rápido desenvolvimento de fraqueza muscular bulbar e generalizada e comprometimento precoce dos músculos respiratórios.
- *Grupo IV* – pacientes dos grupos II e III que progridem lentamente para miastenia generalizada grave, de início tardio.

Os pacientes miastênicos são admitidos na UTI em recaídas ou em seguida à timectomia (geralmente dos grupos III e IV).

Tratamento

- *Drogas anticolinesterásicas* – cloreto de ambenônio, brometo de neostigmina e brometo de piridostigmina. Nos primeiros 10 dias de tratamento há uma fraqueza acentuada da musculatura, sendo necessárias a intubação e a ventilação para prevenir a atelectasia e o *shunting* pulmonar, que ocorrem quando o paciente perde seu mecanismo de suspiro.
- *Timectomia* – indicada para pacientes com timoma, ou de menos de 50 anos de idade com fraqueza progressiva ou limitante.

- *Esteroidoterapia* – eficaz na melhora da força muscular; prolonga a sobrevida do paciente pós-timectomia para timomas invasivos.

Alguns fármacos podem ocasionar deterioração da miastenia grave:

- aminoglicosídeos (gentamicina);
- estreptomicina;
- tetraciclina;
- anestésicos locais;
- relaxantes musculares;
- opiáceos.

Anexos

Classificação dos graus de recomendações e definição das classes

CLASSE DE RECOMENDAÇÃO	INDICAÇÕES E DEFINIÇÃO
I	Consenso de que o procedimento/tratamento é útil e eficaz
II	Condições para as quais não há consenso acerca da utilidade e da eficácia do procedimento/tratamento
IIa	A opinião favorece a indicação do procedimento/tratamento
IIb	A opinião não favorece claramente a indicação do procedimento/tratamento
III	Consenso de que o procedimento/ tratamento não é útil e em alguns casos pode gerar risco

Níveis de evidência

NÍVEL DE EVIDÊNCIA	DEFINIÇÃO
a	Dados obtidos a partir de estudos randomizados, de boa qualidade, que seguem as orientações do CONSORT (Consolidated Standards of Reporting Trials) ou meta-análises de grandes estudos randomizados que seguem as orientações do CONSORT
b	Dados obtidos de um único ensaio clínico randomizado de boa qualidade que segue a orientação do CONSORT ou vários estudos não randomizados
c	Dados obtidos de estudos que incluíram séries de casos e/ou dados de consenso e/ou opinião de especialistas

Antagonistas dos receptores glicoproteicos IIb/IIIa

Trata-se de antiagregantes plaquetários que atuam na via final da agregação plaquetária.

No nosso meio estão disponíveis dois tipos: abciximab (Reopro®) e tirofibana (Agrastat®).

- O abciximab é utilizado como adjunto no contexto dos procedimentos intervencionistas.
- A tirofibana é indicada como adjunto no contexto dos procedimentos intervencionistas e também no tratamento para estabilização clínica das síndromes coronárias agudas.

Os grandes estudos multicêntricos concluíram que os antagonistas dos receptores glicoproteicos IIb/IIIa em associação com terapêutica já comprovada são capazes de reduzir os eventos cardiovasculares como morte, IAM sem supradesnível do segmento ST e reintervenções de urgência ou emergência.

Oximetria de pulso

É a monitorização não invasiva contínua da saturação de oxigênio arterial. Essa técnica utiliza luz vermelha e infravermelha através de qualquer tecido pulsátil ao qual se adaptem um diodo fotoemissor e um fotorreceptor. Comumente utilizam-se como locais de adaptação do sensor os dedos das mãos ou dos pés, ouvidos, nariz e palma das mãos (em crianças). A monitorização da oximetria de pulso tem como principal indicação verificar condições em que há hipóxia. Cabe à enfermagem manter o aparelho ligado e estabelecer os limites de alarmes de frequência cardíaca e saturação.

Limitações

- Sangue arterial com saturação menor que 70% tem pouca acurácia.
- Ocorre perda da pulsação em situações de baixo fluxo, choque e vasoconstrição pelo frio.
- Sofre interferência de forte luminosidade.
- Esmalte de unha pode ser fonte de erro na leitura da luz.
- Artefatos de movimentação.

Passagem de sonda nasogástrica

A sonda nasogástrica é empregada para retirar o material do conteúdo gástrico ou para administrar substâncias no trato gastrintestinal alto. Essas sondas, após 4 dias de uso, podem se tornar rígidas.

Materiais necessários

- Sonda gástrica nº 14 ou 18 para aspiração do conteúdo gástrico.
- Lubrificante hidrossolúvel.

- Estetoscópio.
- Seringa de 20 mℓ.
- Frasco para coleta do material drenado.

Técnica

- Posicionar o paciente sentado em posição confortável.
- Medir o comprimento da sonda que terá de ser introduzida (ponta do nariz–orelha–apêndice xifoide).
- Lubrificar a sonda nos primeiros 5 cm.
- Introduzir a extremidade da sonda na narina escolhida em direção à orelha. Quando a sonda atingir a faringe, inclinar a cabeça do paciente em direção ao peito, solicitar ao paciente que degluta e progredir a sonda lenta e delicadamente até a marca previamente assinalada.
- Confirmar a posição da sonda, aspirando o conteúdo gástrico, ou ouvindo o ruído característico com estetoscópio colocado sobre a região epigástrica do paciente, enquanto se injeta ar na sonda.
- Sempre é prudente proceder-se à radiografia do abdome para confirmar a posição da sonda, principalmente se o objetivo for a infusão. Proceder à fixação da sonda, sem exercer pressão no nariz.

Contraindicações para a passagem da sonda nasogástrica

- Fratura de nariz ou lesões em cabeça ou pescoço.
- Obstrução esofágica.

Passagem de sonda para alimentação enteral

A nutrição enteral proporciona uma dieta mais completa do que a nutrição parenteral. É indicada para pacientes que apresentam integridade da estrutura intestinal, porém com dificuldade ou deficiência na alimentação por via oral. As sondas para essa finalidade são de pequeno calibre (1 mm a 2 mm) e podem ser introduzidas via nasogástrica ou no próprio intestino. A técnica para a passagem da sonda é semelhante à da sondagem gástrica convencional, exceto no comprimento da sonda a ser introduzida (aproximadamente 75 cm). Quando a progressão da sonda chegar à marca de 50 cm, deve-se confirmar o posicionamento no estômago. Após esse procedimento, deve-se posicionar o paciente em decúbito lateral direito e introduzir 10 cm de sonda a cada 2 h a 4 h, até que se atinja a marca de 75 cm (manobras para fazer a sonda atravessar o piloro). A confirmação da colocação da sonda no intestino delgado pode ser obtida por radiografia simples de abdome. O posicionamento da sonda além do piloro diminui o risco de gastrite de refluxo e de aspiração.

Assistência de enfermagem

- Manter o paciente que recebe dieta enteral sempre em decúbito de no mínimo 30°.
- Testar a posição da sonda antes de instalar a dieta.
- Aspirar a sonda nasogástrica antes da infusão da dieta (se o volume do aspirado gástrico for maior que 200 mℓ, deve-se informar o médico).
- Infundir a dieta lentamente (habitualmente, inicia-se com 30 mℓ/h, evoluindo gradativamente de acordo com a tolerância do paciente).
- Observar sinais de distensão abdominal, diarreia e vômitos.
- Infundir água pela luz da sonda após a dieta, para evitar a obstrução.

Nutrição parenteral

É um tipo de nutrição que se faz por via venosa central ou periférica. As soluções de uso periférico têm como principal fonte de calorias os lipídios, e a concentração de glicose é em torno de 10%. As soluções de uso central permitem soluções hiperosmolares, proporcionando a fonte de calorias adequada com volume reduzido, e a concentração de glicose é em torno de 20% a 25%. O cateter central deve ser de uso exclusivo para a nutrição parenteral.

Complicações

- Complicações inerentes à cauterização de veia central.
- Infecção relacionada à via de infusão.
- Complicações hidroeletrolíticas.
- Hiper e hipoglicemia.
- Hiperosmolaridade.

Assistência de enfermagem

Além da assistência de enfermagem para pacientes com cateter venoso central:

- monitorizar o peso do paciente (semanalmente);
- realizar balanço hídrico;
- aferir PVC a cada 4 h;
- observar febre, calafrios e sudorese;
- aferir glicosúria (de 3 a 4 vezes ao dia) e glicemia capilar;
- nos casos em que ocorrer a suspensão temporária ou definitiva do suporte nutricional parenteral, deve-se manter a solução parenteral de glicose a 5% ou 10% por 24 h para evitar episódios de hipoglicemia.

Punção lombar

É um procedimento realizado pelo médico treinado em punção lombar para análise do líquido cefalorraquidiano. Indicado em casos de suspeita de meningite, hemorragia subaracnoidea ou processos neurológicos centrais ou periféricos de etiologia obscura.

Materiais necessários

- Agulhas de punção lombar com mandril (nº 18 e nº 20).
- Torneira de três vias.
- Manômetro.
- Tubos de ensaio estéreis para a coleta do material.
- Solução antisséptica.

- Campo fenestrado.
- Gases estéreis, bem como luvas, avental, gorro e máscara estéreis.
- Anestésico.
- Seringa de 3 mℓ.
- Agulha.
- Esparadrapo.

Assistência de enfermagem

- Posicionar o paciente em decúbito lateral, com a cabeça e os joelhos fletidos em direção ao tórax. Em casos selecionados, pode-se efetuar a punção com o paciente sentado na beira do leito, inclinando-o para a frente e apoiando sua cabeça e seus braços em uma mesa colocada acima da altura dos mamilos.
- Auxiliar o médico no procedimento.
- Orientar o paciente a permanecer no leito por 12 h a 24 h após o procedimento.
- Encaminhar as amostras coletadas em um tubo de ensaio estéril, devidamente identificado, para a análise laboratorial.

Sonda tipo Sengstaken-Blakemore

O sangramento das varizes esofágicas tem alta taxa de mortalidade: em torno de 50%.

A sonda tipo Sengstaken-Blakemore é uma sonda de borracha de grosso calibre, introduzida pela boca, usada no controle da hemorragia de varizes esofágicas que persiste apesar da terapia farmacológica e da escleroterapia endoscópica. Consiste em dois balões (esofágico e gástrico) e duas luzes (esofágica e gástrica), que se abrem acima e abaixo dos balões. O procedimento é realizado por médico experiente, e pode ser necessária a sedação e/ou intubação traqueal do paciente antes do procedimento. Após a passagem da sonda, deve-se realizar a radiografia do tórax para verificar a posição do balão gástrico.

Normalmente, é suficiente a inflação apenas do balão gástrico, que sozinho comprime as varizes na cárdia. Caso o sangramento persista, deve-se inflar o balão esofágico (aproximadamente, 50 mℓ).

Com o uso de sonda tipo Sengstaken-Blakemore, pode-se ter sucesso do controle do sangramento em 90% dos casos, embora ela esteja associada a grande índice de intolerância e complicações, bem como recidiva de sangramento após 24 h da retirada do balão.

Bibliografia

AMERICAN HEART ASSOCIATION. *Destaques da American Heart Association 2015: atualização das diretrizes de RCP e ACE. 2015.* Disponível em http://eccguidelines.heart.org/wp-content/uploads/2015/10/2015-AHA-Guidelines-Highlights-Portuguese.pdf. Acesso em 15-12-2016.

_______. *Destaques das diretrizes da American Heart Association 2010 para RCP e ACE.* 2010. Disponível em http://www.heart.org/idc/groups/heart-public/@wcm/@ecc/documents/downloadable/ucm_317343.pdf. Acesso em 15-12-2016.

BADDOUR, L. M. *et al.* "Diagnosis, Antimicrobial Therapy, and Management of Complications: A Statement for Healthcare Professionals From the Committee on Rheumatic Fever, Endocarditis, and Kawasaki Disease, Council on Cardiovascular Disease in the Young, and the Councils on Clinical Cardiology, Stroke, and Cardiovascular Surgery and Anesthesia, American Heart Association: Endorsed by the Infectious Diseases Society of America". Em *Circulation*, nº 111, 13-6-2005. Disponível em http://circ.ahajournals.org/content/111/23/e394. Acesso em 15-12-2016.

BADNER, N. H. "Agentes administrados por via epidural para analgesia pós-operatória". Em *Clinical Anesthegiology North America*, nº 2, 1992.

BRENNAN, F. & COUSINS, M. J. "Pain Relief as a Human Right". Em *International Association for the Study of Pain (IASP)*, 12 (5), set. 2004. Disponível em http://www.iasp-pain.org/PublicationsNews/NewsletterIssue.aspx?ItemNumber=2128. Acesso em 15-12-2016.

CAMM, J. A. *et al.* "2012 Focused Update of the ESC Guidelines for the Management of Atrial Fibrillation: An Update of the 2010 ESC Guidelines for the Management of Atrial Fibrillation". Em *European Heart Journal*, 33 (21), nov. 2012.

CARRASCO, C. A. & VILLEDA, A. "Marcapasos cardíacos permanentes". Em *Revista Médica Hondureña*, 68 (3), 2000.

CASTRO, I. (org.). *Diretrizes da Sociedade Brasileira de Cardiologia.* 4ª ed. São Paulo: Sociedade Brasileira de Cardiologia, 2011.

CONSELHO FEDERAL DE ENFERMAGEM. Resolução Cofen nº 293/2004. 2004. Disponível em http://www.cofen.gov.br/resoluo-cofen-2932004_4329.html. Acesso em 15-12-2016.

CORREA, R. A. *et al.* "Diretrizes brasileiras para pneumonia adquirida na comunidade em adultos imunocompetentes". Em *Jornal Brasileiro de Pneumologia*, 35 (6), 2009.

CORTÉS, G. P. "Consenso Brasileiro em Endoscopia Digestiva da Sociedade Brasileira de Endoscopia Digestiva (SOBED) – Clasificación de Forrest". Em *Gastroenterología Latinoamerica*, 21 (1), 2010.

FIELD, J. M. *et al.* "Part 1: Executive Summary: 2010 American Heart Association Guidelines for Cardiopulmonary Resuscitation and Emergency Cardiovascular Care". Em *Circulation*, 122 (18, 3), 2010.

HABIB, G. *et al.* "Guía de práctica clínica para prevención, diagnóstico y tratamiento de la endocarditis infecciosa (nueva versión 2009)". Em *Revista Española de Cardiología*, 62 (12), 2009.

LÓPEZ, E. A.; AZNÁREZ, S. B.; FERNÁNDEZ, M. C. "Actualizaciones en el manejo del traumatismo craneoencefálico grave". Em *Medicina Intensiva*, 33 (1), 2009.

LORGA FILHO, A. M. *et al.* "Diretrizes brasileiras de antiagregantes plaquetários e anticoagulantes em cardiologia". Em *Arquivos Brasileiros de Cardiologia*, 101 (3, 3), 2013.

MAFFEI, F. H. A. *et al. Normas de orientação clínica para prevenção, diagnóstico e tratamento da trombose venosa profunda (revisão 2005)*. Salvador: Sociedade Brasileira de Angiologia e Cirurgia Vascular, 2005.

MEHTA, S; McCULLAGH, I; BURRY, L. "Current Sedation Practices: Lessons Learned from International Surveys". Em *Critical Care Clinics*, nº 25, 2009.

MILLIONIS, H. J. *et al.* "Risk Factors for First-ever Acute Schemic Non-embolic Stroke in Elderly Individuals". Em *International Journal of Cardiology*, 99 (2), mar. 2005.

MINISTÉRIO DA SAÚDE. *Portaria nº 3.432, de 12 de agosto de 1998*. 1998. Disponível em http://www.cremesp.org.br/library/modulos/legislacao/versao_impressao.php?id=3323. Acesso em 15-12-2016.

PIEGAS, L. S. "V Diretriz da Sociedade Brasileira de Cardiologia sobre tratamento do infarto agudo do miocárdio com supradesnível do segmento ST". Em *Arquivos Brasileiros de Cardiologia*, 105 (2, 1), 2015.

RIKER, R. R. & FRASER, G. L. "Altering Intensive Care Sedation Paradigms to Improve Patient Outcomes". Em *Critical Care Clinics*, nº 25, 2009.

SAKATA, R. K. "Analgesia e sedação em unidade de terapia intensiva". Em *Revista Brasileira de Anestesiologia*, 60 (6), 2010.

SANTOS, C.; PEREIRA, T.; CONDE, J. "O escore de CHADS2 na predição de eventos cerebrovasculares: uma metanálise". Em *Arquivos Brasileiros de Cardiologia*, 100 (3), 2013.

SESSLER, C. N. "Protocolized Target-based Sedation and Analgesia in the ICU". Em *Critical Care Clinics*, nº 25, 2009.

SMITH, W. S. *et al.* "Improved Paramedic Sensitivity in Identifying Stroke Victims in the Prehospital Setting". Em *Prehospital Emergency Care*, 3 (3), jul.-set. 1999.

SOCIEDADE BRASILEIRA DE ENDOCRINOLOGIA E METABOLOGIA. *Diretrizes da Sociedade Brasileira de Endocrinologia e Metabologia (SBEM)*, 2002.

TALLO, F. S. *et al. Manual de perioperatório de cirurgia cardíaca da AMIB*. São Paulo: Atheneu, 2012.

TARASOUTCHI, F. *et al.* "Diretriz brasileira de valvopatias – SBC 2011/ I Diretriz Interamericana de Valvopatias – SIAC 2011". Em *Arquivos Brasileiros de Cardiologia*, 97 (5, 1), 2011.

VOLSCHAN, A. "Diretriz de embolia pulmonar". Em *Arquivos Brasileiros de Cardiologia*, 83 (1), 2004.

WELLS, P. S. *et al.* "Value of Assessment of Pretest Probability of Deep-Vein Thrombosis in Clinical Management". Em *Lancet*, nº 350, 1997.

Índice geral

MISTO
Papel produzido a partir de fontes responsáveis
FSC® C122682

Este livro foi composto com as fontes Bell Gothic e Minion, impresso em papel offset 90 g/m² no miolo e cartão supremo 250 g/m² na capa, nas oficinas da Gráfica CS Eireli em março de 2017.